临床肾脏内科疾病理论与实践

LINCHUANG SHENZANG NEIKE JIBING LILUN YU SHIJIAN

刘天君 等 主编

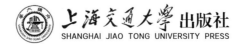

上海交通大学出版社

SHANGHAI JIAO TONG UNIVERSITY PRESS

内容提要

本书共6章，以理论为基础，以临床为主导，阐述力求简明扼要。第一至二章介绍了肾脏的生理功能、肾脏内科疾病常用的检查手段；第三章叙述了肾小球疾病，包括IgA肾病、肾病综合征、局灶节段性肾小球硬化、特发性膜性肾病；第四章阐述了肾小管-间质疾病，包括肾小管性酸中毒、急性肾小管间质性肾炎、慢性肾小管间质性肾炎；第五章介绍了急性肾衰竭、慢性肾衰竭的内容；第六章介绍了金属、有机溶剂，以及其他化学物质引起的肾损伤。对于初进入肾脏专科医师培训的医师、普通内科医师，本书较为实用、专业。

图书在版编目（CIP）数据

临床肾脏内科疾病理论与实践 / 刘天君等主编. -- 上海：上海交通大学出版社，2021
ISBN 978-7-313-25032-2

Ⅰ．①临…　Ⅱ．①刘…　Ⅲ．①肾疾病－诊疗　Ⅳ. ①R692

中国版本图书馆CIP数据核字（2021）第112092号

临床肾脏内科疾病理论与实践
LINCHUANG SHENZANG NEIKE JIBING LILUN YU SHIJIAN

主　　编：刘天君　等
出版发行：上海交通大学出版社　　　　　　　地　　址：上海市番禺路951号
邮政编码：200030　　　　　　　　　　　　　电　　话：021-64071208
印　　制：广东虎彩云印刷有限公司
开　　本：710mm × 1000mm　1/16　　　　　经　　销：全国新华书店
字　　数：252千字　　　　　　　　　　　　印　　张：14.5
版　　次：2023年1月第1版　　　　　　　　　插　　页：2
书　　号：ISBN 978-7-313-25032-2　　　　　印　　次：2023年1月第1次印刷
定　　价：198.00元

◎刘天君

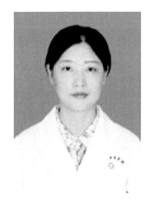

副主任医师，中共党员。就职于兖矿新里程总医院肾内科，任济宁医学院内科学专业兼职讲师、山东省老年医学学会风湿病分会委员、山东省中西医结合学会肾脏病分会青年委员、济宁市中西医结合学会肾脏病学分会委员。发表论文7篇，曾获得"优秀带教老师""优秀共产党员"称号，曾获"临床医学专业技能大赛先进个人"三等奖及"技能比武优秀技术标兵奖"。

前言

中医学认为,肾为先天之本,为阴中之阴脏,具有封藏、贮存精气的作用;肾藏精,精化气,肾气是生气之源,是生命力活动的原动力。现代研究认为,肾脏的基本功能是生成尿液,借以清除体内代谢产物及某些废物、毒物,同时经重吸收功能保留水分及其他有用物质,以调节水、电解质平衡及维护酸碱平衡。同时,肾脏还具有内分泌功能,为机体部分内分泌激素的降解场所和肾外激素的靶器官。可以说,肾脏是人体重要的器官。

据调查,目前世界上超过5亿人患有不同的肾脏疾病,每年超过百万人口死于与慢性肾脏病相关的心脑血管疾病。肾脏疾病早已成为全球性的公共卫生问题,全球疾病负担研究组在2015年的研究已指出,慢性肾脏病作为死亡原因已从1990年的第25位上升为2015年的第17位。尽管我国肾脏病的发病率与美国等发达国家相近,但病因却有所差异。在我国,导致终末期肾脏病最常见的病因为肾小球疾病,其次是糖尿病肾病、高血压性肾损害和囊性肾脏病,而鉴于糖尿病患病率快速增长,糖尿病肾病所占的比例逐渐扩大。防治肾脏疾病已经成为大家的共识。过去的10多年间,在一批批肾脏病学专家的努力下,推进了我国整个肾脏病学领域创新性研究的快速发展,推动了中国肾脏病学的进步,为防治我国居民肾脏疾病、提高居民健康水平做出了不可磨灭的贡献。年轻医师更要规范临床操作、训练临床思维、提高诊疗水平。鉴于此,我们特组织长期从事肾脏内科临床、教学和研究的专家,编写了《临床肾脏内科疾病理论与实践》一书。

本书共6章,以理论为基础,以临床为主导,阐述力求简明扼要。第一至二章介绍了肾脏的生理功能、肾脏内科疾病常用的检查手段;第三章叙述了肾小球疾病,包括 IgA 肾病、肾病综合征、局灶节段性肾小球硬化、特发性膜性肾病;第四章阐述了肾小管-间质疾病,包括肾小管性酸中毒、急性肾小管间质性肾炎、慢性肾小管间质性肾炎;第五章介绍了急性肾衰竭、慢性肾衰竭的内容;第六章介绍了金属、有机溶剂,以及其他化学物质引起的肾损伤。对于初进入肾脏专科医师培训的医师、普通内科医师,本书较为实用、专业。

本书编者具有丰富的临床和教学经验,有较深的学术造诣,力求全书在形式上和内容上统一,但是难免会存在不足之处,希望得到广大同行的反馈和指正。

《临床肾脏内科疾病理论与实践》编委会
2020 年 10 月

目录

CONTENTS

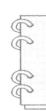

第一章 肾脏的生理功能

第一节 肾小球滤过及其调节

　　肾脏的主要功能之一是排除由体外摄入或由体内代谢产生的废物,维持内环境的稳定。完成其功能的重要一环是肾小球滤过。一个 70 kg 体重的成年人,其肾小球滤过率(glomerular filtration rate,GFR)大约是 120 mL/min,那么其每天滤过的血浆大约是 180 L,这将是其全身血浆量的 60 倍,意指其全身血浆每天经由肾脏滤过达 60 次之多。如此重复滤过是为了达到净化血浆的目的。要完成这样的滤过功能,有赖于肾小球特殊的解剖结构及精密的功能调节机制。肾小球是一个特殊的毛细血管球状结构,其滤过膜由内皮细胞、基底膜及上皮细胞组成,血浆经此滤过膜后形成无细胞及蛋白的超滤液。肾小球毛细血管压力很高,需要系膜细胞支撑其结构。此外,由致密斑,出、入球小动脉及肾小球外系膜细胞形成的肾小球旁器(juxtaglomerular apparatus,JGA)对肾小球滤过起到重要的调节作用。JGA 既是肾小管-肾小球反馈调节的结构基础,也是肾素分泌及调节的场所。

一、肾小球滤过的一般概念

(一)肾小球滤过的结构基础

　　肾小球毛细血管结构的内在特征是肾小球滤过功能得以实现的基础。肾小球毛细血管压力,约为 60 mmHg(临床常用"mmHg"为压力单位,1 mmHg＝0.133 kPa),较其他器官毛细血管压高 1 倍左右。这是因为肾小球毛细血管远端有阻力小动脉,即出球小动脉。肾小球毛细血管近端和远端的压力相差不大。此外,肾小球毛细血管内皮的窗孔结构使其通透性非常高,为其他器官毛细血管的 50～100 倍。

(二)肾小球滤过率

正常人的 GFR 是 120 mL/min,这个数值受年龄、性别的影响。一般说来,40 岁之后 GFR 开始下降,每 10 年约减少 10%,80 岁之后 GFR 将减少 40% 左右,但这并不影响正常生活。通常,男性的 GFR 略高于女性。

GFR 是体内约 200 万单个肾单位的肾小球滤过率(single nephron glomerular filtration rate,SNGFR)的总和。GFR(120 mL/min)除以肾小球数量(200 万)即是 SNGFR,大约为 60 nL/min。这个推算出来的数值和动物实验测到的数值非常接近,与从狗和大鼠测到的 SNGFR 相差无几。因此,一般认为不同种属哺乳动物 GFR 的差别主要是由肾小球的数量而不是由 SNGFR 所决定的。

(三)滤过分数

滤过分数是 GFR 与肾血浆流量(renal blood flow,RBF)的比值。成年男性的 GFR 是 120 mL/min,肾血流量约是 1 110 mL/min,即 RBF 约是 600 mL/min。因此,滤过分数为:20%[(120/600)×100%]。这表明流经肾脏的血浆约有 20% 由肾小球滤过形成原尿,即是血浆的超滤液。相比之下,肌肉毛细血管的滤过分数只有 1% 左右。肾小球的高滤过分数是由肾小球毛细血管的高静水压及高渗透性所决定的,它是维持肾小球的滤过功能所必需的。

二、肾小球滤过的决定因素

血浆在肾小球的滤过和在其他器官的毛细血管一样,是由 Starling 力所驱动的。Starling 力由跨毛细血管膜静水压差和胶体渗透压递度(Δπ)共同决定。肾小球毛细血管静水压(P_{GC})及肾小囊内胶体渗透压(π_B)驱使血浆滤过;相反,肾小球毛细血管胶体渗透压(π_{GC})及肾小囊内静水压(P_B)拮抗血浆滤过。

肾小球毛细血管静水压约是 60 mmHg,肾小囊内静水压约是 18 mmHg,肾小球毛细血管胶体渗透压约是 32 mmHg,肾小囊内原尿基本上是不含蛋白的,所以肾小囊内胶体渗透压近似于零。

(一)肾小球毛细血管静水压

肾小球毛细血管静水压(简称肾小球毛细血管压)是影响 GFR 的主要因素之一。肾小球毛细血管压与 GFR 呈平行关系,当肾小球毛细血管压增高时,GFR 亦增高;反之,当肾小球毛细血管压降低时,GFR 亦降低。肾小球毛细血管压是由以下 3 个因素所决定的。

1.血压

全身动脉血压如有改变,理应引起肾小球毛细血管压的改变。但事实上,在生理条件下动脉血压在 80～180 mmHg 大幅波动时,对肾小球毛细血管压的影响甚小。这是肾小球滤过自我调节的缘故。

2.入球小动脉阻力

肾小球毛细血管压主要是由入球小动脉阻力(RA)决定的。入球小动脉收缩会降低肾小球毛细血管压,从而降低 GFR;反之,入球小动脉扩张会升高肾小球毛细血管压,从而升高 GFR。

3.出球小动脉阻力

与入球小动脉相反,出球小动脉收缩会升高肾小球毛细血管压;出球小动脉扩张会降低肾小球毛细血管压。出球小动脉阻力变化对 GFR 的影响则是双向的。出球小动脉轻度收缩会升高肾小球毛细血管压而不至于减少肾血流量,这时 GFR 会升高。然而,出球小动脉重度收缩不仅会升高肾小球毛细血管压,又会减少肾血流量,这时 GFR 可能变化不大,甚至会降低。

(二)肾小球毛细血管胶体渗透压

肾小球毛细血管胶体渗透压(π_{GC})主要由血浆蛋白浓度决定。血液由入球小动脉端流经毛细血管,到达出球小动脉端,π_{GC} 升高约 20%,即由 28 mmHg 升至 36 mmHg。这是因为约有 1/5 的血浆在流经毛细血管后被滤过,于是毛细血管内蛋白被浓缩。π_{GC} 受以下两个因素的影响。

1.血浆蛋白浓度

在正常情况下人体血浆胶渗压不会有太大变动,但若全身血浆蛋白浓度明显降低时,π_{GC} 会降低,GFR 会升高。例如,由静脉快速注射生理盐水时,GFR 会升高,其原因之一可能是 π_{GC} 下降。

2.滤过分数

滤过分数增加会进一步浓缩血浆蛋白,引起 π_{GC} 升高。滤过分数是 GFR 与肾血浆流量的比值。因此,当 GFR 或肾血浆流量改变时,π_{GC} 会随之改变。例如,肾血浆流量减少之初,GFR 可能变化不大,这时滤过分数会增加,π_{GC} 会随之增加。但肾血浆流量持续减少时,最终会降低 GFR。

(三)肾小球囊内静水压

微穿刺方法测到人的肾小囊内静水压(P_B)值约是 18 mmHg。P_B 增高会降低 GFR;相反,P_B 降低会升高 GFR。在正常情况下,P_B 值比较稳定,不是调节

GFR 的主要因素。

PB 值改变常见于一些病理情况。例如,尿道梗阻会引起 PB 值升高,从而降低 GFR,严重时可引起肾衰竭。

(四)超滤系数

超滤系数(K_f)是表示肾小球毛细血管内在特性的参数,由毛细血管通透性和滤过面积所决定。K_f 不能直接检测,一般可以间接地由 GFR 与 P_{net} 的比值来推算。

GFR 和 P_{net} 正常值分别是 120 mL/min 和 10 mmHg,所以 K_f 正常值约为 12 mL/(min·mmHg)。应用技术检测获得的人的单个肾小球 K_f 值为 17.5 mL/(min·mmHg)。K_f 和 GFR 呈平行关系,K_f 值升高,GFR 会升高;K_f 值降低,GFR 亦降低。凡引起肾小球毛细血管结构变化的病理情况都会导致 K_f 值降低。

三、肾小球滤过的调节

如前所述,决定 GFR 的主要参数是肾小球毛细血管静水压(P_{GC})及胶体渗透压(π_{GC})。通过对这些参数的影响,许多神经、体液因子,以及肾脏自我调节机制都可以对 GFR 进行调节。

(一)交感神经对 GFR 的影响

肾脏全部的血管,包括入球、出球小动脉都有丰富的交感神经纤维支配。此外,Barajas 等观察到,系膜细胞与交感神经末梢有直接接触。交感神经兴奋会引起小动脉收缩,从而减少 RBF 及 GFR,但这种效应只有在交感神经受到强烈刺激(如严重出血、脑血管意外等)时才会发生。在正常生理条件下,交感神经对肾小球血流动力学的影响甚微。

(二)激素及血管活性物质对 GFR 及肾血流量的影响

许多激素及血管活性物质可以调节肾小球的滤过状态,这种调节通常是通过对肾血流的影响而实现的。这些激素及血管活性物质可以由肾外产生,通过血循环到达肾脏,作用于肾脏血管,例如心房利钠尿多肽(atrial natriuretic poly-peptide,ANP)、抗利尿激素(antidiuretic hormone,ADH)等;也可由肾脏局部合成后再对肾脏血管发生作用,例如前列腺素、一氧化氮(NO);还可由肾内、肾外同时产生,例如血管紧张素Ⅱ。这些物质通过收缩或扩张肾血管,对 GFR 产生不同的影响。除了影响 GFR,它们还会影响肾小管的重吸收。通过对肾小球和肾小管的综合作用,它们可对体液平衡状态进行调节。

以下介绍几种比较重要的激素或血管活性物质对肾小球滤过的作用。

1.血管紧张素Ⅱ(AngⅡ)

AngⅡ是肾素-血管紧张素系统的主要成员之一,对于维持正常血容量及动脉血压起到至关重要的作用。AngⅡ的生理功能主要通过其1型受体(AT1-R)介导而实现。AT1-R激活后,主要引起血管收缩及血压升高。与AT1-R功能相反,AngⅡ的2型受体(AT2-R)激活后可以释放NO,从而起到舒张血管、降低血压的作用。但2型受体成年表达量低,其生理意义比较局限。

AT1-R广泛存在于肾脏血管系统,包括出、入球小动脉及肾小球系膜细胞。通过AT1-R的介导,AngⅡ可以收缩出、入球小动脉,但出球小动脉对AngⅡ的敏感性比入球小动脉高100倍。引起这种差别的原因可能是多因素的,①信号转导机制不同:在入球小动脉AngⅡ通过激活细胞膜表面L型钙通道引起小动脉收缩,而在出球小动脉AngⅡ通过释放细胞内钙引起小动脉收缩。②NO的产生量不同:入球小动脉的NO产生量多于出球小动脉。由于NO是很强的血管扩张剂,能拮抗AngⅡ的血管收缩作用,因此出球小动脉产生的NO量少自然会增高对AngⅡ的敏感性。有研究发现,在抑制一氧化碳酶活性之后,出、入球小动脉对AngⅡ敏感性的差别可明显降低。

AngⅡ选择性增加出球小动脉的阻力有重要的生理意义。AngⅡ一般是在血容量不足的情况下产生增多,而AngⅡ收缩出球小动脉、升高肾小球毛细血管压及GFR,从而防止了由血容量不足引起的GFR下降,可保证肾脏对代谢废物的排泄。与此同时,出球小动脉收缩会减慢肾小管周围毛细血管的血流速度。AngⅡ还可直接作用于近曲小管上皮的AT1-R,激活3型钠氢交换蛋白(sodium hydrogen exchanger 3,NHE3),也有利于肾小管对水和钠的重吸收。总之,AngⅡ通过对肾小管的间接和直接作用,可促进水和钠的重吸收,以更快恢复血容量及动脉血压。

2.去甲肾上腺素和肾上腺素

儿茶酚胺类激素对肾血流量具有显著的调节作用。其中,去甲肾上腺素(noradrenaline,NE)是一个非常强有力的血管收缩激素,能收缩出、入球小动脉,减少肾血流量,从而降低GFR。与去甲肾上腺素不同的是,肾上腺素通过不同的受体而分别具有收缩和舒张血管的双向作用。小剂量异丙肾上腺素可以增加肾血流量和升高GFR,大剂量可使肾血管收缩,降低GFR。

血浆中去甲肾上腺素和肾上腺素多来源于肾上腺髓质,其血浆中的浓度与肾脏交感神经系统的活性相平行。在生理条件下,去甲肾上腺素和肾上腺素对肾脏血流动力学的影响甚微。但在一些病理条件下(如出血性休克时),其影响会比较突出。

3.内皮素(endothelin,ET)

ET 是由内皮细胞产生的具有血管收缩活性的多肽,包括内皮素-1(ET-1)、内皮素-2(ET-2),以及内皮素-3(ET-3)等。这 3 种内皮素作用于 2 种内皮素受体,即 ET-A 和 ET-B 受体。ET-A 受体对 ET-1 有选择性的高亲和力,而 ET-B 受体对 3 种内皮素有几乎相同的亲和力。静脉注射 ET-1 后会引起肾血管收缩,减少肾血流量和 GFR。这主要是通过位于肾脏血管的 ET-A 受体起作用的。然而在正常情况下,由血管内皮产生的内皮素量比较小,对肾血流动力学影响不大。

在血管内皮受到损伤(如妊娠中毒、急慢性肾衰竭)时,内皮素的产生增多,并可导致肾血流量减少和 GFR 下降。肾脏髓质是全身产生 ET-1 最多的地方。Kohan 等发现,ET-1 主要产生于肾内髓质集合管(inner medullary collecting duct,IMCD)。在肾髓质,ET-1 及 ET-3 作用于 IMCD 或肾髓质间质细胞(renomedullary interstitial cells,RMIC)的 ET-B 受体。与 ET-A 受体的收缩血管、升高血压效应相反,ET-B 受体激活后会抑制集合管对水钠的重吸收,从而引起利尿、利钠及降低血压的作用。在大鼠的实验表明 ET-B 受体阻断后会发生盐敏感性高血压。

4.一氧化氮(NO)

NO 是体内由血管内皮细胞产生的最重要的舒血管物质之一,对肾血流量具有显著的调节作用。在基础状态下,NO 参与对肾脏血流动力学的调节,尤其是能制约血管收缩物质的作用,以维持正常的肾脏血流量。在急性动物实验中,阻断 NO 合成后,可以观察到肾血流量和 GFR 明显降低以及动脉血压的升高。在慢性动物实验中,给予大鼠一氧化氮合酶(nitric oxide synthase,NOS)抑制剂 2 个月后,可引起明显高血压,并伴有肾小球出、入球小动脉阻力升高及肾血流量和 GFR 下降。

NO 是 NOS 作用于其底物左旋精氨酸(L-arginine)产生的。NOS 有以下 3 种类型:中枢型(nNOS or NOS Ⅰ)、诱导型(iNOS or NOS Ⅱ),以及内皮型(eNOS or NOS Ⅲ)。不同类型的 NOS 通过不同的机制,均可对肾血流动力学产生影响。其中,eNOS 存在于血管内皮,是血管 NO 的主要来源。由 eNOS 在血管内皮产生的 NO 可以弥散到附近的平滑肌细胞,直接激活靶细胞的可溶性鸟苷酸环化酶,释放 cGMP,从而引起血管舒张。eNOS 基因敲除小鼠可发生高血压。nNOS 则主要存在于致密斑细胞,nNOS 在致密斑作用产生的 NO 可能通过以下 3 种途径影响肾脏血流动力学:①抑制肾小管-肾小球反馈调节引起的血管收缩,从而增加肾血流量,防止 GFR 下降;②控制肾素分泌;③抑制肾小管对钠的重吸收。

5.前列腺素(prostaglandins,PGs)

PGs 是花生四烯酸的系列代谢产物。一些产物可扩张血管(如 PGE_2 和 PGI_2),而另一些则可收缩血管(如 TXA_2)。催化前列腺素合成的限速酶是环氧合酶(cyclooxygenase,COX)。已知的 COX 有 3 种:COX-1 为结构型,COX-2 为诱生型,COX-3 为 COX-1 的变异型。一般认为,在正常情况下 PG 对肾血流动力学影响不大,但对于肾小动脉的收缩效应能起缓冲作用。实验证明,COX-2基因敲除小鼠对 AngⅡ的升压效应增强;相反,COX-1 基因敲除小鼠这一效应减弱。这提示 COX-2 作用可能负责产生扩张血管的 PG,而 COX-1 作用可能负责产生收缩血管的 PG。大量实验证明,PGE_2 和 PGI_2 通过释放环腺苷酸(cAMP)可以直接刺激颗粒细胞分泌肾素。与这一论点相一致的是,COX-2 基因敲除小鼠的血浆肾素水平明显降低。这提示由 COX-2 产生的 PGs 可以通过调节肾素-血管紧张素系统(RAS)的活性而影响肾脏血流动力学及水盐平衡。值得一提的是,COX-2基因敲除小鼠会出现严重肾衰竭,并伴有肾脏结构的破坏,而 COX-1 基因敲除小鼠的肾脏结构和功能不受明显影响。

(三)肾小球滤过及肾血流量的自我调节

动脉血压随生理活动而随时发生变化。当血压升高时,肾脏血管尤其是肾小球入球小动脉阻力会随之升高;相反,当血压下降时,肾血管阻力亦下降,从而使肾血流量和 GFR 保持在一个恒定的水平。动脉血压在 80~180 mmHg 大幅波动,而肾血流量及 GFR 变化幅度很小,这种现象称为自我调节。自我调节是由肾脏内在的机制决定的,而不需神经系统或全身体液因子的参与。造成自我调节的机制主要有肌源性反应和肾小管-肾小球反馈 2 种,以后者较为重要。2 种机制都是通过调节入球小动脉阻力起作用的。

1.肌源性反应

肾血管平滑肌存在压力感受器,可以感受到各方面压力的改变。随着压力的改变,平滑肌可比例性改变其张力,从而使阻力相应改变,肾血流量可保持相对恒定。由于这种压力感受器在血管内,故离体肾灌注时仍可以保持自我调节。

肌源性反应也可见于其他脏器血管,并非肾脏所特有。

2.管球反馈

肾小管滤液在流经致密斑时,其流速、成分会影响入球小动脉阻力,从而影响 GFR,这种现象叫肾小管-肾小球反馈,简称管球反馈(tubulo-glomerular feedback,TGF)。例如,当动脉血压升高时,会引起肾小球毛细血管压升高,GFR 会随之升高,这样肾小管腔内滤液的 NaCl 会增多。致密斑细胞会感受盐浓度的改变,然后传递这一信息到附近入球小动脉的平滑肌细胞,引起入球小动脉收缩,从而降低 GFR,最终使 GFR 不会因血压的变动而出现太大的变化。TGF 的意义在于限制流入肾髓质集合管的 NaCl 浓度,以达到保盐、保容量的目的。由于产生 TGF 的肾小球旁器仅在哺乳动物发现,而非脊椎动物则没有这一结构,故 TGF 被认为是生物进化中由海洋到陆地生活的转变而导致的哺乳动物所特有的调节机制。

(1)产生 TGF 的解剖结构基础:在肾小管的远端与肾小球接触的部位,肾小管上皮细胞呈高柱状,胞质少,细胞核大,细胞数量约有 20 个,排列十分紧密,称之为致密斑。细胞内含大量高尔基体,提示其有分泌功能。致密斑与入、出球小动脉相毗邻,中间由肾小球外系膜细胞分隔。这一由肾小管上皮细胞(致密斑)、肾小球入球小动脉、出球小动脉及系膜细胞所形成的特殊结构,称为 JGA,是 TGF 发生的场所。致密斑是感受器,负责感受管腔液 NaCl 浓度的改变而后产生 TGF 信号;肾小球外系膜区负责传递信号;入球小动脉平滑肌细胞是效应器,负责接收 TGF 信号,产生血管收缩效应。

(2)TGF 的发现:在微穿刺情况下,如果先将一油滴注射于近端肾小管而阻断小管中滤液的流动,由于肾小球滤过仍在进行,因此阻断的近端部分压力持续上升,上升情况可以由插入到该部的另一毛细血管中测得。当测得压力数值达到顶点而平衡时,理论上这时的压力即相当于相应肾小球的滤过压,又称停留压(stop flow pressure,SFP)。此时,在油滴封闭的远端灌注 NaCl 可以观察到 SFP 的下降;如果灌注致密斑以后的部位,并不影响 SFP;如果由毛细血管方向朝致密斑方向灌注,则又可观察到 SFP 的改变。因此,改变到达远端肾小管的液体性状可以反馈性地影响肾小球滤过率,故称之为 TGF。上述实验揭示:致密斑为产生 TGF 的重要一环。过去大多认为 TGF 仅局限于同一肾单位,近年来也有报告认为 TGF 也可以影响相邻的肾小球引起相应 SNGFR 的改变。

在微灌注实验中,大多数学者报告当灌注液速率在 $8\sim12\ \mu L/min$ 时,SNGFR、SFP 改变较少;如增加为 $30\sim40\ \mu L/min$ 后,则 SNGFR、SFP 下降较为明显,可分别下降为 30%~50% 及 20%~30%。有人用声视记录系统直接记录出、入球小动脉血流量,证实 TGF 主要通过对出、入球小动脉,特别是对入球小动脉的影响使其血流量下降而实现,另外,K_f 也常见下降。

早期认为 Na^+ 是激发 TGF 的主要离子,因为应用甘露醇或其他不含钠盐的等渗液进行灌注并不能激发 TGF。近年来已经明确 Cl^- 是激起本反馈作用的关键,有研究证实,凡是可以阻断 Cl^- 转运的利尿药,均可以抑制 TGF。

(3)诱导 TGF 的介质及信号传递:自从发现 TGF 以来,产生 TGF 的机制,尤其是由致密斑到入球小动脉的信号传递一直是研究的重点。近年来由于实验手段的提高,这一领域的研究取得了相当大的突破。荧光显微镜、电生理、膜片钳等技术的使用,使得人们对致密斑离子转运的特征有了深入的了解。现已明确 NaCl 由致密斑管腔侧的 Na^+-K^+-$2Cl^-$ 同向转运体(NKCC2)转入细胞内,是产生 TGF 的起始信号。由此激发致密斑细胞产生并释放诱导 TGF 的介质。目前认为这种介质可能是三磷酸腺苷(ATP)或其裂解产物腺苷。ATP 可能是经由基底侧的通道释放进入细胞外间隙,在此由 $5'$-核苷酸酶分解为腺苷。腺苷作用于入球小动脉平滑肌细胞上的 1 型受体,引起入球小动脉收缩,从而产生 TGF。支持这一论点的重要依据是在腺苷 1 型受体基因敲除的小鼠 TGF 完全消失。另一种论点是 ATP 可以直接作用于入球小动脉平滑肌细胞诱发 TGF,而不需要通过其裂解产物。目前,对于以上两种论点仍缺乏一致的看法。

(4)TGF 的影响因子:有许多因子(如 Ang Ⅱ、NO、PG 等)并不直接介导 TGF 但可以影响 TGF 的敏感性。一般来说,血管收缩物质(如 Ang Ⅱ)对 TGF 有增强作用,而血管扩张物质(如 NO、PGE_2/PGI_2)对 TGF 有抑制作用。

作为一个血管扩张因子,NO 对 TGF 具有抑制作用,这个论点的主要证据是应用药物阻断或基因敲除 nNOS 之后,都会使 TGF 增强。实验显示,管腔液 NaCl 浓度升高后会刺激致密斑细胞分泌 NO。因此,管腔液 NaCl 浓度升高后会产生两类不同的因子,即 ATP/腺苷和 NO,前者收缩入球小动脉而诱导 TGF,而后者通过扩张血管而抑制 TGF 或使不致产生过度,从而达到精确调节 TGF 的目的。

研究发现,在 JGA 的 NO 活性受 O_2^- 的影响。O_2^- 主要由 NADPH(还原型烟酰胺腺嘌呤二核苷酸磷酸)氧化酶系统产生。所有氧化酶系统的成分都可以在大鼠致密斑或入、出球小动脉检测到,提示 JGA 具备产生 O_2^- 的能力。O_2^- 和 NO 反应产生过氧化亚硝酸盐(ONOO$^-$)从而灭活 NO。一般认为,在正常生理条件下 O_2^- 产生的量比较小,所以 NO 可以起到主导作用,使肾脏得到充分的灌流。但在一些病理条件下,NADPH 氧化酶系统被激活,O_2^- 的产生会增多,从而减少 NO,这样会增强 TGF,减少肾脏灌流。

四、肾小球对大分子溶质的滤过

肾小球超滤液中小分子溶质(如电解质、葡萄糖及尿素等)的浓度与血浆中的浓度几乎相同,而超滤液中大分子溶质如蛋白质的浓度很低。正常血浆清蛋白的浓度约是 45 g/L,而超滤液中清蛋白的浓度约是 0.01 g/L。肾小球毛细血管对不同分子量物质的滤过具有不同滤过率的特点,称为选择性滤过作用。肾小球滤过屏障对大分子溶质的滤过取决于分子大小(孔径屏障)及电荷性质(电荷屏障)。

(一)孔径屏障

肾小球滤过屏障由内皮细胞、基底膜,以及足突细胞组成。内皮细胞的窗孔为 70~100 nm;基底膜为胶原纤维形成的可变凝胶,滤过的物质在一定压力下可变形通过;足突细胞之间的裂孔膜形成很多平行的丝状结构,丝状结构的间距约为 4 nm。基底膜为粗的滤过器,仅能限制较大的蛋白质(如球蛋白)通过,而裂孔膜则为细筛,可限制较小的清蛋白通过。足突裂孔膜形成肾小球滤过屏障的最外一层结构,而且裂孔之间的孔隙非常细小,因此对于限制蛋白质的滤过最为重要。

近几年来,人们对足突细胞的生物特性尤其是裂孔膜的分子结构研究取得了很大进展。1998 年 Trygvason 的研究小组发现了组成裂孔膜的蛋白质是裂隙素,其基因为 NPHS1,并证明 NPHS1 点突变可引起芬兰型先天性肾病综合征。此后,Boute 和 Antignac 发现了组成裂孔膜的另一个蛋白质足细胞素,其基因突变可引起激素耐受型先天性肾病综合征。裂隙素和足细胞素不仅是组成裂孔膜的蛋白质,还可通过激活 AKT 及 Src 激酶影响细胞的信号传递。近年还发现了裂孔膜的另外两种蛋白 FAT1 和 Neph1,其中,Neph1 基因敲除小鼠会死于严重蛋白尿。

应用已知分子半径大小的内源性或外源性物质(如胶体铁及各种酶等)作为示踪物,根据其定位的部位,可以大致了解孔径屏障的主要部位。例如,Farguhar 首次发现,铁蛋白能进入内皮细胞孔,但可被阻挡于基底膜内疏松层下,从而认为基底膜,特别是其致密层为血浆球蛋白的滤过屏障。辣根过氧化物酶几乎不被基底膜所限制,可以很快进入尿道。过氧化氢酶虽部分可滞留在基底膜内,但完全被阻止于裂孔膜。

葡聚糖化学结构与分子构型十分稳定,但其分子大小可以在大幅度范围内予以改变。另外,已知菊糖分子量很小,可以完全透过肾小球,且一般情况下完全不被肾小管分泌或重吸收。因此根据不同大小的葡聚糖与菊糖消除比值的变化,可以用来了解肾小球滤过膜的情况。

(二)电荷屏障

应用相同半径的葡聚糖对肾小球选择滤过情况进行研究时发现:在同等半径情况下,带阳电荷的葡聚糖清除分数较中性葡聚糖更高,而带阴电荷的葡聚糖清除分数较中性葡聚糖更低,说明有电荷屏障存在。

应用细胞化学染色及化学分析方法研究,发现在基底膜中糖胺聚糖的硫酸盐是主要阴离子成分。如果应用肝素酶将硫酸类肝素从基底膜上除去,可以使带阴电荷的铁颗粒在肾小球滤过膜上通透性明显增加。另外,附着于上皮足突间的裂隙膜也带阴电荷,嘌呤霉素氨基核苷可以造成该部分阴电荷丢失,应用后可导致蛋白尿,出现类似微小病变型肾小球肾病的临床表现。

第二节　肾脏对水平衡的调节

水是人体生命活动的基本介质,是构成细胞内外液的主要成分。人体内水含量(体重的 $50\% \sim 60\%$)和细胞外液渗透压($280 \sim 295$ mOsm/kg)在很小的范围内波动。每日摄入的水加细胞代谢产生的水为 $1.5 \sim 3.0$ L,人体通过不同的途径排出水分,最主要的途径是尿液。因此,肾脏在维持人体水平衡中起主要作用。

肾脏在排出水的同时,要排出大量的代谢废物,水是这些溶质的载体,因此肾脏对水的排泄有很复杂的调节系统。肾小球每日滤过约 180 L 的液体,为原尿,但是经过肾小管的一系列处理过程,仅有 1.5 L 左右的尿液排出;另一方面,根据体内水平衡的需要,每日尿量波动范围可以很大,提示肾脏有强大的浓缩稀释功能。

一、与尿液浓缩稀释有关的肾脏结构

肾脏的浓缩稀释功能依赖于独特的肾小管和集合管系统,以及供应肾小管、集合管的肾血管系统。

肾脏的集合管系统横跨整个肾脏,从非常表浅的肾皮质到肾髓质内带的尖端。从皮质到肾乳头依次为皮质集合管(cortical collecting duct,CCD)、髓质外带集合管外部、髓质外带集合管内部、髓质内带集合管(inner medullary collecting duct,IMCD)的起始部和尾部。尾部的结构和功能较为特殊,对尿素的通透性较肾小管的其他部位明显增高,与尿素在髓质内带的回吸收密切相关。集合管从皮质开始,笔直地穿过髓放线和外髓部,彼此独立。从髓质部开始,不同的集合管开始汇集,直至肾乳头。

长袢肾单位和短袢肾单位的远曲小管在肾皮质部位汇成一个集合管。长袢肾单位的髓袢达到肾髓质内带,越靠近肾乳头越少,短袢肾单位的髓袢仅到达髓质外带。髓袢的升支和降支是产生逆流倍增机制的重要结构。以长袢肾单位为例,髓袢分为降支和升支。降支开始于近端肾小管的直段(S2 和 S3),然后是降支细段、升支细段和升支厚段,随后进入远曲小管。近端肾小管的直段,部分位于髓放线,部分位于外髓部;降支细段部分位于外髓(LDLOM),部分位于内髓(LDLIM);升支细段仅存在于内髓;升支厚段大部分位于外髓部,小部分位于髓放线,与远曲小管相连。髓袢各部分的功能和形态之间有一定的差异,但是这些差异呈逐渐变化的趋势。这些特点与逆流倍增的机制密切相关。

另外一个重要的结构是供应肾髓质的直血管系统,直血管的降支接受近髓肾单位出球小动脉的血流,在髓质不同的层面分支形成小的血管丛,供应髓质血流。然后汇聚成升支,升支与降支在髓质内带及髓质外带的内部的部分位置靠近,形成类似肾小管的袢状的结构,因此存在血流的逆流交换机制。但是在髓质外带,升支和降支则距离较远。

二、与尿液浓缩稀释有关的机制:肾髓质的渗透梯度

20 世纪 50 年代初期,应用快速冷冻肾组织切片方法测定肾脏各部位组织的渗透压,发现除整个皮质部的渗透压与血浆渗透压相等外,髓质部存在一个渗透压梯度,由低到高依次为皮髓质交界部、髓质外带、髓质内带、肾乳头部。此渗透压梯度在体液浓缩的情况下(又称为抗利尿)更为明显,而在体液被稀释的情况下(又称为水利尿)被削弱。应用微穿刺等技术检查肾小管各段内小管液的结果显示,在近端肾小管渗透压与血浆渗透压近似,为 290 mOsm/(kg·H$_2$O)左右。然后随着髓袢下降支逐步向髓质深部延伸,渗透压逐渐加大。在长袢肾单位,到达内髓部转折处的渗透压为 1 200 mOsm/(kg·H$_2$O)左右;从髓袢上升支开始,渗透压开始渐渐降低,但与同等平面的下降支内的小管液相比,仅相差5~

10 mOsm/(kg·H₂O)。随着肾小球滤过液到达髓袢上升支粗段,此时渗透压明显下降,而且越向表面走行,越为降低,达到远端曲管的起始部时可低到140 mOsm/(kg·H₂O)左右。上述各段的渗透压情况,无论在抗利尿或水利尿情况下基本均相类似。远曲小管以后的各段,其渗透压则依据是水利尿或抗利尿情况的不同而异。在水利尿时,集合管起始部的小管液仍然可以保持低值,且还可进一步下降,而终尿的渗透压可低到50~60 mOsm/(kg·H₂O);相反,在抗利尿情况下,经过髓袢上升支制造的低渗液则又可进一步浓缩,此时远曲小管液渗透压与血浆渗透压相似,而终尿的渗透压可达到1 200 mOsm/(kg·H₂O)。

(一)肾髓质外带浓度梯度的形成(逆流倍增)

逆流倍增一词来源于工业流程,这个原理被用于解释肾髓质梯度的形成及尿液的浓缩过程。由于集合管的存在,肾脏的逆流倍增机制更为高效,肾脏对尿液的浓缩能力更强。经过近曲小管对水及溶质的等渗吸收,容量减少的等渗尿流入髓袢的降支,由于髓袢降支细段有水通道,而无钠的转运通道,水逐渐被回吸收,肾小管液进一步减少,尿的渗透压增高;进入髓袢升支,该段肾小管没有水通道蛋白(AQP)的分布,因此对水的通透性很低,但是 NaCl 的主动回吸收增加,尿量变化不大,但是尿渗透压下降;经过远曲小管后,低渗尿进入集合管,集合管上有大量的 AQP2 分布,水的回吸收增加,尿量进一步减少,尿渗透压升高。在这个过程中,髓袢升支回吸收 NaCl 构成了肾髓质外层的渗透浓度梯度,这种由皮质到髓质逐渐增高的溶质浓度梯度,是水回吸收的动力。而尿液的浓缩过程实际上发生了两轮,第 1 轮发生在髓袢的降支,第 2 轮发生在集合管。由于髓袢降支上分布的多为 AQP1,而集合管上为 AQP2,所以只有在集合管发生的浓缩过程是可被 ADH 调控的,人体对终尿的尿量及渗透压的调节主要发生在集合管。

目前大家都比较认可肾髓质外带渗透梯度的存在依赖于逆流倍增机制,而这种逆流倍增机制的基础是髓袢升支厚段对 NaCl 的主动转运,但是位于肾髓质内带的髓袢升支细段没有对 NaCl 的主动转运的功能,肾髓质内带形成渗透梯度的主要溶质是尿素。

(二)肾髓质内带浓度梯度的形成(尿素的转运和再循环)

集合管自肾髓质内带开始对尿素的通透性逐渐增高,形成以尿素为主的肾髓质内带渗透梯度。由于肾小管的其他部位对尿素的通透性很低,随着尿液逐渐浓缩的过程,尿素的浓度明显升高,因此到达集合管的尾部时,随着尿素通透性的增加,大量的尿素顺浓度梯度进入肾髓质内带。进入肾髓质的尿素部分被血流带走,单纯依靠逆流倍增机制不能维持尿素的渗透梯度,但是尿素的再循环机制,最大限度地解决了尿素流失的问题。尿素的再循环有多条途径。通过直血管带走的尿素可以进入短袢,进入再循环,肾间质里的尿素也可进入长袢升支、远曲小管,进入再循环。髓袢升支和降支之间也存在尿素的再循环。

三、与尿液浓缩稀释有关的分子通道

(一)AQP

AQP 是位于细胞膜上的转运水的蛋白。AQP 在肾脏的分布,是肾脏调节水平衡的分子基础,在肾小管不同的部位,AQP 分布不同,使得肾小管各段对水的通透性不同,有助于形成肾髓质的渗透梯度。人体对尿液的浓缩和稀释通过调节 AQP 而实现。AQP 蛋白为一个大家族,到目前为止,已发现 AQP1-AQP4、AQP6-AQP8、AQP10-AQP11 分布于肾脏。AQP1 分布于近端肾小管和髓袢降支细段的肾小管上皮细胞管腔侧及基底侧的细胞膜上,在肾小管的其他部位和集合管没有分布,对水的通透性很高,并且不受 ADH 的调节。AQP2 分布于集合管主细胞的管腔侧细胞膜上及细胞内管腔侧的囊泡膜上,是 ADH 的主要调节靶点。AQP3 和 AQP4 主要表达在集合管主细胞的基底侧的细胞膜上,AQP3 受 ADH 调节,而 AQP4 则不受 ADH 的调节。AQP6 分布在集合管间质细胞,可以被 ADH 调节。AQP7-AQP8 和 AQP10-AQP11 主要分布在近曲小管,是否受 ADH 的调节尚不清楚。

AQP1 在近端肾小管及髓袢细段降支分布,肾小管其他节段均无分布,AQP1 对水的通透性极高,但是不受 ADH 的调节。AQP1 基因敲除小鼠近端肾小管对水的重吸收显著下降,但是远端肾小管对 NaCl 和水的转运不受影响。由于髓袢降支细段对水的重吸收与逆流倍增机制相关,所以可引起尿浓缩功能明显下降。

AQP2 主要分布在集合管主细胞管腔侧的细胞膜及囊泡膜上,ADH 主要通过调节 AQP2 来调节集合管对水的通透性。ADH 由下丘脑视上核和室旁核分泌,人体 ADH 有 V1 及 V2 两大类受体。集合管上皮细胞分布有 V2 受体。ADH 对 AQP2 的调节经过多个途径,可简单分为短时调节和长时调节。

短时调节主要通过穿梭机制调节细胞膜上 AQP2 再分布。在大鼠模型,快速增加水负荷或使用 ADH-V2 受体拮抗剂后,发现随着 ADH 的迅速下降,分布在细胞膜表面的 AQP2 明显减少,而分布在细胞内囊泡上的 AQP2 增多。正常

或 ADH 缺失的 Brattleboro 大鼠在接受 ADH 治疗后,分布在细胞膜表面的 AQP2 明显增加。这提示 ADH 通过调节 AQP2 分布在集合管细胞膜上的数量来调控集合管对水的通透性,并不是增加或减少通过 AQP2 的水流量。ADH 作用于集合管上的 ADH-V2 受体,该受体是 G 蛋白耦联的受体,和 ADH 结合后,细胞内 cAMP 水平升高,激活 cAMP 依赖性蛋白激酶(PKA),使位于细胞内囊泡膜上的 AQP2 每个单体磷酸化,通过细胞内骨架系统的变化,完成胞吐插入,最终与细胞膜融合,使 AQP2 分布在细胞膜上。同时,已在细胞膜上的 AQP2 随着胞饮作用,离开细胞膜,随胞饮形成的囊泡进入细胞内。

长时调节则与 AQP2 的蛋白表达有关。有研究显示,长期水负荷加重的患者,如精神性多饮,肾脏最大尿浓缩能力下降。长期脱水或限水,则增加最大尿浓缩能力。在具有该表现的大鼠模型上发现,肾脏 AQP2 的 mRNA 表达及蛋白水平发生变化。ADH 是主要的刺激 AQP2 转录活性的激素,ADH 引起 cAMP 升高,AQP2 启动子区有 cAMP 反应元件,提示 cAMP 在 AQP2 的表达过程中也起重要的作用。还有一些其他的因子可以调节 AQP2 的表达,但大部分仍不十分清楚。

AQP3 和 AQP4 主要表达在集合管主细胞的基底侧的细胞膜上,AQP3 受 ADH 调节,而 AQP4 则不受 ADH 的调节。AQP3 和 AQP4 敲除的小鼠均表现出尿浓缩能力的下降,但是较 AQP1 和 AQP2 敲除的小鼠浓缩能力下降少。

(二)尿素转运蛋白和 Na^+ 转运蛋白/Na^+ 通道

除 AQP 外,尿素转运蛋白和 Na^+ 转运蛋白/Na^+ 通道均参与肾髓质渗透梯度的形成。这些通道的问题可影响肾髓质的高渗状态,最终影响尿液的浓缩过程。

尿素转运蛋白共有 3 种,来源于同一个基因,尿素转运蛋白 1 和尿素转运蛋白 3(UT-A1 和 UT-A3)的转录受同一个启动子控制,UT-A1/UT-A3 在髓质内带集合管表达,而尿素转运蛋白 2(UTA2)则受控于该基因启动子下游内含子的另一个启动子,UTA2 在短袢的降支及长袢髓质内带部分表达。这 3 种尿素转运蛋白均受 ADH 的调节。UT-A1/UT-A3 基因敲除的小鼠表现出多饮多尿,尿渗透压下降,但是多尿的情况与蛋白饮食相关,20% 蛋白摄入量的小鼠多尿的症状比 40% 蛋白摄入量的小鼠轻。限水 18 小时后,只有 4% 蛋白摄入量的小鼠能维持体液的平衡,而 20% 和 40% 蛋白摄入量的小鼠尿量不能相应减少。分析其原因,集合管中的尿素处于高浓度状态,位于集合管上的尿素转运蛋白将大量尿素转运至间质,UT-A1/UT-A3 的基因敲除后,集合管内的尿素浓度无法下降,故而产生渗透利尿作用,蛋白摄入量下降后,肝脏合成的尿素明显下降,滤过到原尿中的尿素下降,尿素的渗透利尿作用下降。同时,研究显示尽管该小鼠模型肾髓质内带缺乏高浓度的尿素,髓质内带的 NaCl 并没有明显的下降,提示尿素的转运和 NaCl 的渗透梯度的形成无明显关系。UT-A2 基因敲除小鼠仅在极低蛋白饮食(4%蛋白摄入量)情况下最大尿浓缩能力受损,提示 UT-A2 可能不像既往认为的在尿素的再循环中起很重要的作用。

NaCl 的转运对于肾髓质渗透梯度的形成意义重大,因此 NaCl 的转运和尿液的浓缩稀释密切相关,钠转运蛋白和通道障碍对浓缩功能的影响十分复杂。

四、肾对水平衡的调节

尿液的稀释与 ADH 的作用下降有关,例如大量饮清水时血浆渗透压降低,垂体分泌 ADH 受到抑制。在 ADH 水平明显降低的条件下,AQP2 分布减少或表达下降,远端小管和集合管对水通透性下降。经髓袢升支流入远端小管和集合管的低渗小管液中的水分不能及时被重吸收,于是大量的低渗液直接汇集于肾盏。再加上在远端小管和集合管还可重吸收部分 Na$^+$ 进入组织间液,小管液的渗透压便越来越低,最后汇集于肾盏成为低渗的稀释尿。其渗透压可低到 40 mOsm/(kg·H$_2$O),比重可降至 1.001 左右。因此一般肾功能完全正常者,即使大量饮水或注射过多水分,也很少会发生血渗透压明显下降的情况。

由于肾脏产生尿液的渗透压一般都高于血渗透压,人们关注的主要是肾脏的浓缩功能而非稀释功能,临床上常见的异常多为尿液的浓缩障碍。尿液的浓缩过程实际上包含两个系统。其一,逆流倍增机制产生高渗的肾髓质,并且自肾髓质外带到内带,形成由低到高的渗透梯度,该渗透梯度形成的分子基础是髓袢降支和升支对水和溶质的通透性不同,由于肾髓质外带的渗透梯度主要由 NaCl 维持,渗透梯度的形成和 Na$^+$ 的平衡密切相关。其二,集合管穿过整个肾髓质,髓质外高渗,而集合管内为低渗尿,渗透压差成为水重吸收的动力。由于集合管上分布 AQP2,ADH 可以主动调节集合管对水的重吸收。因此临床上遇到的有关尿浓缩问题关键在于水通道的变化和 NaCl 的回吸收的调节,下文简单列举了一些与肾脏水调节失衡有关的临床疾病。

(一)遗传性中枢性尿崩症和遗传性肾性尿崩症

遗传性中枢性尿崩症由 ADH 的合成缺陷引起,由于长期缺乏 ADH,AQP2 表达下降,AQP2 向细胞膜表面的转运消失。遗传性的肾性尿崩症主要由 ADH-V2 受体的障碍引起,少数可能与 AQP2 的突变引起有关。

(二)获得性肾性尿崩症

获得性肾性尿崩症表现为尿量增加,尿渗透压下降,但是血 ADH 水平升高。肾脏对 ADH 的反应下降,少数由于 AQP2 表达下降,但是这种改变是后天获得的。

(三)肾衰竭时尿浓缩障碍

无论是急性或是慢性肾衰竭,均导致尿浓缩功能的障碍。肾衰竭时浓缩障碍的原因是多方面的,肾小管间质损伤,对水和溶质的重吸收下降,肾髓质渗透压梯度消失,造成尿液的浓缩障碍。在急性和慢性肾衰竭的鼠模型上发现,肾衰竭导致 AQP2 的表达下降。

(四)慢性疾病时的水潴留

一些严重的慢性疾病或特殊的生理状态可导致水潴留,例如慢性充血性心力衰竭、肝硬化、妊娠等。尽管原发因素不同,但均表现为肾脏排水能力下降。有研究显示在这些特殊的状态下,ADH 分泌增加,ADH 依赖的 AQP2 表达上调可能是重要的原因。在部分鼠模型,使用 ADH 受体拮抗剂治疗,抑制 AQP2 的表达,可改善水肿的状况,为慢性疾病时的抗水肿治疗提供了新的思路。

第三节 肾脏对钠和氯的调节

钠是细胞外液中主要的阳离子,对于维持细胞外液容量至关重要,机体需要通过维持一定量的细胞外液容量,来保证有效循环血容量,从而保证各组织脏器的灌注。以每日摄入 6 g 食盐计算,每日摄入 150 mmol 钠,由于血浆钠的浓度维持在 135~145 mmol/L,每日原尿中滤出的钠可达到 25 000 mmol,按此计算,加上通过其他途径排出的钠,每日肾脏排出的钠不足滤过量的 1%,大约 150 mmol。大量的钠需要经过肾小管吸收,最终不能被肾小管吸收的钠,排出体外。肾小管有强大的吸收钠的能力,而且可以根据机体的钠平衡情况对钠的重吸收进行调节,总的来说近端肾小管钠重吸收能力强,但是对重吸收的调节能力弱,而集合管重吸收能力差,调节能力强。本节将肾小管对钠、氯化物的重吸收并在一起讨论,而 H^+ 的分泌和 HCO_3^- 的吸收将在肾对酸碱平衡的调节中详细讨论。

一、近端小管

近端小管是 Na^+ 重吸收的主要部位,肾小球滤过 Na^+ 的 60% 在该段重吸收,近端肾小管对钠的重吸收有一些特点。第一,钠在近端肾小管的重吸收基本上是等渗的,这与近端小管分布着大量的 AQP1、对水的通透性高有关。第二,近端小管 Na^+ 重吸收与其他溶质,如 HCO_3^-、葡萄糖及氨基酸等的重吸收相互耦联。第三,近端小管的各段细胞的形态不同,对钠及各溶质的重吸收不均一,近端小管起始部近曲小管(PCT、S1 段)管腔侧上皮折褶成多层,形成绒毛,细胞内有大量的线粒体,对钠和其他溶质的重吸收作用最强,而从 S1 段往下逐渐过渡为皮质近直小管(S2 段)及髓质近直小管(S3 段),细胞变平,绒毛减少,线粒体减少,对钠和溶质的吸收减弱。第四,近端小管对钠的重吸收有多个转运通道,分两个阶段。第一阶段主要是钠和中性有机溶质,钠和 $NaHCO_3$ 被重吸收,主要的转运方式是与氨基酸、葡萄糖的耦联转运及钠氢交换,细胞间隙还存在少量的 Cl^- 被动转运;第二阶段主要是 NaCl 的重吸收。

(一) Na^+ 通过近端小管上皮细胞管腔膜由管腔进入细胞内

Na^+ 通过近端小管上皮细胞管腔膜进入细胞的驱动力为电化学梯度。Na^+ 跨上皮进入细胞为速率限制性。两性霉素 B、多烯类抗生素等可增加管腔膜的 Na^+ 通透性,引起 Na^+ 净重吸收增加。哺乳动物 Na^+ 通过近端小管上皮细胞管腔膜进入细胞内有下列几种方式。

1.Na^+-H^+ 交换

近端小管管腔膜的 Na^+-H^+ 交换由位于刷状缘上的 Na^+-H^+ 交换蛋白(NHE)介导,为电中性,一个质子交换一个 Na^+。H^+ 进入管腔,与管腔内的 HCO_3^- 作用,生成水和二氧化碳;细胞内则产生相反的过程,水和二氧化碳形成 H_2CO_3,产生 H^+ 和 HCO_3^-,产生的 H^+ 通过 NHE 进入管腔,HCO_3^- 则通过基底侧进入间质。Na^+-H^+ 交换是肾脏泌 H^+ 的主要途径,同时在近端小管重吸收 Na^+ 中占很大比例。更为重要的是人体对近端小管重吸收 Na^+ 调节位点主要在 NHE 及细胞膜基底侧的 Na^+-K^+-ATP 酶。

Na^+-H^+ 交换蛋白外部转运位点与其他阳离子亦有一定亲和性,顺序为 H^+ $>NH_4^+>Na^+>K^+$。在 pH 值为 $7.3\sim7.5$ 时,这些离子都可竞争外部位点。目前已经发现 5 种 NHE,NHE1 表达于肾小管多个节段的管腔侧,NHE2 主要表达于皮质升支粗段、远曲小管和集合管的基底侧,NHE3 主要表达于近曲小管、髓袢的基底侧,NHE4 主要表达于内髓集合管的管腔侧,NHE5 不在肾脏表达。

NHE3 基因敲除的小鼠由于近端小管重吸收损伤,表现为容量降低,系统性低血压。

2.Na⁺-葡萄糖同向转运

在大鼠、兔、蛙肾脏电生理研究证实,小管腔中加入葡萄糖引起管腔膜去极化,提示该去极化主要是由 Na^+-葡萄糖同向转运引起。与 Na^+-H^+ 交换蛋白不同,Na^+-葡萄糖同向转运蛋白只对右旋葡萄糖、半乳糖及 α-甲基-D-糖苷具有特异性,对其他阳离子亲和性差。根皮素可抑制该转运蛋白。

近端小管起始部葡萄糖转运率大于尾部。近端小管起始部(位于皮质)Na^+与葡萄糖转运的比例为 1:1,而近直小管为 2:1,后者转运 2 个 Na^+ 进入细胞,同时一个葡萄糖分子进入。由于该段小管葡萄糖浓度已明显下降,2:1 比例转运比较适于近直小管。

到目前已发现 2 种 Na^+-葡萄糖同向蛋白(SGLT),即 SGLT-1 及 SGLT-2。SGLT-1 主要定位于髓质外带,参与近直小管的高亲和力、低容量转运。SGLT-2 主要分布在近端小管 S2 段,主要介导近端小管起始端低亲和性、高容量的 Na^+-葡萄糖同向转运。

3.Na⁺-氨基酸同向转运

由于氨基酸种类较多,其物理化学特性不尽相同,所以肾小管内有多种 Na^+-氨基酸转运系统及不同的分类方法。其可分为 Na^+ 依赖性和 Na^+ 不依赖性氨基酸重吸收途径;也可按照氨基酸的特性分为中性、碱性和酸性氨基酸转运系统。中性氨基酸至少存在 3 种不同的转运系统,一种转运所有氨基酸,另一种转运特异氨基酸,还有一种转运 β-氨基酸。甘氨酸亦有特异性转运蛋白。酸性和碱性氨基酸又有各自转运系统。在肾脏中已克隆一种 Na^+ 不依赖性转运蛋白,可转运中性或二元氨基酸。

4.Na⁺-Cl⁻ 协同转运

近端小管存在两种基本的 NaCl 重吸收方式。在生电性 Na^+-Cl^- 转运时,Na^+ 主动进入细胞,与管腔间产生电位差,驱使 Cl^- 从细胞旁路重吸收;在电中性 Na^+-Cl^- 转运时,Na^+ 和 Cl^- 以相同速率进入细胞,因而不存在跨上皮电位差,亦不存在 Cl^- 细胞旁路重吸收。研究提示电中性 Na^+-Cl^- 转运占很大比例。

(1)电中性 Na^+-Cl^- 转运:近端小管管腔膜 NaCl 电中性转运主要方式是 Na^+-H^+、Cl^--碱基交换蛋白协同转运。Na^+ 与 Cl^- 重吸收耦联与细胞 pH 值和碱基浓度有关,H^+ 与 Na^+ 交换进入管腔,则导致碱基释放,参与 Cl^--残基交换,Cl^- 逆浓度进入细胞间接与 Na^+ 顺电化学梯度进入相耦联,主要耦联体为一酸-

碱对。近端小管刷状缘含有大量 Na^+-H^+ 交换蛋白,用高浓度阿米洛利抑制 Na^+-H^+ 交换蛋白,可引起 NaCl 转运下降。多种 Cl^--碱基交换蛋白参与 NaCl 转运,如 Cl^--甲酸(HCO_2^-)交换蛋白和 Cl^--草酸盐($C_2O_4^{2-}$)交换蛋白。

Cl^--甲酸盐交换蛋白主要存在于刷状缘囊腔,在兔和大鼠近端小管腔中加入甲酸可增加 NaCl 重吸收。Cl^- 与甲酸盐交换时,NaCl 转运的关键因素是管腔膜对甲酸的通透性及是否存在足够数量甲酸参与再循环。例如,兔由于近端小管对甲酸通透性相当高,大量 NaCl 在该处电中性重吸收;而大鼠近端小管对甲酸通透性低,仅 5%NaCl 按该方式跨细胞重吸收。

近端小管刷状缘亦含有 Cl^--草酸盐($C_2O_4^{2-}$)交换蛋白,提示 Cl^--$C_2O_4^{2-}$ 可能以类似的方式参与 NaCl 电中性重吸收。其他 Na^+ 依赖性转运系统亦分布在近端小管管腔膜,由于它们底物浓度较低,因而对 NaCl 转运作用不大,如 Na^+-L-乳酸盐、Na^+-无机磷、Na^+-硫酸盐、Na^+-二羟酸或三羟酸以及 Na^+-腺苷等转运系统。

(2)生电性 Na^+-Cl^- 转运:生电性 Na^+-Cl^- 转运的经典概念指由于 Na^+-K^+-ATP酶将 Na^+ 泵出基底膜,小管内 Na^+ 顺浓度梯度进入细胞内,与管腔间产生的电位差驱动 Cl^- 从细胞间隙转运。然而在离体灌注近直小管中,通过去除葡萄糖、氨基酸及减低 HCO_3^- 浓度,抑制 Na^+ 同向转运及 Na^+-H^+ 交换,仍存在一部分液体重吸收,提示近端小管存在单纯生电性 Na^+ 重吸收。

(二)Na^+ 通过近端小管上皮细胞基底膜由细胞进入细胞间质

近端小管特别是 S1 段基底膜含大量 Na^+-K^+-ATP 酶,进入细胞内的 Na^+ 可由 Na^+-K^+-ATP 酶泵出,该泵可以维持细胞内低钠,产生电化学梯度,促进 Na^+ 进入细胞。Na^+ 亦可与 HCO_3^- 一起离开基底膜。在大鼠和兔近端小管基底膜已证实存在 Na^+-HCO_3^- 同向转运蛋白,该转运蛋白可携带 2 个负电荷离开基底膜。

对 Cl^- 离开基底膜的研究尚少,现认为存在以下几种途径:Cl^- 通道、K^+-Cl^- 同向转运,以及 Na^+-$2HCO_3^-$-Cl^- 交换。基底膜尚存在 Na^+ 不依赖性 Cl^--HCO_3^- 交换,在生理条件下,这一过程导致净 Cl^- 进入,不促进 NaCl 重吸收。

(三)近端小管 Na^+ 重吸收的调节

1.肾小球-肾小管平衡

肾小球-肾小管平衡(glomerulo-tubular balance,GTB)是指肾小管重吸收率可根据肾小球滤过情况而相应调节的现象。随着肾小球滤过增加肾小管重吸收随着增加,这样可保持近端小管溶质重吸收率恒定,反之亦然。调节 GTB 最关键的因素为有效循环容量,亦即当 GFR 维持相对恒定时,有效循环容量扩张可减少肾小管重吸收,反之则增加肾小管重吸收。

近端小管管周毛细血管胶体渗透压是维持 GTB,调节 Na^+、水重吸收的关键因素之一。维持单个肾单位 GFR 恒定时,用低胶体液体灌注出球小动脉,导致管周毛细血管胶体渗透压下降,可降低近端小管液体的重吸收;用高胶体液体灌注出球小动脉,导致管周毛细血管胶体渗透压上升,可增加近端小管液体的重吸收。提高单个肾单位 GFR,用无胶体液体灌注出球小动脉,近端小管液体的重吸收基本不增加;用血浆灌注出球小动脉,近端小管液体的重吸收明显上升。提示在低胶体或无胶体溶液灌注期间,球后毛细血管胶渗压下降,GTB 被打破。目前人们对于管周蛋白浓度如何影响近端小管液体重吸收的机制尚不太明确,但并不单纯是由蛋白质胶渗压引起,可能存在对 Na^+ 转运的直接效应,亦可能影响 Na^+ 通过细胞旁路渗漏。

管腔因素亦影响 GTB,在离体微灌注兔肾近曲小管和近直小管的实验中发现,存在流量依赖性 Na^+ 重吸收。

2.儿茶酚胺

近端小管细胞膜基底侧分布有 α 和 β-肾上腺素受体及多巴胺受体。α 和 β-肾上腺素受体激动剂能增加近端小管对盐、水的重吸收。研究发现 α 受体激活后,可增加腔面膜 Na^+-H^+ 交换蛋白和基底膜 Na^+-K^+-ATP 酶的活性。β 受体的作用机制尚不十分清楚。近端小管产生的多巴胺与多巴胺受体结合,可抑制 Na^+-K^+-ATP 酶活性,从而抑制 Na^+ 重吸收。

3.Ang II

通过离体微灌注实验发现,低浓度 Ang II 可增加近端小管液体的重吸收,而较高浓度则抑制液体重吸收。Ang II 可通过 AT1 受体介导,刺激 Na^+-H^+ 交换蛋白,引起 Na^+ 重吸收的增加。体内 Ang II 的变化与肾血流量、醛固酮分泌、滤过分数及儿茶酚胺释放的改变有密切关系,因此 Ang II 除直接作用于肾小管外,还应该有间接的影响。

4.甲状旁腺激素（PTH）

PTH可使近端小管Na^+和磷酸基因（Pi）重吸收下降30％～50％，该激素可激活腺苷酸环化酶（AC），引起细胞内cAMP增加，PTH和cAMP可抑制Na^+-H^+交换。

5.甲状腺素

动物实验发现甲状腺功能低下的大鼠的GFR、Na^+重吸收率及Na^+-K^+-ATP酶的活性都下降，且可为甲状腺素逆转。目前证实甲状腺素直接刺激近端小管对盐和液体的重吸收，可能与甲状腺素可直接刺激Na^+-H^+交换蛋白有关。

二、髓袢

25％～40％滤过的Na^+在髓袢重吸收，髓袢重吸收Na^+、Cl^-的主要部位是升支粗段，其机制和调节方式相对比较清楚。降支对Na^+、Cl^-的通透性极低，Na^+、Cl^-基本上不吸收；而升支细段虽然对Na^+、Cl^-有较高的通透性，但该段细胞Na^+-K^+-ATP酶的活力极低，仅有少量的Na^+、Cl^-能被动析出到间质，升支粗段（TALH）则含有极丰富的Na^+-K^+-ATP酶，可以将小管细胞内Na^+、Cl^-大量转运出，存在Na^+、Cl^-的跨细胞转运。髓袢升支粗段对钠的重吸收的特点与近端小管有所不同。第一，钠在髓袢的重吸收不是等渗的，与尿液的浓缩稀释过程密切相关，钠在此处的重吸收参与构成肾髓质外带渗透压梯度。升支粗段按其所在部位分为髓质部升支粗段（mTALH）及位于皮质部的升支粗段（cTALH），其中mTALH细胞厚而大，能够高效地转运900～1 500 pmol/(mm·min)NaCl，主要负责形成髓质间质高渗状态。cTALH细胞高度仅1～2 μm，所含线粒体不多，对NaCl转运能力远不如mTALH，仅为100 pmol/(mm·min)左右，但可以维持管腔与管周液钠浓度相匹配，使管腔液处于稀释状态。第二，钠的重吸收不再与有机溶质相关联，而是与钾的重吸收密切相关，互相促进。第三，髓袢对钠的重吸收的调节因素发生了变化。

（一）Na^+通过髓袢升支粗段（TALH）上皮细胞管腔膜由管腔进入细胞内

1.管腔膜Na^+-K^+-2Cl^-同向转运（NKCC2）

在完整TALH节段及体外分离的TALH膜囊泡标本中已充分证实，小管腔Cl^-跨TALH节段上皮进入细胞由Na^+-K^+-2Cl^-同向转运介导，Na^+-K^+-2Cl^-同向转运可被袢利尿药所抑制。目前，在大鼠和兔肾脏已克隆出Na^+-K^+-2Cl^-协同蛋白基因，编码蛋白含1 100个氨基酸，分子量115 000～120 000，原位杂交证实主要存在于外髓质。

2.管腔膜 K^+ 的再循环

在管腔侧的细胞膜上还分布着多种 K^+ 通道,由 Na^+-K^+-$2Cl^-$ 同向转运进入细胞的钾可经过钾通道排到管腔内,参与再循环,避免 K^+ 的大量吸收而引起管腔内 K^+ 下降,为 NKCC2 的协同转运提供充足的 K^+。管腔内 K^+ 浓度过低,会抑制 NKCC2 的转运速度,因此 NaCl 和氯化钾的转运是相互影响的。其中一种钾通道高表达于髓袢升支粗段和致密斑,可以被细胞内钙、酸性环境和 ATP 抑制,除了使钾再循环外,该通道还参与了细胞超极化的过程。药物阻滞该通道,可以减弱肾小管-肾小球反馈;该通道相关基因去除,造成巴特综合征的小鼠可以有肾小管-肾小球反馈和肾功能的严重减弱。在管腔侧的细胞内还存在其他的 K^+ 通道,同样参与钾的再循环。

3.NHE

在 TALH,NHE2 和 NHE3 分布于基底侧,而 NHE1 和 NHE4 分布于管腔侧。NHE1 主要调节 pH 值,而其他亚型还参与细胞容量的调节。NHE3 参与了钠和碳酸氢盐的重吸收。转基因实验证明 NHE3 缺乏的小鼠肾小管-肾小球反馈敏感性增高。

(二)Na^+、Cl^- 通过 TALH 上皮细胞基底膜由细胞进入间质

1.Na^+-K^+-ATP 酶

TALH 细胞基底膜同样含有大量 Na^+-K^+-ATP 酶,Na^+-K^+-ATP 酶可以转运出 3 个 Na^+,转运入 2 个 K^+。TALH 对 NaCl 转运主要依靠基底部的 Na^+-K^+-ATP 酶所提供的 Na^+ 梯度能量来完成。阻滞 Na^+-K^+-$2Cl^-$ 与阻滞 Na^+-K^+-ATP 酶有所不同,当 Na^+-K^+-$2Cl^-$ 活性被抑制时,Na^+、K^+ 和 Cl^- 不能进入细胞,Na^+-K^+-ATP 酶活性静止,但细胞内 Na^+、K^+ 和 Cl^- 的活性不受影响;与此相反的,当用乌本苷直接抑制 Na^+-K^+-ATP 酶活性时,细胞内离子活性改变,细胞去极化。

2.基底膜 Cl^- 转运

TALH 基底膜对 Cl^- 的转运协同腔面膜上的 Na^+-K^+-$2Cl^-$ 同向转运,产生了净 Cl^- 重吸收。净 Cl^- 重吸收是一个继发主动转运过程,管腔 Cl^- 由电中性 Na^+-K^+-$2Cl^-$ 同向转运蛋白介导进入细胞内,驱动力主要由 Na^+ 梯度决定。而 Na^+ 梯度由基底侧膜 Na^+-K^+-ATP 酶维持。抑制酶活性,可导致 Na^+ 梯度消散,相应抑制管腔膜 Cl^- 内流。Cl^- 从基底侧膜转运入间质很大一部分是顺浓度梯度进行,由基底膜上 Cl^- 的通道介导。有学者在大鼠肾脏中克隆出一个 Cl^- 通道,利用原位聚合酶链反应(PCR)证实该 Cl^- 通道主要位于 TAL 和皮质集合管。细胞内 Cl^- 浓度由 $Na^+-K^+-2Cl^-$ 同向转运蛋白维持。

(三)TALH 中 NaCl 重吸收的调节

TAL 对盐的重吸收率至少受两大因素调节:①物理因素,包括管腔流量、管腔及管周液成分及渗透压;②激素,包括 ADH 及胰高血糖素等,激素种类随种属及肾内异源性影响很大。下面重点介绍几种激素。

1.ADH

Wirz 等发现 ADH 可影响 TALH 的 NaCl 重吸收而调节逆流倍增过程。ADH 的效应由第二信使 cAMP 介导,在管腔膜,ADH 可增加 K^+ 通道功能而提高电导度;在基底膜增加 Cl^- 通道活性。研究证实,ADH 诱导的细胞内 cAMP 增加可直接增加 Cl^- 通道活性。

2.前列腺素(PG)

肾髓质合成的 PG 主要为 PGE_2,参与 TALH 局部对 NaCl 重吸收的负反馈。在离体微灌注哺乳类 mTALH 段,PGE 可使由 ADH 刺激 Cl^- 重吸收下降 50%。在缺乏 ADH 的情况下,PGE_2 对 Cl^- 重吸收无明显影响。

3.肾上腺素

在大鼠 TALH 已证实存在对 β-肾上腺素拟似剂敏感的 AC,应用放射自显影法亦证实,大鼠 TALH 分布有 β-肾上腺素受体。Bona 和 Sawin 等应用微穿刺和微灌注方法证实低频刺激肾神经能增加 NaCl 重吸收,急性去神经则抑制 NaCl 重吸收。在体外微灌注小鼠 TALH,加入异丙肾上腺素能刺激 Cl^- 重吸收,该作用可为普萘洛尔阻断。α-肾上腺素拟似剂对 TALH 盐重吸收作用现在了解尚少,$α_2$ 肾上腺素拟似剂可抑制 ADH 介导高渗效应,但尚不知其对盐重吸收的影响。

4.盐皮质激素

在大鼠和兔的 TALH 已证实存在盐皮质激素受体。无论在体内或体外微灌注均证实醛固酮能促 Na^+ 转运,但泼尼松无此作用。醛固酮的作用主要是增加 TALH 的 Na^+-K^+-ATP 酶和枸橼酸合成酶的活性。在肾上腺切除的动物,这些酶的活性明显低下,给予醛固酮可逆转。

三、远端肾单位

仅有 8% 的滤过钠可在远端肾单位被重吸收。远端肾单位钠重吸收的机制与髓袢相比又有明显的变化。第一,钠的重吸收效率明显下降,但是调节作用增强。第二,管腔膜上出现上皮性钠通道(ENaC),该钠通道为醛固酮的调节位点。
第三,钠的重吸收伴随着钾及氢的分泌。

远端肾单位又可划分为 3 个部分:远曲小管(DCT)、连接小管(CNT)及集合
管(CD),后者又分为皮质集合管(CCD)和髓质集合管(MCT)。DCT 位于致密
斑后 $50\sim100\ \mu m$ 外,长度约 $0.5\ mm$,DCT 细胞类型单一,基底侧含有丰富的
Na^+-K^+-ATP 酶。CNT 是 DCT 与 CCD 之间的过渡区域,又称为后远端小管或
集合管起始部。由两类细胞即组成 CNT 细胞及闰细胞。集合管分皮质集合管
(CCD)和外髓质集合管(OMCD)及内髓质集合管(IMCD)。CCD 至少包括三类
细胞:主细胞主要负责 Na^+、K^+ 转运,两类闰细胞负责 H^+ 和 HCO_3^- 转运。这三
个部分对钠的转运机制不尽相同,下面将分别介绍。

(一)DCT 和 CNT

在微穿刺研究中很难将 DCT 和 CNT 对盐的重吸收划分开来,因而下面把
DCT 和 CNT 放在一起进行讨论。

大约 5% 在肾小球滤过的 Na^+ 在 DCT 重吸收。进入 DCT 液体的 Na^+ 浓度
为 $25\sim30\ mmol/L$,但仅 DCT 最初 20% 处的钠盐浓度最大,离致密斑 $200\sim$
$300\ \mu mol/L$ 处 Na^+ 平均浓度达 $50\ mmol/L$,以后 Na^+ 浓度不断降低,在 DCT 末
端 Na^+ 浓度约为 $30\ mmol/L$。

在 DCT 起始段存在管腔膜 Na^+-Cl^- 同向转运,Na^+ 和 Cl^- 的重吸收相互依
赖,相互促进。DCT 起始部是噻嗪类利尿药的作用位点。DCT 腔膜亦存在
Na^+-H^+ 和 Cl^-、有机阴离子的交换系统,后者参与 NaCl 的重吸收和有机阴离
子的再循环。在大鼠远端小管微灌注液中加入甲酸盐或草酸盐均可刺激 NaCl
重吸收,但不为噻嗪类利尿药抑制。远端小管 CNT 段开始出现上皮性钠通道
(ENaC),但是在该节段肾小管对钠的转运中尚不起主要作用。

(二)集合管对 Na^+、Cl^- 的重吸收

集合管转运过程为尿液成分进行最后的精细调节,该部仅重吸收 $2\%\sim3\%$
的滤过钠。集合管细胞膜管腔侧存在大量 ENaC,ENaC 是一种生电性 Na^+ 转运
通道,受醛固酮调节。该通道由 2 个 α 亚单位、1 个 β 亚单位和 1 个 γ 亚单位
组成。

1.皮质集合管

皮质集合管主细胞管腔膜含有 ENaC。Na^+ 顺电化学梯度由 Na^+ 通道进入
细胞。进入细胞内的 Na^+ 由基底膜 Na^+-K^+-ATP 酶泵出。Na^+ 进入细胞可使

管腔膜去极化,产生一管腔为负电荷的电位差,再驱动 Cl^- 通过细胞旁隙进入细胞。

2.髓质外带集合管

与皮质集合管相比,髓质外带集合管对离子的通透性较低,管腔负电荷较少,几乎不存在 Na^+ 的主动重吸收。

3.髓质内带集合管

髓质内带集合管管腔膜存在 ENaC,基底膜含有 Na^+-K^+-ATP 酶、K^+ 通道及 HCO_3^- 通道。小管腔内的 Na^+ 通过 Na^+ 通道顺电化学梯度进入细胞内,而基底膜 Na^+-K^+-ATP 酶泵出细胞内的 Na^+,维持细胞内 Na^+ 低水平。基底膜的 K^+ 通道参与 K^+ 再循环,维持 Na^+-K^+-ATP 酶活性。

髓质内带集合管是 ANP 的主要作用部位,ANP 通过第二信使 cGMP 介导,抑制 Na^+ 进入细胞,通过磷酸化和非磷酸化机制抑制 ENaC。另外,研究尚证实 ANP 能刺激髓质内带集合管的 Na^+ 分泌。

(三)远端肾单位 Na^+ 转运的调节

到达远曲小管的流量增多或该段小管液流速加快均可刺激 Na^+ 的重吸收。远端肾单位则主要受到以下体液因子的影响。

1.醛固酮

醛固酮或其他的盐皮质激素进入细胞,与盐皮质激素受体(MR)结合,激素-受体复合物进入细胞核,与 DNA 结合,促进 ENaC 的 α 亚基的转录,加速 ENaC 的 3 个亚基 α、β、γ 装备为完整的 ENaC 通道,并从内质网到达细胞膜表面,从而增加皮质集合管腔面膜上 ENaC 的密度,促进 Na^+ 由管腔进入细胞。醛固酮还可增强细胞基底侧膜 Na^+-K^+-ATP 酶的活性,加快小管上皮细胞将钠泵出细胞的过程。

糖皮质激素和 MR 有一定的亲和力,可阻止醛固酮与 MR 结合,但是肾小管上皮细胞存在 11β-羟基类固醇脱氢酶(11β-OHSD),11β-OHSD 可催化皮质醇代谢为可的松或 11-脱氢皮质酮,后者与盐皮质激素受体亲和力低,因而,皮质集合管选择性地受醛固酮调节。

2.ADH

ADH 作用有种属差异,往体外分离的大鼠 CCD 加入 ADH 可引起持续的 Na^+ 重吸收增加,预先加入盐皮质激素可增加强效应。在兔标本中,ADH 仅能引起一过性 Na^+ 重吸收增加甚至抑制 Na^+ 重吸收,这些作用在预先加入盐皮质激素后可消失。

3.ANP 与缓激肽

据报道该两种激素可抑制大鼠 CCD 的 Na^+ 重吸收,但并不引起跨上皮电位的改变,因而可能是抑制了电中性 NaCl 协同转运蛋白的活性。

四、致密斑和肾小球旁器

致密斑是特化了的肾小管上皮细胞,在髓袢升支粗段接近于肾小球血管极时,紧靠肾小球侧的上皮细胞变得窄而高,形成一个椭圆形隆起,称为致密斑。致密斑是肾小球旁器的一部分,与球外系膜细胞和入球小动脉有广泛接触。与 TALH 其他细胞不同,致密斑表达神经源性一氧化氮合酶(nNOS)及环氧合酶 2(COX-2)。致密斑细胞可感受流经远端肾小管滤过液中 Na^+ 浓度,通过调节肾素的释放来调节入球小动脉血管张力,以此来控制肾小球滤过率。致密斑还可通过释放 NO 抑制肾小管-肾小球反馈。

总之,机体的钠含量与细胞外液量紧密相关,因此机体对钠平衡的调节伴随着对细胞外液量的调节。临床上,细胞外液量的变化重要体现在血压的变化(血容量的变化)和水肿(细胞间质容量的变化)。机体发生钠潴留时,可表现为高血压或水肿或两者并存,出现何种症状与患者的机体的代偿能力及合并的疾病有关。细胞外液量的变化主要是钠、水的变化,肾脏对水的调节和钠的调节既相连又彼此独立,因此区分是原发水平衡的异常还是原发钠平衡的异常有一定的临床意义,通常原发水平衡的异常表现为渗透压和钠浓度的改变,而原发钠平衡的异常为细胞外容量的变化,但是很多时候二者不能完全区分。

第四节　肾脏对钾代谢的调节

一、概述

K^+ 是人体内重要的阳离子,细胞完成许多重要生理功能都需要依赖 K^+。细胞内液 K^+ 浓度远高于细胞外液,细胞外液的 K^+ 浓度维持在 $3.5 \sim 5.0$ mmol/L,该浓度与心脏细胞的稳定性密切相关,高于或低于该浓度,易发生心律失常。细胞对钾有强大的摄取能力,能持续而迅速地摄取细胞外的 K^+,正是有赖于细胞对钾快速大量地摄取,血钾可以维持在很窄的范围。临床医师通常对血钾的变化比较关注,而忽视体内总钾的平衡。总钾的平衡被打破,虽然短期内由于细胞内外钾的再分布,不会出现血钾的明显波动,但是随着体内总钾增多或减少的时间延长,最终会导致血钾的变化。人体每日食物中摄入大量的钾,为体内钾的基本来源,肠道及肾脏则根据体内总钾的情况排出一定量的钾,其中肾脏对钾的排出及钾平衡的调节起主导作用。

肾脏对钾的排泄经过滤过、重吸收和再排泌的过程。肾对 K^+ 的调节与肾对 Na^+ 的调节有很大区别。由于血钾浓度通常在 4.0 mmol/L 左右,肾脏每日滤过原尿 180 L,所以每日原尿中滤过的 K^+ 约为 720 mmol,远低于原尿中的 Na^+;经过肾小管的重吸收,原尿中的 K^+ 浓度明显下降;肾小管对钾的再排泌,成为调节钾平衡的重要过程,对于 Na^+,由于血钠的浓度通常在140 mmol/L,原尿中有大量的 Na^+,肾小管对 Na^+ 主要都是重吸收过程,最后不能重吸收的钠被排出体外。

人们对钾在肾单位中的转运机制的认识主要源于动物活体微穿刺和试管内微灌流的实验研究。肾小管细胞膜基底侧存在 Na^+-K^+-ATP 酶,将钾由间质重吸收入细胞,构成了钾有效进入管腔的基本条件;然而,在某一特定的节段是排泌还是重吸收钾,取决于该部位细胞膜管腔侧的特性、对钾的渗透性和其他转运机制的存在情况,肾单位及集合管各部位和节段对钾转运的特点分述如下。

二、肾单位各段对钾的滤过、重吸收和排泌

(一)肾小球钾的滤过

K^+ 可自由通过肾小球滤过膜,尽管一些不可滤过的蛋白质可结合少量钾,但滤液中的 K^+ 浓度与血浆中的 K^+ 浓度基本相同。由于存在肾小球-肾小管平衡机制,只有当肾小球滤过率显著降低,以至于使肾脏排水、排钠量明显减少时,肾钾的排泄量才会减少。

(二)近端肾小管钾的重吸收

原尿中的钾主要在近端肾小管重吸收,约占滤过钾总量的 50%。近端肾小管重吸收钾的机制目前仍不十分清楚。肾小管液的钾浓度低于血浆,并且肾小管上皮细胞管腔面为负电荷,因此推测近端肾小管上皮细胞上有 K^+ 的主动转运通道。另一方面有证据显示,肾小管上皮细胞基底侧的 Na^+-K^+-ATP 酶将细胞间质的 K^+ 转运入细胞内,使细胞间液的 K^+ 浓度下降,可能为肾小管液的 K^+ 顺浓度梯度从上皮细胞间隙进入细胞间质提供条件。近曲小管的远端也可能存在

K^+ 的被动转运。

(三)髓袢升支粗段钾的重吸收

髓袢升支粗段是另一个大量重吸收钾的部位,吸收量仅小于近端肾小管,该段对钾的重吸收与钠、氯的重吸收互相平衡,既有钾的重吸收又有钾的排泌,但是正常情况下最终的结果是钾的净重吸收。

肾小管的上皮细胞管腔侧存在着 Na^+-K^+-Cl^- 共转运蛋白。1 个 K^+、1 个 Na^+ 和 2 个 Cl^- 共同由管腔内转入细胞内,在上皮细胞的基底侧存在 Na^+-K^+-ATP 酶,持续地将钠从细胞内转运到细胞外,将细胞内的钠浓度维持在低水平,为 3 个离子的协同转运提供能量。因此实际上钠的转运为 K^+ 的净吸收提供动力,但是 K^+ 在这个系统转运过程中也起到特殊的作用。

在管腔侧的细胞膜上还分布着多种 K^+ 通道,经过协同转运进入细胞的钾可经过钾通道排到管腔内,避免 K^+ 的大量吸收而引起的管腔内 K^+ 下降,为 NKCC2 的协同转运提供充足的 K^+。管腔内 K^+ 浓度过低会抑制 NKCC2 的转运速度,因此 NaCl 和氯化钾的转运是相互影响的。巴特综合征的一个亚型为 K^+ 再循环的重要性提供了证据,在这类患者,由于管腔侧的钾通道(ROMK)的功能丧失,不能完成钾的再循环,使钠/氯的重吸收下降,同时导致钾的净重吸收下降,患者表现为细胞外液容量减少,血压正常,低钾性的代谢性碱中毒。

在基底侧的细胞膜上分布着 Cl^- 和 K^+ 通道,可以将 Cl^- 和 K^+ 由细胞内转移至细胞外。管腔侧和基底侧的 Cl^- 及 K^+ 的跨膜转运最终导致细胞膜管腔侧的正电压,可以推动 K^+ 顺电位差由细胞间隙从管腔进入间质。

髓袢升支粗段的 Na^+-K^+-Cl^- 的共转运蛋白需要同时成比例的转运 3 种离子,因此管腔内 3 种离子中任何一个缺失,都会抑制该共转运蛋白的活性。临床上常用的袢利尿药,是 NKCC2 的抑制剂,导致钠和氯的重吸收下降,钾的净排泌增多。有些研究提示体内总的钾平衡状态可能调节髓袢升支粗段对钾的重吸收。

(四)远曲小管钾的排泌

远曲小管的起始部分开始出现钾的排泌,但是排泌量较小,随着向集合管靠近,钾的排泌逐渐增加。研究显示,远曲小管对钾的排泌受管腔内高钠低氯的刺激,管腔内的氯低,钾的排泌增加一倍。

(五)皮质集合管钾的排泌

集合管的上皮细胞不再从管腔的尿液中吸收钾,而是将钾排泌到管腔里,集合管细胞对钾的排泄受很多因素影响,包括内排泌激素的调节,在钾平衡中起重要作用。

集合管的细胞分为主细胞和闰细胞,其中主细胞占大多数。细胞管腔侧的细胞膜上有钾通道和钾/氯共转运蛋白。钾通道开放后,钾顺电化学梯度从细胞内进入管腔,目前已发现至少有 2 种钾通道,小电流的钾通道和大电流的钾通道。细胞内 H^+ 和 Ca^{2+} 升高可抑制小电流钾通道开放,细胞内钙升高可促进大电流钾通道开放。由于钾通道开放后,K^+ 顺电化学梯度流动,因此细胞膜管腔侧的电压变化可影响钾的排泄。钾还可以通过钾/氯协同转运蛋白排泄,在钾/氯的协同转运中,管腔内 Cl^- 的浓度非常重要,当管腔内 Cl^- 浓度下降的时候,钾/氯的协同转运增加。管腔侧的细胞膜上还分布着 ENaC 将管腔内的钠转运入细胞,管腔内形成负电位,有助于钾的排泄。主细胞的基底侧分布着 Na^+-K^+-ATP 酶,将细胞间质内的钾转运入细胞,细胞内的钠转运出细胞,Na^+-K^+-ATP 酶受多种因素调节,当肾脏需要排钾时,Na^+-K^+-ATP 酶的转运速度增快,大量的钾被转运入细胞,然后再由腔面侧的通道排泄到肾小管内。

闰细胞主要分 α 和 β 2 种亚型。越来越多的研究提示 α 闰细胞可能有重吸收钾及同时泌氢的作用。

(六)髓质集合管钾的重吸收及再循环

髓质集合管的与皮质集合管不同,出现了钾的重吸收,由于水在髓质的浓缩过程及皮质集合管对钾的排泄,小管液内钾的浓度明显高于血浆,另外细胞膜管腔侧 H^+ 泵的存在,使管腔侧呈正电位,因此钾顺电化学梯度进入间质,产生钾的再次重吸收,但是髓质中存在钾的再循环,使得重吸收的钾再次回到小管液内,管腔内钾的浓度和髓质内钾的浓度始终保持一定的倍数关系,如管腔内的钾为 20～30 mmol/L,髓质内为 5～10 mmol/L;当管腔内的钾到达 200～300 mmol/L,髓质内可达到 35～40 mmol/L。这种浓度关系的维持,使得钾的主动排泄在比较浓缩的尿液里得以完成。

三、肾脏钾平衡的调节

肾对钾平衡的调节主要部位发生在远端小管,局部或全身的因素均可影响钾的排泄,而且全身因素直接或间接通过局部因素起作用。全身因素包括体内钾的总量、钾的摄入、钠的摄入、细胞外液容量、酸碱平衡情况、使用利尿药等。局部的因素多与全身因素相关,例如体内总钾的平衡可改变醛固酮的排泌水平,醛固酮可直接作用于肾小管的离子通道,影响钾的排泄;钠、钾的摄入及细胞外液容量可直接影响小管液的流速,管周的钾浓度,影响钾的排泌;全身酸碱平衡状态可改变局部的 H^+、HCO_3^- 离子的浓度,对钾的吸收和排泌有影响。下面将介绍几个和临床医疗关系密切的影响因素。

(一)钾的摄入

钾的大量摄入直接增加钾的血浆浓度,高浓度的血钾可以直接刺激肾脏排钾,或通过刺激肾上腺皮质,分泌醛固酮,调节肾脏排钾。体内缺钾或摄入钾减少,则降低血钾的浓度,抑制醛固酮的分泌,肾脏排钾减少。

(二)钠的摄入

钠的大量摄入,可导致细胞外液容量增加,导致钠、水的重吸收减少;同时抑制血管紧张素-醛固酮系统,降低醛固酮的分泌,也减少钠的重吸收,管腔内的尿流量升高,钾的排出增加。

(三)醛固酮

醛固酮是促进肾小管排泌钾的重要因素,醛固酮或其他的盐皮质激素,进入细胞,与盐皮质激素受体(MR)结合,激素-受体复合物进入细胞核,与 DNA 结合,促进 ENaC 的 α 亚基的转录,加速 ENaC 的 3 个亚基 α、β、γ 装备为完整的 ENaC 通道,并从内质网到达细胞膜表面,从而增加皮质集合管腔面膜上 ENaC 的密度,促进 Na^+ 由管腔进入细胞,增加了管腔侧的负电位,促进钾的排泌。醛固酮还可增强细胞基底侧膜 Na^+-K^+-ATP 酶的活性,加快小管上皮细胞将钠泵出和钾泵入细胞的过程,增大细胞内与小管液之间的钾浓度差,增加钾的排泌。醛固酮的排泌则受到血钠、血钾水平、肾素-血管紧张素系统和促肾上腺皮质激素水平的调节。

糖皮质激素和 MR 有一定的亲和力,可阻止醛固酮与 MR 结合,但是肾小管上皮细胞存在 11β-OHSD,11β-OHSD 可催化皮质醇转化为无活性的皮质素,皮质素与糖皮质激素受体和盐皮质激素受体的亲和力极低,因此可阻断糖皮质激素与盐皮质激素受体的结合。当 11β-OHSD 失活后,糖皮质激素和 MR 结合,引起钠的重吸收和钾的排泌增多。中药甘草导致的类盐皮质激素作用(钠潴留和排钾增多、高血压、低血钾)与甘草甜素抑制 11β-OHSD 活性有关。

(四)利尿药

大部分利尿药可促进钾的排泌,但是促进钾排泌的作用机制不尽相同。袢利尿药通过特异性抑制髓袢升支粗段 Na^+-K^+-$2Cl^-$ 同向转运蛋白,减小腔内跨上皮的电位差,减少在该部位 K^+ 的重吸收。此外,袢利尿药还能够阻断 Na^+ 在该部的重吸收,从而使达到远端肾单位的 Na^+ 增加,促使 K^+ 排泄增加。噻嗪类利尿药,可以抑制远曲小管噻嗪敏感 Na^+/Cl^- 共同转运蛋白,抑制约 40% Na^+ 及 Cl^- 的共同重吸收,导致到达肾小管远端的钠增加,或由于利尿作用引起肾小管内的液体流量增加,引起钾的排泄增加。

还有部分保钾利尿药,包括螺内酯、盐酸阿米洛利和氨苯蝶啶,均能抑制远端小管 K^+ 的排泄。前者通过拮抗醛固酮的作用,后二者系对细胞腔面 Na^+ 通路的直接作用而抑制 Na^+、K^+ 交换。

研究发现阿米洛利抑制皮质集合管主细胞的腔面 ENaC,从而抑制了钠的重吸收,导致钾的排出减少。

(五)酸碱平衡

酸碱平衡对肾的钾排泄的影响不仅和血浆中 H^+/HCO_3^- 浓度有关,还和肾小管液 H^+/HCO_3^- 的浓度有关。通常急性代谢性碱中毒促进肾钾排泄,急性代谢性酸中毒则能抑制肾钾的排泄。

代谢性碱中毒时,能抑制近端小管重吸收 $NaHCO_3$,使远端小管液中 Na^+ 及 H^+/HCO_3^- 浓度明显增加,Cl^- 浓度下降,高钠低氯可以刺激远曲小管钾的排泌增加,同时由于到达远端小管的液体流量增加,钾的分泌液增多。

代谢性酸中毒时,可以刺激集合管管腔侧 H^+-K^+-ATP 酶活性,使其泌 H^+ 增加的同时,促使 K^+ 从管腔侧转运到细胞内,这些进入细胞内的 K^+ 又可以通过基底侧的 K^+ 通道而回到管周组织中。同时,酸中毒使尿液 pH 值降低,抑制 ROMK 通道活性,减少 K^+ 排泌。但在某些类型的酸中毒(如远端肾小管酸中毒),由于远端肾小管排 H^+ 障碍,可使 K^+ 的分泌增加。同时,由于细胞外液减少,继发性肾素-血管紧张素-醛固酮系统激活可增加尿 K^+ 的排泄,血 K^+ 降低。

总之肾脏对钾的调节受多种因素影响,可有多个调节位点,因此钾的最终排出是这些因素综合作用的结果。当机体处于正常的生理状态,肾功能正常时,机体的钾的平衡主要与钾的摄入有关,由于食物中的钾含量相对丰富,只要正常饮食,每日摄入的钾偏多,因此肾脏纠正高钾的一系列调节过程是相互促进的。如大量摄入钾后,高血钾可以促进肾小管泌钾细胞由间质中摄入钾,同时高血钾刺激醛固酮的分泌,共同促进钾由肾小管泌钾细胞内排泌到管腔;高血钾同时可以抑制近端小管对钠和水的重吸收,使肾小管液流量增加,促进钾的排泌等。但是当机体处于特殊的病理生理过程,特别是同时可能合并一些临床治疗,多个调节位点的作用可能相反或者互相竞争,最终的结果可能使钾的平衡不但不能恢复,反而使失衡的情况加重。例如术后患者饮食受限,钾的摄入减少,肾脏对钾排出的调节应该与上述过程相反,钾的排出减少;但是应激状态及有效循环血容量减少,又使患者的醛固酮分泌增多,反而刺激钾的排出,最终的结果可能是钾排出的速度大于钾摄入的速度,机体不能纠正低钾,反而低钾有可能加重。因此更好地了解肾脏的钾吸收与排泌机制,可以使我们更准确地预测机体钾平衡的情况。

第五节 肾脏对钙、磷、镁代谢的调节

一、肾脏对钙的调节

(一)正常体钙分布情况

正常成年人含钙 $1\sim2$ kg,其中 99% 存在于骨组织,剩余 1% 中的大部分存在于软组织及细胞外液中。骨骼中的钙主要以$[Ca_3(PO_4)_2]\cdot Ca(OH)_2$ 的形式存在,部分钙溶解于结晶外表的水层中。正常血浆总 Ca^{2+} 浓度为 $2.2\sim2.6$ mmol/L,血钙的存在形式有 3 种,即离子钙、蛋白结合钙和小分子结合钙(为小分子酸的阴离子与钙结合而成的可溶性复合物)。占血浆钙 50% 的为离子钙(iCa^{2+}),即游离 Ca^{2+},又称可滤过钙,是血钙中直接发挥重要生理功能的部分。iCa^{2+} 的正常值为 $1.05\sim1.23$ mmol/L,其浓度变化直接影响神经肌肉及心肌兴奋性、多种物质代谢及一系列重要的生命活动。

正常情况下,约 10% 的 Ca^{2+} 与多种阴离子相结合(小分子结合钙),近 40% 的血浆钙与血浆蛋白(主要是清蛋白)相结合(蛋白结合钙),因此,血浆中 iCa^{2+} 浓度随着血浆蛋白浓度及 pH 值的变化而改变。在低清蛋白血症或酸中毒时血浆 iCa^{2+} 比例相应增加。在细胞内,Ca^{2+} 存在于内质网及线粒体中,或与细胞质的蛋白及配体结合。因此,细胞内 iCa^{2+} 浓度水平很低($0.1\sim1$ $\mu mol/L$),细胞内、外 iCa^{2+} 浓度的这种显著差异源于存在于所有细胞内的钙泵及某些组织中的 Na^+-Ca^{2+} 交换蛋白(Na^+-Ca^{2+} exchanger,NCX1)对 Ca^{2+} 的穿膜转运。

(二)钙平衡

正常人钙主要由饮食摄入,食入钙的 $20\%\sim25\%$ 由肠道吸收,以近端小肠(包括十二指肠、空肠)为主,另外从小肠末端及结肠腔内的分泌物中也可重吸收近 200 mg 的钙,其机制为被动扩散及载体介导的转运。摄入钙减少、生长期儿童、妊娠及哺乳期妇女,Ca^{2+} 的吸收率增加。即使摄入不含钙食物,肠道仍可分泌部分 Ca^{2+}。钙一旦被吸收,细胞外液 Ca^{2+} 即与骨池中的 Ca^{2+} 进行交换,每天大约有 300 mg 的 Ca^{2+} 不断穿梭于骨与细胞外液之间。正常人每日摄入钙的 80%～90% 由肠道排出。虽然仅有 10%～20% 经肾脏排出,但肾脏对 Ca^{2+} 排泄的调节却是机体维持细胞外液 Ca^{2+} 平衡的最重要部分。事实上,体内钙的平衡是通过小肠的钙摄入、骨钙的形成和吸收,以及肾脏对钙的排泄三者的动态变化来维系,而它们之间的沟通与联系则靠体液(主要是血液)来完成。血浆 iCa^{2+} 浓度依赖于甲状旁腺激素(parathyroid hormone,PTH)、活性维生素 D [$1,25(OH)_2D_3$]、降钙素及 iCa^{2+} 自身的调节。

PTH 可以促进肠道重吸收 Ca^{2+} 和骨代谢,刺激肾脏远端小管对 Ca^{2+} 的重吸收,增加 iCa^{2+} 浓度;另外,PTH 使近端肾小管的 1a-羟化酶活性增高,将 $25(OH)D$ 转化成有活性的 $1,25(OH)_2D_3$,间接调节钙代谢。血浆 iCa^{2+} 浓度的急剧下降可刺激甲状旁腺分泌 PTH,而慢性低血钙则可使甲状旁腺增生。目前认为,iCa^{2+} 浓度的变化对甲状旁腺的这一作用是受甲状旁腺细胞膜上的 G 蛋白耦联的钙敏感受体(the calcium-sensing receptor,CaSR)调节的。

$1,25(OH)_2D_3$ 的靶组织主要是小肠、骨骼及肾脏,对钙代谢的主要作用是升高血钙。在小肠主要是促进钙的吸收;在骨组织则促进溶骨,其结果使 Ca^{2+} 动员和转运至血液及其他体液;在肾脏主要是促进远端小管对 Ca^{2+} 的重吸收。但 $1,25(OH)_2D_3$ 在提高远端肾小管对 Ca^{2+} 重吸收的作用方面远不及 PTH 重要。

降钙素是由甲状腺滤泡旁细胞合成、分泌的一种激素。降钙素可以抑制由破骨细胞介导的骨吸收,调节骨钙代谢,使血钙下降,也能影响肾远端小管对钙的重吸收。但降钙素在维持人体钙稳态中不起主要作用。

(三)肾脏对钙的排泄

只有游离 Ca^{2+} 及小分子结合钙可以从肾小球自由滤过。98%～99% 的滤过 Ca^{2+} 经肾小管重吸收,其中近 70% 在近端小管,约 15% 在髓袢,10%～15% 在远端肾小管,最终每天约有 200 mg 的钙经肾脏排泄。肾小管各段对 Ca^{2+} 重吸收的机制不同,因此各段对血钙的调节也具有不同的意义。

1.近端肾小管

经肾小球滤过的·Ca^{2+} 在近端肾小管经细胞旁被动转运及跨细胞主动转运两种机制被重吸收,以前者为主,约占 2/3。微穿刺显示,近曲小管 S1 段管腔液

与滤过液中的 Ca^{2+} 浓度比值（TF/UF$_{Ca}$）为 1.0，提示 Ca^{2+} 在此处被重吸收（与 Na^+ 和水重吸收相似）。随后 S2 段 TF/UF$_{Ca}$ 逐渐升至 1.1～1.2，其比值的升高可能是 S2 段对 Ca^{2+} 的重吸收相对滞后于水的重吸收，且不被吸收的小分子结合 Ca^{2+} 浓度增加的结果。水的重吸收为下游 Ca^{2+} 的被动重吸收提供了有利的浓度梯度。Ca^{2+} 的细胞旁被动重吸收可能通过溶剂牵引或被动扩散的形式实现。溶剂牵引是指当水分子通过渗透被重吸收时，有些溶质可随水分子一起被转运。在近端小管特别是 S2 段 Ca^{2+} 重吸收过程中发挥重要作用的转运机制是被动扩散。体内及体外的微灌注试验证实近端肾小管对 Ca^{2+} 具有较高的被动通透性，Na^+ 和水重吸收产生的跨上皮电化学梯度使上皮转运电压为管腔-正电压，驱动 Ca^{2+} 被动重吸收。研究发现，存在于肾小管的膜紧密连接蛋白参与构成细胞旁阳离子通道，调节细胞旁通透性。在近端肾单位发挥此作用的是 Claudin-2。

另一种重吸收的可能机制是主动转运，其过程类似于远端小管对 Ca^{2+} 的重吸收，但具体的分子机制不清。

2.TALH

近 15％的滤过 Ca^{2+} 在 TALH 是以电压依赖的细胞旁转运方式被动重吸收的。这一过程可能是由 Na^+-K^+-$2Cl^-$ 同向转运体介导的 NaCl 主动重吸收与 ROMK 介导的局部 K^+ 循环耦联产生的管腔-正电压所驱动。多项体外灌注实验证实髓袢升支粗段对 Ca^{2+} 有显著的通透性。研究发现在使用袢利尿药抑制 NKCC2，使跨上皮电位差消失的情况下，该段则不存在 Ca^{2+} 的净转运，提示这一段 Ca^{2+} 的转运完全是被动的。参与此段 Ca^{2+} 细胞旁被动转运的蛋白为 Claudin-16（即 Paracellin-1），其也是膜紧密连接蛋白成员之一。在髓袢升支粗段是否存在额外的 Ca^{2+} 主动转运目前仍有争议。

3.远端肾小管

经肾小球滤过的 Ca^{2+} 经近端小管及髓袢升支粗段重吸收后，剩余 10％～15％的滤过 Ca^{2+} 在远端肾小管被重吸收，包括远曲小管、连接小管和集合管。远端肾小管的管腔内呈负电压，其 Ca^{2+} 浓度低于细胞内水平，因此该段小管细胞对 Ca^{2+} 的重吸收必定是主动的。这一过程包括 3 个步骤：首先 Ca^{2+} 进入顶端膜，随后以钙结合蛋白（Calbindin）D_{28K} 为载体在细胞内易化扩散，最后通过 NCX1 及质膜钙泵（PMCA）等将 Ca^{2+} 泵出肾小管基底膜。膜紧密连接蛋白 Claudin-8 则负责阻拦 Ca^{2+} 的回流。然而，上述 Ca^{2+} 转运的分子机制尚不完全清楚。目前认为，Ca^{2+} 进入顶端膜的过程受电压依赖的 Ca^{2+} 通道（特别是 L-型）或上皮 Ca^{2+} 通道（the epithelial Ca^{2+} channel，ECaC1）来调节。后者又称为

TRPV5(transient receptor protein V5),主要在远曲小管后段及连接小管中表达,对 Ca^{2+} 有高度的选择性。二者受 PTH 及 1,25$(OH)_2D_3$ 等激素的调控。然而终尿中的 Ca^{2+} 比远端肾小管末端的要少,意味着远端小管之后一定存在 Ca^{2+} 的进一步重吸收。值得注意的是,尽管在远端肾小管 Ca^{2+} 净重吸收量有限,但到达终尿的 Ca^{2+} 仅为滤过钙的 $1\%\sim2\%$。因此,即使是该部位重吸收的任何细小变化,均会导致终尿 Ca^{2+} 排泄量的巨大改变。

集合管在整个肾脏对 Ca^{2+} 重吸收过程中的作用较小,其确切作用及机制不清。

(四)影响肾对钙平衡调节的因素

1.血钙浓度

血钙浓度升高可使肾单位各段对 Ca^{2+} 的重吸收减少,其机制如下。

(1)在近端小管,高血钙使管周 Ca^{2+} 浓度增加,降低了驱动细胞旁转运的浓度梯度,减少 Ca^{2+} 重吸收。

(2)在髓袢升支粗段,高血钙可通过激活基底膜 CaSR,活化磷脂酶 A_2,生成花生四烯酸的代谢产物(如 20-羟基二十碳四烯酸),抑制髓袢升支粗段顶端膜的 NKCC 及 ROMK,减弱细胞旁 Ca^{2+} 重吸收的驱动力,从而抑制 Ca^{2+} 的重吸收。

(3)高血钙也可通过高钙灌注抑制 Ca^{2+} 的重吸收,此效应可能不是 Ca^{2+} 的直接作用,而是继发于对 PTH 的抑制。

(4)血钙浓度升高可降低 GFR,使滤过 Ca^{2+} 减少。轻微升高时肾小球超滤系数(K_f)下降,过度升高可导致肾小动脉收缩,肾血流量下降。

2.甲状旁腺激素

甲状旁腺分泌的 PTH 具有升高血钙和降低血磷的作用,是体内参与调节 Ca^{2+} 稳态的最重要激素之一。PTH 对肾脏具有多重效应。

(1)PTH 可直接降低 K_f 值,降低 GFR 及减少 Ca^{2+} 的滤过量。

(2)PTH 在近端小管的主要作用是通过影响蛋白激酶 A 依赖的磷酸化和 Na^+-H^+ 交换体,抑制 $NaHCO_3$ 的重吸收。而 Na^+ 和水的重吸收减少使 Ca^{2+} 在此段的被动转运也相应减少。

(3)在髓袢升支粗段,PTH 可能通过作用于 Claudin-16,调节 Ca^{2+} 的细胞旁通透性,直接抑制 Ca^{2+} 的重吸收。

(4)PTH 刺激位于远端小管 TRPV5、Calbindin D_{28K}、NCX1 等肾脏 Ca^{2+} 转运蛋白的表达,激活腺苷酸环化酶,增加细胞内环腺苷酸(cyclic adenosine monophosphate,cAMP)的水平,使细胞内 Ca^{2+} 浓度升高,促进 Ca^{2+} 的跨细胞转运使远端肾小管重吸收 Ca^{2+} 增加。

(5)PTH 作为肾脏 25-OH-D-1α-羟化酶的激动剂,可通过刺激 $1,25(OH)_2D_3$ 的生成,间接影响钙代谢。

3.维生素 D

$1,25(OH)_2D_3$ 对肾钙代谢总的作用是增加肾小管对 Ca^{2+} 的重吸收,作用部位主要在远端小管。$1,25(OH)_2D_3$ 可刺激 Ca^{2+} 转运蛋白的表达,从而使 Ca^{2+} 易于进入远端肾小管上皮细胞。$1,25(OH)_2D_3$ 也可刺激远端肾小管的靶细胞产生维生素 D 依赖的 Calbindin D_{28K},使 Ca^{2+} 易于细胞内扩散。

4.降钙素

生理剂量的降钙素可刺激髓袢升支粗段及远端肾小管对 Ca^{2+} 的重吸收,减少肾脏对 Ca^{2+} 的排泄。而超生理剂量的降钙素则导致尿钙增多,但具体机制尚不清楚。

5.钠及细胞外液容量

细胞外液容量扩张使尿 Na^+、Ca^{2+} 排出均增加。细胞外液容量除通过影响 GFR 而影响滤过外,还使肾小管(主要是近端肾小管)对 Ca^{2+} 重吸收减少。

6.酸碱失衡

急性及慢性代谢性酸中毒可导致尿钙增多,主要由于远端肾小管对 Ca^{2+} 的重吸收减少。反之,代谢性碱中毒增强肾小管对 Ca^{2+} 的重吸收而导致低尿钙。

7.利尿药

袢利尿药抑制髓袢升支粗段顶端膜的 Na^+-K^+-2Cl^- 同向转运体 2,导致尿钠及尿钙排泄。噻嗪类利尿药可能抑制 Na^+-2Cl^- 同向转运体,使细胞内 Na^+ 浓度下降,从而刺激基底膜的 NCX1,继而促进 Ca^{2+} 的重吸收。有研究显示,噻嗪类利尿药也可能通过减少细胞外液容量间接影响 Ca^{2+} 的重吸收,此作用独立于远端小管对 Ca^{2+} 的主动转运过程,增加近端小管细胞旁路对 Ca^{2+} 的被动转运。

8.其他

胰岛素可减少近端肾小管对 Ca^{2+} 的重吸收,胰高血糖素可促进尿 Ca^{2+} 排泄增加。甲状腺激素、糖皮质激素以及雌激素等对 Ca^{2+} 排泄也有一定影响,可能通过影响骨钙吸收等机制起作用。高镁血症及磷缺乏可抑制近端小管及髓袢升支粗段对 Ca^{2+} 的重吸收。

二、肾脏对磷的调节

(一)正常磷分布

正常成人体内含磷总量平均约为 700 g,其中 85% 存在于骨骼和牙齿,14% 存在于软组织(细胞内),仅有 1% 在细胞外液。血液中的磷以有机磷和无机磷两种形式存在。血磷通常是指血浆中的无机磷,血浆无机磷大部分以离子的形式存在,主要为 HPO_4^{2-} 和 $H_2O_4^-$,其中约 25% 与蛋白结合。血磷浓度随着年龄的增长不断发生变化,新生儿血磷约为 1.8 mmol/L(5.5 mg/dL),6 个月婴儿可升高至 2.1 mmol/L(6.5 mg/dL),此后又逐步下降,15 岁时达成人水平,为 1.0~1.5 mmol/L(3.5~4.5 mg/dL)。磷可参与核酸及磷脂的合成、能量的储存、调节蛋白活性和骨骼矿化的过程。人体每天从饮食摄入磷的总量为 800~1 500 mg,因此,很少由于膳食导致磷的缺乏。此外,人体消化液中也分泌一定量的磷,约为 3 mg/(kg·d)。HPO_4^{2-} 为机体对磷的主要吸收形式,正常情况下,从食物中摄入的磷大约有 65% 被人体吸收,但在低磷饮食时,吸收率可达 90%,而当食物中钙、镁、铁离子过多时,这些阳离子可与磷在肠道上形成不溶性磷酸盐复合物而减少磷的吸收。磷的吸收部位遍及小肠,以十二指肠和空肠为主,其吸收机制与肾相似,是一种逆浓度梯度的跨膜转运机制或称为 Na^+/Pi 同向转运。

(二)肾脏对磷的排泄及影响因素

1.磷排泄

肾脏是磷排泄的主要途径,其次是小肠。每天从肾排出的磷为 25.8~29.1 mmol,占总排出量的 60%~80%。肾脏对磷的排出取决于肾小球对磷的滤过率和肾小管对磷的重吸收。正常情况下,血磷几乎可以完全从肾小球滤过,而从肾小球滤出的磷酸盐 90% 可被肾小管重吸收。因此,肾小管对磷的重吸收是影响肾磷排泄的最主要因素。

肾小管的不同部位,不同节段对磷的重吸收率和机制均有所不同。近端小管是磷酸盐最主要的重吸收场所(吸收率约占肾小球滤过量的 80%),而近端小管中又以近曲小管为主(占肾小球滤过量的 60%~70%)。

近曲小管对磷的重吸收机制是一种特异的 Na^+/Pi 同向转运机制。在人体内,存在 3 种 Na^+/Pi 同向转运子(即Ⅰ型、Ⅱ型和Ⅲ型)。其中Ⅰ型和Ⅲ型 Na^+/Pi 同向转运子在肾小管对磷酸盐的重吸收过程中不发挥主要作用。Ⅱ型 Na^+/Pi 同向转运子又分为Ⅱa、Ⅱb 2 个亚型,其中Ⅱa 型存在近端小管的刷状缘膜(管腔膜),现已证明Ⅱa 型 Na^+/Pi 同向转运子在肾重吸收磷的过程中发挥最主要的作用。Ⅱa型Na^+/Pi同向转运子介导的磷酸盐的重吸收是一种依赖于Na^+浓度梯度的继发性主动转运,即管腔内的Na^+和HPO_4^{2-}在细胞外液高浓度Na^+的影响下以2:1的比例与管腔膜上的Ⅱa型Na^+/Pi同向转运子结合,跨过刷状缘膜进入肾小管上皮细胞,之后在细胞内低Na^+浓度的介导下,$H_2PO_4^-$从转运子上解离,进入细胞内的$H_2PO_4^-$则可在电位差的驱动下顺磷酸盐的浓度梯度透过基底膜转运至细胞间液,最后再由组织间液进入血液完成磷的重吸收。在这一过程中,由于Na^+从细胞外转运到细胞内,使细胞内外Na^+浓度差有所下降,而该转运过程又依赖细胞外Na^+的高浓度,因此需要在肾小管基底膜上Na^+-K^+-ATP酶的作用下,将Na^+泵出至细胞外液,以维持细胞内外Na^+的浓度梯度。而Ⅱb型则表达于哺乳动物的小肠和肺组织上,对肾脏磷不起主要作用。有学者又发现一新的类型即Ⅱc型,其对肾磷的重吸收也可能发挥着较重要的作用。

此外,远端小管(以远曲小管为主)对磷的重吸收也发挥着一定的作用,10%~20%的磷从其中重吸收。在正常情况下,远端小管对磷的重吸收很少,但在低磷饮食或体内激素异常时重吸收率明显增加,其具体作用机制还不太清楚,可能是一种不依赖于Na^+浓度梯度的负离子交换机制。而肾小管的其他部位如集合管和髓袢对磷重吸收的作用很小。

2.调节肾磷排泄的因素

许多激素通过影响肾小管对磷的重吸收来调节肾对磷排泄,其中最主要的为甲状旁腺激素和活性维生素D,其他激素有降钙素、多巴胺、糖皮质激素、斯钙素、胰岛素、胰高血糖素、生长激素、甲状腺激素、心房钠尿肽等。除此以外,一些非激素因素也对肾磷排泄起重要的作用,包括饮食中的磷酸盐、血钙浓度、细胞外液容量的变化、酸碱平衡变化、利尿药等。

(1)激素的影响。

1)PTH:PTH是调节磷平衡的主要激素,其调节分直接和间接2种。直接作用是显著抑制肾小管特别是近曲小管中磷的重吸收,这种调节效应在近曲小管的S1段更明显。此外,PTH还可抑制近直小管、远曲小管及皮质集合小管中磷的转运。PTH这一作用机制是它与肾小管上皮细胞特异受体结合后,生成cAMP,再通过腺苷酸环化酶/蛋白激酶A途径催化Ⅱa型Na^+/Pi同向转运子磷酸化,导致其活性被抑制,PTH还可抑制肾小管细胞基底膜上Na^+-K^+-ATP酶的活性,改变肾小管细胞内外Na^+的浓度梯度,进而间接抑制依赖Na^+浓度梯度的Ⅱa型Na^+/Pi同向转运。PTH的间接作用是通过影响血钙水平和促进活性维生素 D 的生成来影响肾脏对磷的排出。

2)维生素 D:维生素 D 需要经过羟化酶的催化形成活性维生素 D(1,25-二羟维生素 D)才能发挥生物活性。活性维生素 D 对肾脏磷酸盐的调节较复杂。首先,它可直接刺激小肠和近端肾小管上皮细胞的 II a 型 Na^+/Pi 同向转运来促进小肠黏膜吸收磷和肾小管对磷的重吸收。但活性维生素 D 对肾脏重吸收磷的调节受多种因素的影响。如随着给予维生素 D 时间的延长,其对磷的重吸收从增加逐渐变为减少。此外,PTH 可通过刺激 $25(OH)-D_3-1\alpha$-羟化酶的活性来促进活性维生素 D 的生成,而活性维生素 D 又通过改变血钙浓度来影响 PTH 的分泌,二者相互作用发挥对肾脏磷重吸收的调节。

3)降钙素:降钙素只有在药理剂量时才能明显抑制肾对磷的重吸收。首先,它可直接抑制近端肾小管管腔膜上 II 型 Na^+/Pi 同向转运;其次,降钙素还可通过影响血钙浓度和减少活性维生素 D 的生成来间接影响磷的重吸收。

4)糖皮质激素:糖皮质激素可直接抑制近曲小管细胞膜上 Na^+/Pi 同向转运子的作用,从而减少肾小管对磷的重吸收,增加尿磷排出。此外,糖皮质激素还能通过刺激 PTH 分泌,间接促进尿磷排出。

5)磷调素:磷调素是一组在肿瘤引起的骨软化患者体内发现的分泌因子,主要包括成纤维细胞生长因子-23(fibroblast growth factor 23,FGF-23)和 Frizzled 相关蛋白-4(frizzled-related protein 4,FRP-4)。研究显示,FGF-23 能特异性的抑制肾小管对磷的重吸收,促进尿磷排泄。首先,FGF-23 的直接作用是抑制肾脏依赖 Na^+ 浓度梯度的磷转运过程,但在此过程中 II a 型 Na^+/Pi 同向转运子的数量并无明显变化。间接作用可能是抑制 PTH 的合成。研究者还发现,Frizzled 相关蛋白-4 也可直接抑制肾脏摄取磷,但具体作用机制尚不清楚。

6)斯钙素(stanniocalcin,STC):STC 是一类首先在硬骨鱼类发现的糖蛋白激素,近年来在人和哺乳动物组织中也发现存在有斯钙素,分为 STC-1 和 STC-2 两种。其中 STC-1 对磷酸盐的调节起主要作用,STC-1 广泛表达于各种组织中,在人类,它主要分布于肾远端小管与集合管,它可促进肾小管刷状缘膜上的 Na^+/Pi 同向转运,促进肾对磷的重吸收,使尿磷排出减少。高磷饮食和活性维生素 D 可增加 STC-1 mRNA 在肾的表达。

7)胰岛素:胰岛素可减少尿磷的排出,但这一作用与其降糖作用并不相关。首先,胰岛素可使细胞对磷的摄取增加,引起血磷降低,从而减少肾小球磷的滤过,增加近端小管对磷的重吸收;其次,它还能直接刺激肾小管刷状缘膜 II 型 Na^+/Pi 同向转运;再次,胰岛素还可在抑制糖异生的过程中消耗细胞内的磷酸盐,使其浓度降低,从而促进磷酸盐向细胞内转移。

8)其他激素:生长激素和甲状腺激素都可通过刺激肾小管管腔膜上的 Na^+ 依赖性磷酸盐的转运来促进肾小管对磷酸盐的重吸收,减少尿磷排出。多巴胺通过抑制基底膜 Na^+-K^+-ATP 酶的活性来抑制钠的重吸收,从而间接影响管腔膜上依赖钠浓度梯度的Ⅱa 型 Na^+/Pi 同向转运,抑制磷酸盐的重吸收,这种作用主要受多巴胺受体Ⅰ的介导,并且依赖于蛋白激酶 C 和蛋白激酶 A。而心房钠尿肽可通过抑制肾小管刷状缘膜的 Na^+ 依赖性磷酸盐转运,增加肾血流量等机制来促进肾脏排磷,也有人认为,它的这种磷尿效应是由于多巴胺增多。

(2)非激素因素。①磷摄入:饮食中磷的摄入对血磷浓度及肾脏磷的排出有很大影响。高磷饮食时,血磷浓度升高,肾小管管腔膜上的Ⅱa 型 Na^+/Pi 同向转运机制受到明显抑制,减少肾小管对磷的重吸收,从而使尿磷排出增加,而低磷饮食则促进这一钠依赖性同向转运机制,减少尿磷的排出。尽管长期和短期低磷饮食均可通过促进Ⅱa 型 Na^+/Pi 同向转运机制来增加肾小管对磷的重吸收,但二者作用的中介却有所不同。长期低磷饮食依赖蛋白质合成的转运机制,即通过增加Ⅱa 型 Na^+/Pi 同向转运蛋白的合成来促进这一同向转运子发挥作用,而短期低磷饮食则不依赖于蛋白质的合成。此外,饮食中的磷对肾脏排磷的影响并不依赖于甲状旁腺激素、活性维生素 D、血钙浓度等因素对磷的调节而发挥作用。②血钙浓度:急性高钙血症通过多种机制降低尿磷的排出。首先,血钙浓度过高,可形成大量的不溶性钙-磷-蛋白复合物,从而降低滤过液中血浆磷浓度,减少尿磷排出;其次,血钙浓度的急剧升高还可导致肾小管对磷的重吸收增加,这一方面是通过降低肾脏血流量和肾小球滤过率,使磷的滤过量减少,另一方面是由于高钙血症导致循环中 PTH 减少,从而间接增加肾小管对磷的重吸收,减少尿磷排出,与急性高钙血症不同,血钙浓度的慢性升高对尿磷排出的影响则不依赖于 PTH、维生素 D 等因素的存在而发挥作用,其具体机制尚不十分清楚。③细胞外液容量:细胞外液容量的扩张可使磷酸盐的排泄增加。其作用机制包括以下几点:第一,增加肾小球磷酸盐的滤过率;第二,抑制近曲小管对 Na^+ 和水的吸收,稀释血磷浓度,从而影响磷的吸收;第三,通过降低血钙浓度,促使 PTH 升高,间接抑制了近曲小管对磷酸盐的重吸收。此外,细胞外液容量的扩张还可直接抑制肾小管对磷的重吸收抑制,且这一作用不依赖于磷的滤过负荷、PTH 及血浆钙浓度等因素的存在而发挥作用。④酸碱平衡状态:急性代谢性酸中毒对肾磷的排泄影响不明显,但它可钝化 PTH 的磷尿效应。而急性代谢性碱中毒可通过碱化近端小管液而刺激刷状缘膜上Ⅱa 型 Na^+/Pi 同向转运,促进磷的重吸收。慢性代谢性酸中毒和慢性代谢性碱中毒分别引起尿排磷增加和减少，其作用机制与急性酸碱平衡紊乱一致。此外，代谢性碱中毒还可通过刺激糖皮质激素的分泌来抑制肾对磷酸盐的重吸收。⑤利尿药：大多数利尿药都可使尿磷排泄增加（磷酸盐尿效应）。渗透性利尿药（如甘露醇）可通过减少近端肾小管水和 Na^+ 的重吸收来适当地促进尿磷的排泄；碳酸酐酶抑制剂可通过抑制肾小管细胞膜上碳酸酐酶的活性，影响 H^+-Na^+ 交换，改变肾小管细胞内外钠的浓度梯度，从而抑制 Ⅱa 型 Na^+/Pi 同向转运，抑制磷的重吸收，促进尿磷排泄，这其中以乙酰唑胺的磷尿效应最明显。研究表明，利尿药的这种磷尿效应大多与 PTH 的作用有关。⑥葡萄糖：葡萄糖作为一种渗透性利尿药，可产生磷尿效应。此外，肾小管细胞膜上的 Na^+-葡萄糖同向转运子使顶膜去极化，稀释 Na^+ 的浓度梯度，从而抑制依赖 Na^+ 浓度梯度的 Na^+/Pi 同向转运，减少肾小管对磷的重吸收，促进尿磷排泄。

三、肾脏对镁的调节

正常成年人体内镁的总含量为 24 g，50%～60%分布于骨组织，其余分布于机体软组织的细胞内（主要是肝脏及骨骼肌），细胞内数量仅次于钾，细胞外液的镁仅占 1%～2%。正常成年人血清镁浓度为 0.1～0.13 mmol/L，其中 20%～30%与血浆蛋白（主要是清蛋白）相结合，约 15%与其他阴离子（磷酸根、柠檬酸根、草酸根）相结合，约 60%以游离形式存在。正常人镁主要从饮食中摄入，饮水中也含有可溶性的镁化合物。正常饮食即可满足机体对镁的生理需要。镁的吸收部位主要在肠道。

（一）肾脏对镁的排泄

肾小球滤过液中镁约占血清镁的 80%，每天镁的滤过量约为 3.2 g。其中 97%的滤过镁被肾小管重吸收，其中大部分在髓袢升支粗段，小部分在近端小管及远端小管。只有约 3%的滤过镁由终尿排出体外。当饮食中摄入镁严重缺乏时，肾脏重吸收镁增加。在这种情况下，尿中 Mg^{2+} 排泄量少于 24 mg/d（通常少于 12 mg/d），对滤过镁的排泄不到 1%。相反，当血清 Mg^{2+} 浓度超过阈值 0.1 mmol/L 时，尿中 Mg^{2+} 的排泄率则会随之增加。

5%～15%的滤过镁在近端小管可能以细胞旁路形式重吸收，具体机制不清。水的重吸收提供浓度梯度，使管腔内 Mg^{2+} 浓度增加，驱动 Mg^{2+} 的细胞旁扩散。Mg^{2+} 与 Na^+ 和水的重吸收相一致，但吸收率小于近端小管对 Na^+ 和水的重吸收。近端肾小管对 Mg^{2+} 的重吸收主要受细胞外液容量、血清镁浓度及利尿药等因素影响。髓袢升支细段及降支细段对 Mg^{2+} 没有明显的重吸收作用。髓袢升支粗段是肾小管重吸收 Mg^{2+} 的重要部位,可吸收 $60\%\sim70\%$ 的滤过镁。此段小管对 Mg^{2+} 的重吸收是顺浓度梯度的,且不伴随 Na^+ 和水的重吸收。体内微灌注研究发现,髓袢升支粗段对 Mg^{2+} 的重吸收随着管腔 Mg^{2+} 浓度呈线性增加,且是非饱和的。髓袢升支粗段对 Mg^{2+} 的重吸收过程主要跨上皮电位差驱动的被动转运。跨上皮电位差的形成与 NKCC 介导的 Na^+、K^+ 及 Cl^- 进入顶端膜而产生的管腔-正电压有关。远端小管及连接小管可吸收 $5\%\sim10\%$ 的滤过镁。远端小管对 Mg^{2+} 的重吸收不是通过细胞旁路形式,而是一种跨上皮的主动转运过程。远端小管也是激素调节 Mg^{2+} 的重吸收和排泄的主要作用部位。集合管系统是否参与对 Mg^{2+} 的排泄,目前仍有争议。

(二)影响肾对镁平衡调节的因素

1.血清镁浓度

血清镁浓度升高可通过改变管腔内外的浓度梯度来抑制髓袢升支粗段对 Mg^{2+} 的重吸收;另一种可能的机制是激活 Ca^{2+}/Mg^{2+} 敏感受体(CaSR/MgSR),触发花生四烯酸代谢产物的生成,抑制位于上皮细胞的 NKCC 及 K^+ 通道,使作为细胞旁路重吸收驱动力的跨上皮电位差减少,从而抑制了 Mg^{2+} 的重吸收。基底侧的 Mg^{2+} 还可能通过抑制细胞旁 Mg^{2+} 通道的开放,直接抑制 Mg^{2+} 的细胞旁转运。

2.激素

PTH、降钙素、胰高血糖素、精氨酸血管升压素及前列腺素 E_2 等可增加 Mg^{2+} 进入远曲小管细胞,促进对 Mg^{2+} 的主动转运,cAMP 依赖的蛋白激酶 A、磷脂酶 C 及蛋白激酶 C 信号途径可能参与上述效应。PTH 还可增加 NaCl 的重吸收,使跨上皮电位差增加,促进髓袢升支粗段对 Mg^{2+} 的重吸收。

3.利尿药

渗透性利尿药抑制近端肾小管对 Na^+ 和水的重吸收,使镁的细胞旁路途径的被动重吸收减少。袢利尿药通过抑制 NKCC2 活性,降低跨上皮电位差来抑制对 Mg^{2+} 的重吸收。短期应用阿米洛利和噻嗪类利尿药可抑制位于远曲小管顶端膜上的 Na^+-$2Cl^-$ 同向转运体,改变膜电压,促进 Mg^{2+} 进入细胞。

4.酸碱失衡

急性及慢性代谢性酸中毒抑制髓袢升支粗段及远曲小管对镁的重吸收,使肾脏对 Mg^{2+} 的排泄增加,其机制可能通过影响肾小管细胞旁路对 Mg^{2+} 的通透性所致。反之,代谢性碱中毒可增加肾脏对镁的重吸收。

5.电解质紊乱

高血钙可激活 CaSR,使跨上皮电位差减少,从而抑制了 Mg^{2+} 的重吸收。低磷血症可导致高尿镁和低镁血症,其具体机制不详。

第六节 肾脏对酸碱平衡的调节

酸碱平衡的维持是生物体内环境稳定的基本需要。在生命活动中,各种酶反应、激素效应、信息传递、细胞器功能等均需要有与之相适应的酸碱环境。在体内,酸为任何可以释放 H^+ 的物质,碱则为可以接受 H^+ 的物质。在正常情况下,细胞外液 H^+ 保持在 40 nmol/L 左右,比其他主要离子的浓度(Na^+、K^+、Cl^- 及 HCO_3^-)低约 $1×10^6$ 倍。在细胞外液中,H^+ 主要与 H_2O 结合,以带正电荷的水合氢离子(H_3O^+)的形式存在。由于 H_3O^+ 的体积比 K^+ 和 Na^+ 等离子小得多,因此 H^+ 比 Na^+ 及 K^+ 等更容易与带负电荷的分子(如蛋白)结合。因此,H^+ 浓度的任何变化将导致与蛋白结合的 H^+ 量的增加或减少,从而引起蛋白所带电荷发生变化,进而引起蛋白的三维结构及蛋白功能发生变化。因此,机体组织和细胞的正常活动必须在一定的 H^+ 浓度下进行。

根据 Henderson 公式,细胞外液 H^+ 浓度主要取决于细胞外液酸碱缓冲对 H_2CO_3 和 HCO_3^- 之比,即 $H^+ = K \cdot H_2CO_3/HCO_3^-$。$H_2CO_3$ 可以释放 H^+ 及 HCO_3^-,故为酸;HCO_3^- 可以接受 H^+ 成为 H_2CO_3,故为碱。K 是该酸碱对的解离常数,为 24。从该公式中可以看出,任何原因使 HCO_3^- 浓度减小或使 H_2CO_3 浓度增加,将使 H^+ 浓度增加。正常情况下,每天都有一定量的酸进入体内。进入机体的酸根据其生理意义可以分为两类:碳酸和非碳酸。该两类酸的产生速度及排泄方式有着根本的不同。每天机体通过碳水化合物和脂肪代谢可产生约 15 000 mmol CO_2。CO_2 与水结合产生 H_2CO_3。如果不断产生的 CO_2 不能被及时清除,机体将有大量的碳酸积聚,产生酸中毒。机体通过呼吸将 CO_2 从肺脏排出体外。故由 CO_2 积聚产生的酸又称为可挥发酸。非碳酸主要来源于蛋白的代谢,如含硫氨基酸氧化后将产生 H_2SO_4。机体每天有 $50 \sim 100$ mmol 的该类酸产生。该类酸的 H^+ 与细胞外液中的 HCO_3^- 结合,使 H^+ 得到缓冲,产生

H_2CO_3,同时也消耗了 HCO_3^-。肾脏通过泌氢产生 HCO_3^-,从而使 HCO_3^- 得到恢复。因此,虽然不断有酸进入机体,体内 H^+ 浓度的实际变化非常小。机体维持 H^+ 平衡主要有以下机制:①化学缓冲;②通过肺脏调节血 CO_2 浓度;③通过肾脏泌氢调节血碳酸氢钠浓度。

肾脏在酸碱平衡中的作用主要是调节肾脏泌氢,使血浆 HCO_3^- 浓度维持在一定范围内。肾脏除了产生一定的 HCO_3^- 以补充机体在缓冲 H^+ 时消耗的 HCO_3^- 外,还需将从肾小球滤出的 HCO_3^- 全部重吸收。正常人每天从肾小球滤过的原尿达 180 L,血浆 HCO_3^- 的浓度为 24 mmol/L,每天从肾小球滤过的 HCO_3^- 达 4 300 mmol。肾脏在维持酸碱平衡方面的功能主要有:①将滤过的 HCO_3^- 重吸收。约 90% 从肾小球滤出的 HCO_3^- 在近端肾小管被重吸收,如近端小管功能异常,HCO_3^- 将从尿中流失,使血 HCO_3^- 下降,导致近端肾小管代谢性酸中毒。② 产生新的 HCO_3^-,以补充在缓冲机体产生的氢离子(50 ～ 100 mmol/d)时消耗的 HCO_3^-。肾脏在产生新 HCO_3^- 的同时产生的 H^+ 通过可滴定酸和 NH_4^+ 从肾脏排出。因此,从肾脏排出的净酸(net acid excretion,NAE)= NH_4^+ +TA-HCO_3^-。式中 TA 为可滴定酸。

一、肾脏对肾小球滤过的 HCO_3^- 的重吸收

(一)近端肾小管 H^+ 的分泌及 HCO_3^- 的重吸收

HCO_3^- 可从肾小球自由滤过。近端肾小管重吸收约 90% 从肾小球滤出的 HCO_3^-。近端肾小管可分为 S1,S2 和 S3 段,S1 段重吸收 HCO_3^- 的速度最快。近端肾小管对 HCO_3^- 的重吸收过程主要包括管腔膜分泌 H^+,同时将细胞内的 HCO_3^- 通过基底膜转运至细胞外间隙。近端肾小管 H^+ 的分泌主要是通过位于管腔膜的 Na^+/H^+ 交换载体(NHE)和 H^+-ATP 酶。其中 2/3 的 H^+ 是经 NHE 转运,剩余的 1/3 是由 H^+-ATP 酶完成的。从管腔膜分泌出的 H^+ 与管腔内的 HCO_3^- 在碳酸酐酶(carbonic anhydrase,CA)的作用下,产生 CO_2 和 H_2O。CO_2 可以自由通过细胞膜进入细胞。进入细胞后的 CO_2 在 CA 作用下与 H_2O 结合产生 HCO_3^- 和 H^+。HCO_3^- 与 Na^+ 耦联从基侧膜转运至细胞外。H^+ 则经管腔膜被分泌至管腔。

1.CA 在肾脏酸化功能中的作用

CA 主要催化可逆反应:CA 分布在管腔膜、细胞内以及基侧膜上。在肾小管上皮细胞内,CA 促进上述反应向右进行,形成的 HCO_3^- 经基侧膜被重吸收。位于管腔膜刷状缘上的 CA 可催化 H_2CO_3 的脱水,形成 CO_2 和 H_2O,从而使上

述反应向左进行,促进 H^+ 与 HCO_3^- 结合。因此,在近端肾小管虽然有大量的 H^+ 分泌,H^+ 很快与 HCO_3^- 结合,管腔内的 H^+ 浓度并无明显升高。管腔内 pH 值仅下降 0.6(在近端肾小管末端 pH 值为 6.8)。及时清除管腔内的 H^+ 有利于近端肾小管 H^+ 的进一步分泌,从而促进 HCO_3^- 的重吸收。当近端肾小管刷状缘 CA 活性受到抑制时,H_2CO_3 水解的速度显著下降,使 H_2CO_3 潴留,导致局部 H^+ 上升。这时测得的 pH 值要比根据 HCO_3^- 及 CO_2 分压(PCO_2)按 Henderson 公式计算出的 pH 值要低。这是因为由于 H_2CO_3 的水解速度下降,CO_2 和 HCO_3^- 之间还未达到平衡,因此该测得 pH 值又称为非平衡 pH 值。局部 H^+ 增高,将阻碍近端肾小管的泌氢,从而抑制 HCO_3^- 的重吸收,使 HCO_3^- 从尿中排出。为此,CA 抑制剂可用来治疗某些代谢性碱中毒。在肾单位的不同节段,管腔膜 CA 的分布并不一致,这对肾脏的排酸功能有重要意义。在近端肾小管前段(S1)有丰富的 CA,约 90% 滤过的 HCO_3^- 在该处被重吸收。外髓集合管中段的管腔膜也有 CA 的表达,因此该处是远端肾单位重吸收 HCO_3^- 的最重要的部位。而在其他远端肾单位的管腔膜则不表达 CA,因此不能有效地重吸收 HCO_3^-,造成局部 pH 值下降。然而,这些部位管腔内 pH 值的下降可以促进 NH_3 扩散至管腔内,与 H^+ 结合,形成 NH_4^+,从而参与尿的酸化功能。

目前,共发现 14 种 CA 同工酶。其中 CA Ⅱ、CA Ⅳ、CA Ⅻ、CA ⅪⅤ 在肾脏表达。CA Ⅱ 为胞质型,占肾脏总 CA 表达量的 95%,与小管上皮细胞内 HCO_3^- 的产生有关。其余的 CA 同工酶为膜结合型,主要为位于管腔膜上的 CA Ⅳ,与管腔内 H_2CO_3 的水解有关。有实验提示 CA Ⅱ 和 CA Ⅳ 也可能直接作用于基侧膜上的 Na^+/HCO_3^- 共转运子。还有实验发现,CA Ⅱ 除表达于近端肾小管外,还广泛表达于其他肾小管节段,包括 Henle 袢降支细段、升支粗段、插入细胞(intercalated cells,ICs)和集合管细胞;CA Ⅳ 也表达于近端肾小管的基侧膜、ICs 和集合管细胞。此外,近来研究发现,CA 可以直接作用于某些与酸碱转运有关的载体,如阴离子交换载体 1(anion exchanger 1,AE1)、钠-碳酸氢共转运载体 1,Na^+/H^+ 交换载体 1(NHE1)等,其意义有待进一步研究。还有研究提示,CA Ⅱ 可能在插入细胞的发育形成中起重要作用。

2.近曲小管的泌 H^+ 功能

近端肾小管 H^+ 的分泌主要依赖于 Na^+/H^+ 交换载体(NHE)及囊泡型 H^+-ATP 酶(vacuolar H^+ ATPase,vH^+ ATP 酶)。Na^+/H^+ 交换的能量来自位于基侧膜上的 Na^+-K^+-ATP 酶所产生的管腔内与细胞内 Na^+ 的浓度差(管腔内 Na^+ 为 140 mmol/L,细胞内钠为 10~20 mmol/L)。该载体参与 2/3 滤过

HCO_3^- 的重吸收。由于该载体在泌 H^+ 的同时,有相等量的 Na^+ 被重吸收,因此该载体也是近端小管重吸收 Na^+ 的重要机制。

位于肾小管管腔膜上的 Na^+/H^+ 交换载体是该载体家族中的成员之一。Na^+/H^+ 交换载体至少有 7 个亚型(NHE1~7)。NHE6、NHE7 主要存在于内涵体和高尔基体,其余的 NHE(NHE1~5)都表达于细胞膜。位于近曲小管管腔膜、参与滤过 HCO_3^- 重吸收的 Na^+/H^+ 交换载体为 NHE3。在人类,*NHE3* 基因位于 5 号染色体 5p15.3。在大鼠肾脏,免疫组化研究显示,NHE3 蛋白主要表达于近端小管管腔膜的刷状缘膜。NHE3 可被细胞外 Na^+ 激活。其 Na^+ 的 Km 为 5~10 mmol/L,远低于近曲小管腔内 Na^+ 的浓度,因此 NHE3 一直处于被 Na^+ 饱和的状态。NHE3 也可被细胞内 H^+ 所激活。导致人 NHE3 最大激活半数的 pKa 为 7.1,提示 NHE3 在细胞内生理 pH 值下仍能保持激活状态。阿米洛利可以抑制 NHE3,使小管 HCO_3^- 的重吸收下降 68%,但抑制程度比对其他 NHE 亚型小。*NHE3* 基因敲除可导致近端小管 HCO_3^- 的重吸收下降 54%,其作用程度稍轻可能是由于慢性 NHE3 功能丧失导致其他部位重吸收 HCO_3^- 代偿性增加所致。如给 *NHE3* 基因敲除鼠饲以低盐饮食,将引起动物血压下降,直至死亡,提示 NHE3 对水、盐代谢调节起重要基因作用。

NHE3 基因编码 93 000 蛋白。该蛋白在氨基端含有 10~13 个跨膜区,其羧基端位于胞质内。NHE3 的氨基端是阳离子结合部位,位于胞质内的羧基端是调节该载体功能的主要部位。NHE3 羧基端含有 PKA 和 PKC 磷酸化位点。提高细胞内 cAMP 水平或激活 PKA 将抑制 NHE3。近来研究发现,NHE3 的功能受一些调节蛋白的影响。NHE 调节因子(NHE regulatory factor,NHERF)可以和 NHE3 结合,参与 PKA 对 NHE3 的抑制。NHERF 表达于近端肾小管。NHE3PKA 调节蛋白(E-3KARP)也被证实参与 PKA 对 NHE3 的抑制。免疫组化研究发现,E3KARP 主要表达在集合管的管腔膜。PTH 还可导致 NHE3 从胞膜转移至胞质内,从而失去转运活性。多巴胺及多巴胺受体 1(DA1)激动剂也可直接抑制 NHE3 活性以及引起 NHE3 从细胞膜转移至胞质。PTH 和多巴胺的作用均可能与 PKA 的磷酸化有关。PI3 激酶则可促进细胞质内的 NHE3 插入到细胞膜。内皮素可增加细胞膜上 NHE3 的数量,内皮素的该作用是由 ET-B 受体介导的。NHE3 除主要表达于肾脏近端小管外,还表达于小肠上皮细胞。NHE1 表达于绝大多数肾小管上皮细胞的基侧膜及心肌细胞、血小板等。NHE1 可被生长因子激活。NHE2 表达于某些肾小管的管腔膜。NHE1、NHE2 在肾脏的功能尚不清楚。基因敲除实验提示,NHE1 和 NHE2 基

因在维持肾脏酸碱、水、盐代谢中不起重要作用。NHE4 基因在肾脏主要表达于肾髓质。NHE4 基因可被高渗所刺激,并可能参与 K^+/H^+ 交换,但其具体功能尚不清楚。NHE5 基因在肾脏的表达部位尚未明确。

微穿刺实验发现,在近端肾小管 $20\%\sim35\%$ 的 HCO_3^- 的重吸收不依赖于 Na^+,但可被 DCCD、NEM 或巴佛洛霉素 A1 等 vH^+ ATPase 抑制剂所阻断,提示 vH^+ ATPase 参与近端肾小管的泌氢。近端肾小管管腔膜囊泡实验以及免疫组化实验都证实 vH^+ ATP 酶存在于近端肾小管微绒毛膜。然而近端肾小管管腔膜上的 vH^+ ATP 酶是如何进行调节的,目前研究尚不多。该 vH^+ ATP 酶是由多个亚单位组成,包括膜结合区和位于细胞质的催化区。其膜结合区(V0)及细胞内的催化区(V1)都再由数个亚单位组成。其中,V0 区与氢离子转运有关,V1 区参与 ATP 水解。在肾脏,几乎所有的小管节段都有该氢泵表达,在远端肾小管,该氢泵在泌氢中起主要作用。另外,vH^+ ATP 酶在各种细胞器膜上也有丰富的表达,该酶在维持细胞内酸碱度、细胞器内酸碱度中起重要作用。

3.基侧膜对 HCO_3^- 的转运

在近端肾小管上皮细胞内,胞质型 CA 作用下形成的 HCO_3^- 经细胞基侧膜处的 Na^+-HCO_3^- 共转运子(Na$^+$/bicarbonate cotransporter,NBC)转运到细胞外。通过分子克隆技术,现在已发现有 4 种亚型的 NBC(NBC1~NBC4)和 2 种 NBC 相关蛋白(AE4,NCBE)。在近端肾小管基侧膜参与 HCO_3^- 重吸收的是 NBC1。该转运子有 12 个跨膜区和数个潜在的磷酸化位点。膜囊泡实验和肾小管微灌注研究发现,NBC 转运 Na^+/HCO_3^- 的比例为 1:3,因此该转运为生电性转运。转运的能量主要来自细胞内外的电荷差,以驱动带负电荷的 HCO_3^- 转运至细胞外。近来研究提示,胞质型 CA(CA Ⅱ)可以直接作用于 NBC1 并刺激其活性。另外,cAMP 可使 Na^+/HCO_3^- 的比例由 1:2 降至 1:3,从而抑制 HCO_3^- 的转运。

(二)髓袢在酸碱平衡中作用

未被近端肾小管重吸收的 HCO_3^- $50\%\sim70\%$ 在髓袢被重吸收。HCO_3^- 在髓袢的重吸收主要发生在髓袢升支粗段,并可以被 CA 抑制剂所阻断。离体和在体试验都提示管腔膜的 NHE 参与管腔膜 H^+ 的分泌,免疫组织化学及功能试验都发现在髓袢升支粗段有 NHE3 基因表达,提示 NHE3 可能是介导 Na^+/H^+ 交换的主要亚型。在髓袢升支粗段也发现有 NHE2 基因表达,并具有 Na^+/H^+ 转运功能。然而其在 HCO_3^- 重吸收中的意义有待进一步研究。在髓袢升支,$Na^+/$

H^+ 交换转运对 pH 值的依赖性相对较小,并受高渗的抑制。在髓袢升支粗段也有 H^+-ATP 酶的表达,提示其对 HCO_3^- 的吸收可能起一定作用。在基侧膜,NBC 介导 HCO_3^- 从细胞内转移至细胞外小管周间隙。NBC2 可能是介导该转运的主要亚型。在髓袢基侧膜也有 Cl^-/HCO_3^- 交换和 K^+/HCO_3^- 转运子的存在,并可能在将细胞内 HCO_3^- 转运到细胞外时起重要作用。另外,在髓袢升支粗段基侧膜还发现有 NHE1 基因(也可能有 NHE4 基因)存在,其作用尚不清楚。

(三)远端小管对 HCO_3^- 的重吸收

约 5% 滤出的 HCO_3^- 经远端小管被重吸收。远端小管存在阿米洛利敏感性,由 NHE 介导 HCO_3^- 的吸收。该 NHE 可能是 NHE2。

二、肾脏的净酸排泌作用

肾脏的净酸排泌过程即肾脏新的 HCO_3^- 的产生过程。所谓新的 HCO_3^- 即不是从肾小球滤出的 HCO_3^-。正常饮食下,机体大约产生 1 mmol/kg 体重的酸(50～100 mmol)。机体在缓冲这些酸时消耗 HCO_3^-。肾脏在排泌 H^+ 同时产生的 HCO_3^- 将补充这些丧失的 HCO_3^-。肾脏通过以下机制排泌净酸并同时产生新的 HCO_3^-:①排泌铵;②产生可滴定酸。肾脏的这些功能主要是在远端肾小管完成的。

(一)远端小管的泌氢功能

远端肾单位由不同的节段所组成,各节段的细胞组成不同,在酸化过程中所起的作用也有所不同。远端肾单位包括远曲小管、连接小管、皮质集合管和髓质集合管。

在连接小管、皮质集合管参与酸碱代谢的主要细胞为分散在主细胞(PC)之间的插入细胞(intercalated cells,ICs)。插入细胞根据其功能分为两类:A(或 α)型和 B(或 β)型。A 型插入细胞的主要功能是分泌 H^+。在 A 型插入细胞的管腔膜有囊泡型 H^+-ATP 酶,是 A 型插入细胞分泌 H^+ 的主要载体。

在管腔膜上的另外一种氢泵——H^+-K^+-ATP 酶也可能在泌 H^+ 中起一定的作用,特别是在失 K^+ 的情况下该酶的作用更为明显。在肾脏至少有 2 种 H^+-K^+-ATP 酶亚型:胃型和肠型。在远端肾单位还可能存在另外一种 H^+-K^+-ATP 酶亚型。这些氢泵是 K^+ 依赖性,属 P-型 ATP 酶。该类 ATP 酶由一个特有的 α 亚单位(胃型为 α1,肠型为 α2)和一个 β 亚单位组成。对 H^+-K^+-ATP 酶在远端肾单位的分布目前研究结果不一致。多数实验显示,在插入细胞,同时有胃型和肠型 H^+-K^+-ATP 酶表达。在某些主细胞、髓袢升支粗段及致密斑的细胞中也有

该两种 H^+-K^+-ATP 酶亚型表达。低钾可刺激髓质集合管肠型 H^+-K^+-ATP 酶 mRNA 的表达。而皮质集合管的胃型 H^+-K^+-ATP 酶可被低钾所激活。代谢性酸中毒也可刺激 H^+-K^+-ATP 酶的活性。这些亚型在肾脏泌氢中的相对作用尚不清楚,是否有其他亚型参与集合管氢和钾的转运也有待进一步研究。基因敲除试验显示,分别敲除胃型或肠型 H^+-K^+-ATP 酶基因,并不影响动物的酸碱状态。这可能是由于该两种氢泵相互代偿。

细胞内 HCO_3^- 主要是通过基侧膜上的 Cl^-/HCO_3^- 交换载体(AE1,也称为 Band 3 蛋白)被转运至细胞外管周间隙。肾脏的 AE1 与红细胞膜上的 AE1 由同一基因编码。但肾脏的 AE1 mRNA 缺乏由 1-3 外显子转录的部分,因此其蛋白缺乏红细胞 AE1 的氨基端。红细胞膜上的 AE1 主要介导 CO_2 的转运。免疫组织化学显示,在集合管 A 型插入细胞的基侧膜有 AE1 表达。集合管基侧膜 AE1 可随酸碱平衡状态呈代偿性变化。AE1 介导 Cl^- 和 HCO_3^- 的交换。驱动 AE1 转运的能量主要来自细胞内和细胞外间质 Cl^- 的浓度差。该 Cl^- 浓度差依赖于基侧膜上的 Cl^- 通道及细胞内的负电压。

B 型插入细胞是分泌 HCO_3^- 的主要细胞。HCO_3^- 的分泌呈电中性、非 Na^+ 依赖性,与 Cl^- 的重吸收相耦联,并可被 cAMP 所激活。然而关于介导 B 型细胞管腔膜 Cl^-/HCO_3^- 交换的载体目前还不清楚。无论是功能试验还是免疫组化研究都提示,B 型细胞管腔膜上的 Cl^-/HCO_3^- 载体和 A 型细胞基侧膜上的载体不是同一蛋白。目前有研究提示,Pendrin 很可能是位于 B 型细胞管腔膜上的参与 Cl^-/HCO_3^- 转运的主要载体。Pendrin 首先发现于甲状腺。Pendrin 变异是导致 Pendred 综合征的原因。实验发现,Pendrin 可以介导 Cl^-/碘、Cl^-/甲酸盐、Cl^-/OH^- 和 Cl^-/HCO_3^- 的交换转运。在肾脏,Pendrin 表达于连接小管和皮质集合管 B 型插入细胞的管腔膜上,其表达水平随酸碱平衡的改变而变化。Pendrin 基因敲除可导致皮质集合管管腔膜 Cl^-/HCO_3^- 的交换转运功能丧失,提示 Pendrin 是皮质集合管管腔膜 Cl^-/HCO_3^- 交换的主要载体。多数研究提示,驱动 B 型细胞管腔膜 Cl^-/HCO_3^- 转运的动力来自基侧膜上的 H^+-ATP 酶,该转运不依赖于 Na^+。虽然在 B 型插入细胞的基侧膜也可以检测到 Na^+/H^+ 交换载,但一般认为该 Na^+/H^+ 交换载体在分泌 HCO_3^- 中不起重要作用。

某些插入细胞的管腔膜和基侧膜同时有 Cl^-/HCO_3^- 交换载体存在,这些细胞的管腔膜可对花生植物血凝素有较高的亲和力。有些插入细胞管腔膜有 H^+-ATP酶表达,但基侧膜没有 AE1 表达。这些细胞又称为非 A 非 B 型插入细胞,其形成及功能尚不明了。

主细胞虽然在基侧膜也含有一些与酸碱有关的转运体,如 Na^+/H^+ 交换载体、非 Na^+ 依赖性 Cl^-/HCO_3^- 交换载体及 Na^+/HCO_3^- 共转运子等,但这些细胞在正常情况下一般不参加跨上皮性酸碱转运。主细胞上述酸碱转运体可能参与细胞内 pH 值的调节。主细胞的管腔膜上未见与酸碱转运有关的转运子。

外髓集合管(OMCD)仅存在 HCO_3^- 的吸收,而没有 HCO_3^- 的分泌。OMCD 的泌 H^+ 插入细胞与 CCD 的 A 型插入细胞极为相似。H^+ 的分泌或 HCO_3^- 的吸收不依赖 Na^+。基侧膜上的 Cl^-/HCO_3^- 交换载体将胞质内的 HCO_3^- 转运至细胞外。

(二)可滴定酸的产生

部分从远端肾小管分泌的氢可被小管尿液中的缓冲系统所缓冲,使管腔内的 H^+ 浓度降低,这有利于小管上皮细胞进一步泌 H^+。尿中最重要的缓冲对为 HPO_4^{2-} 和 $H_2PO_4^-$。随着 H^+ 分泌增加,$H_2PO_4^-$ 的比例增加,尿液 pH 值下降。由于这部分酸可以被氢氧化钠(NaOH)所中和,因此被称为可滴定酸。尿中可滴定酸量的变化可反映尿液 pH 值的变化。

(三)肾脏胺的产生及分泌

肾脏排胺是肾脏净酸排泄、产生新 HCO_3^- 的主要机制。在肾脏,胺的主要产生部位是近端肾小管。在近端肾小管(主要为 S1 和 S2 段),谷氨酰胺酶作用于谷氨酰胺形成 NH_4^+ 和谷氨酸盐,后者再进一步产生 NH_4^+ 及 α 酮戊二酸,α 酮戊二酸可经三羧酸循环生成 HCO_3^-。HCO_3^- 经基侧膜上的 Na^+/HCO_3^- 共转运子(NBC)被转运至细胞外 NH_4^+ 被分泌到小管腔。介导 NH_4^+ 转运的主要是位于管腔膜上的 NHE3。细胞内产生的 NH_3 也可经管腔膜自由弥散到小管内。在管腔内 NH_3 与 H^+ 结合形成 NH_4^+,从而降低 NH_3 的浓度近端小管的泌 H^+ 可促进 NH_3 的弥散,近端小管的 Na^+/H^+ 交换转运对近端小管胺的转运有重要作用。另外,钡敏感性钾通道也可能参与 NH_4^+ 的转运。虽然正常情况下,近端肾小管前段是产胺的主要部位,但酸中毒时,近端肾小管后段也参加胺的分泌。

被分泌到小管内的 NH_4^+ 在髓袢升支粗段又通过主动转运被重吸收到间质。导致胺在肾脏髓质间质的浓度增加,并形成从外髓至肾乳头的浓度梯度。胺浓度最高处可达 40 mmol/L。这提示胺在肾髓质存在再循环及逆流倍增。由于胺经髓袢升支粗段时不断被重吸收,管腔内的胺逐渐减少,到远端肾小管后段,管腔内的胺仅为尿中的 20%～30%。多种转运载体参与了胺在髓袢升支粗段的重吸收。其中位于管腔膜上的呋塞米敏感型 Na^+-K^+-$2Cl^-$ 共转运子 2(NKCC2)起主要作用。NH_4^+ 取代 K^+ 进入细胞。酸中毒时 NKCC2 的活性增加,这对肾脏代偿性排胺有重要意义。高钾可抑制 NH_4^+ 在该处的转运。另外,位于管腔膜上的 K^+/NH_4^+ 逆转运以及阿米洛利敏感性 NH_4^+ 转运机制也起一定作用。部分 NH_4^+ 可受管腔内正电压的驱动,经细胞间旁路被转运至小管周围间质中。肾间质中高浓度的胺最后经集合管分泌到管腔,最后随尿液排出体外。以往的研究认为,集合管胺的分泌主要是通过氨弥散。集合管对氨的通透性高,而对胺的通透性极低。肾间质中的氨可以随浓度梯度弥散到管腔,与管腔内的 H^+ 结合,形成 NH_4^+。由于集合管对 NH_4^+ 的通透性差 NH_4^+ 不能返回,从而随尿被排出体外。同时分泌出的 H^+ 与 NH_3 结合形成 NH_4^+,使局部 H^+ 的浓度下降,从而进一步促进泌 H^+。因此集合管泌 H^+ 是促使胺分泌的重要机制。

越来越多的研究发现,胺的特异转运载体介导了远端肾单位胺的分泌。红细胞 Rh 抗原蛋白家族的某些成员或相关蛋白很可能是远端小管分泌胺的重要转运体。1997 年有学者首先发现,Rh 血型抗原的二级结构与酵母和植物的胺转运体非常相似。随后,Rh 糖蛋白的胺转运功能得到证实。现在发现,Rh 相关糖蛋白有 3 种亚型:RhAG、RhBG 和 RhCG。RhAG 主要表达在红细胞及红细胞前体中,而 RhBG 和 RhCG 都表达于肾脏。其中,RhBG 主要表达在连接小管、皮质集合管、髓质集合管。在连接小管,RhBG 表达于几乎所有细胞;在皮质集合管,表达于除 B 型插入细胞以外的大多数细胞;在髓质集合管,RhBG 则仅表达 A 型插入细胞。免疫组化试验显示,RhBG 主要分布在小管的基侧膜。RhCG 在肾脏的分布与 RhBG 相似,但主要表达于上述小管的管腔膜。RhBG 和 RhCG 转运胺的机制目前尚不清楚。初步研究提示,RhBG 和 RhCG 分别介导基侧膜和管腔膜的非 K^+、Na^+ 依赖性 NH_4^+/H^+ 的逆转运。由于等量阳离子互相交换,因此该转运呈电中性。RhBG 和 RhCG 在 A 型插入细胞的表达要多于其他细胞,而且不表达参与泌碱的 B 型插入细胞,这提示肾脏的泌氢与泌胺之间有重要联系。在集合管缺乏碳酸酐酶,A 型细胞分泌出的 H^+ 不能有效地转换成 CO_2 和水,在局部产生非平衡酸性环境,使 H^+ 浓度增加。管内的 H^+ 通过 RhCG 被转运到细胞内,同时将细胞内的 NH_4^+ 转运到管腔内。也有实验认为,RhBG 和 RhCG 介导的胺转运是生电性 NH_4^+ 转运。另外,有研究认为,位于基侧膜上的 Na^+-K^+-ATP 酶在使间质中的胺转运至细胞内中起重要作用。NH_4^+ 可结合到 Na^+-K^+-ATP 酶的 K^+ 结合位点,而被转运至细胞内。NH_4^+ 和 K^+ 将互相竞争 Na^+-K^+-ATP 酶的结合位点。低血钾时,Na^+-K^+-ATP 酶介导的 NH_4^+ 转运增加,氢排出增加,因而产生代谢性碱中毒。

三、肾脏泌氢功能的调节

(一)细胞外液 pH 值

血浆 pH 值下降使肾脏泌 H^+ 增加，相反，血浆 pH 值增加可抑制肾脏的酸化功能。血浆 pH 值的改变将影响肾脏间质的 pH 值，后者将影响基侧膜 HCO_3^- 的转运。酸中毒时，小管上皮细胞基侧膜 HCO_3^- 从细胞内转移至小管间质增加，结果导致细胞内 H^+ 增加，pH 值下降。细胞内 H^+ 增加将进一步刺激管腔膜对 H^+ 的分泌。研究发现在近端小管和 A 型插入细胞，急性细胞内 H^+ 增加可刺激管腔膜上的 Na^+/H^+ 转运载体变构，而增加其活性。细胞内 H^+ 增加还可促进 H^+ 转运载体（包括 NHE3 和 H^+-ATP 酶）转移并插入到细胞膜中。

慢性酸中毒时（数天），近端小管管腔膜上的 Na^+/H^+ 交换载体（NHE3）的数量以及基侧膜上的 NBC1 的活性都明显增加。由于 NHE3 的 mRNA 表达没有明显上调，因此认为管腔膜上 NHE3 增加主要是因为 NHE3 从胞质内转移至胞膜上的量增加。慢性酸中毒时，NBC1 的蛋白水平也没有发生变化，推测慢性酸中毒通过改变该蛋白翻译后修饰，而增加其活性。另外，激素在调节肾脏对酸中毒的反应中也起到非常重要的作用。研究发现，酸中毒可引起 ET-1 表达增加，而 ET-1 可激活 ET-B 受体促进细胞质内 NHE3 转移至管腔膜。

急、慢性酸中毒也可刺激远端肾单位的泌 H^+ 功能。体外研究发现，降低小管周围的 pH 值（如管周 HCO_3^- 下降或增加二氧化碳分压）可增加集合管的泌氢以及 HCO_3^- 的重吸收。小管周围 HCO_3^- 浓度下降还将刺激基侧膜 Cl^-/HCO_3^- 的交换。另有研究观察到，远端小管上皮细胞内 pH 值下降时管腔膜顶端 H^+-ATP 酶的量增加，伴有基侧膜上介导 Cl^-/HCO_3^- 交换的 AE1 增加。管周处 Cl^- 的急性改变也可增加 A 型插入细胞基侧膜上的 Cl^-/HCO_3^- 交换载体对 HCO_3^- 的转运。远端肾单位管腔内 pH 值的改变也将引起泌氢的变化。管腔内 pH 值上升，可增加细胞内至管腔内的 H^+ 浓度梯度，从而促进 H^+ 的分泌。

慢性酸碱平衡的变化可使肾脏的泌酸功能产生持续性的代偿性变化。增加酸负荷可引起 B 型插入细胞的形态明显变化，伴有 HCO_3^- 分泌减少。有实验发现，在同时具有 HCO_3^- 分泌和重吸收功能的节段（如远曲小管和集合管），慢性酸负荷对 HCO_3^- 分泌的抑制作用比增加 HCO_3^- 重吸收作用更为明显。

有研究提示，集合管 A 型插入细胞和 B 型插入细胞相互转换是肾脏代偿调节酸碱平衡的重要机制。这主要表现在 Cl^-/HCO_3^- 交换载体极性分布的改变。细胞培养研究发现，在酸性环境下，B 型细胞的 Cl^-/HCO_3^- 交换转运从管腔膜转移至基侧膜。免疫组织化学实验也发现在酸或碱负荷后,有插入细胞分布的改变。

酸中毒时,肾脏产胺和排胺显著增加。急性酸中毒可以使酮戊二酸脱氢酶活性明显增加。慢性酸中毒导致谷氨酰胺酶、谷氨酸脱氢酶及磷酸烯醇丙酮酸羧化激酶等与胺产生有关的酶表达增加。在髓袢升支粗段,慢性酸中毒除增加泌 H^+ 功能外,还增加 NH_4^+ 的重吸收。在皮质集合管,慢性酸中毒将明显增强 A 型插入细胞的泌氢功能。

(二)肾小球滤过率

GFR 增加将导致滤出的 HCO_3^- 增加,故常伴有近端小管对 HCO_3^- 重吸收增加。由于经小管分泌的 H^+ 很快被 HCO_3^- 结合,使局部 H^+ 下降,后者将刺激 NHE3 进一步分泌 H^+。NHE 活性增加将导致细胞内 pH 值升高,从而刺激基侧膜上的 NBC 将 HCO_3^- 转运至细胞外。同时 GFR 增加也导致小管内液流量增加,小管内流量增加本身也可直接刺激管腔膜上的 NHE 活性,从而增加 H^+ 的分泌和 HCO_3^- 的重吸收。流量依赖性管腔膜 H^+ 转运的变化机制目前尚不清楚。另外,在慢性小管内流量增加的状态下(如肾部分切除或高蛋白饮食等),管腔膜上的 NHE 和基侧膜上的 NBC 的表达量都明显增加,进一步促进 H^+ 的分泌和 HCO_3^- 的重吸收。因此,由于近端肾小管对 HCO_3^- 的重吸收随 GFR 增加而增加,即 HCO_3^- 的球管平衡现象,从而使 HCO_3^- 不会随 GFR 增加而从尿中丢失。

(三)有效循环容量

容量扩张将导致近端小管 HCO_3^- 重吸收的减少,其作用与 HCO_3^- 通透性的改变、管腔膜泌 H^+ 的改变以及 PTH 等有关。容量减少或低盐饮食将导致近端小管 HCO_3^- 重吸收增加,这是由于血管紧张素Ⅱ、儿茶酚胺或多巴胺等增加,从而激活 NHE。大量研究提示,各种原因导致远端肾单位管腔内 Na^+ 增加时,特别是伴有不易被重吸收的阴离子时,都会导致管腔内负电压增加,远端肾单位的泌 H^+ 增加。这种现象在盐皮质激素(醛固酮)水平增加时特别显著。由于远端肾单位的泌氢是非 Na^+ 依赖性的。因此,此时泌氢增加不是由于 Na^+ 重吸收增加的直接作用。

(四)各类激素对肾脏酸碱调节的影响

以下一些激素对肾脏酸碱调节的具有重要影响。

(1)内皮素-1(ET-1):ET-1 是肾脏在酸中毒时代偿排酸反应的重要介导因

素之一。酸中毒可刺激肾脏微血管内皮细胞和近端肾小管等部位释放 ET-1。ET-1作用于 ET-B 受体,通过磷酸化增强位于管腔膜上的 NHE3 和基侧膜上的 Na^+/H^+ 共转运载体的活性,并可促进远端肾单位的泌 H^+ 功能。

(2)糖皮质激素:皮质醇在介导酸中毒时 NHE3 活性增加中起重要作用。代谢性酸中毒时,皮质醇释放增加,增加 NHE3 和 NBC 的表达,并增加 NHE3 向管腔膜的转运。糖皮质激素还可刺激胺的排泄。

(3)PTH:代谢性酸中毒时,血 PTH 水平升高。PTH 的急性作用是抑制近端小管对 HCO_3^- 的重吸收。PTH 可增加细胞内 cAMP 活性,从而激活蛋白激酶 A,后者使 NHE3 磷酸化进而抑制其功能。PTH 也可抑制基侧膜上的 NBC 活性,NHERF 参与 PTH 对 NBC 的抑制。在远端肾单位,PTH 主要是促进酸的分泌,这可能与 PTH 引起远端肾单位磷的浓度增加有关。

(4)Ang Ⅱ:近端小管可以产生 Ang Ⅱ,后者可刺激 NHE3 向管腔膜转移并激活其活性。Ang Ⅱ 也可以直接刺激基侧膜 NBC 的功能。Ang Ⅱ 的作用机制包括抑制 cAMP 活性、激活蛋白激酶 C 和激活酪氨酸激酶等。在远端肾单位,Ang Ⅱ 可以促进皮质集合管 HCO_3^- 的分泌,但刺激远端小管 HCO_3^- 的重吸收。

(5)盐皮质激素:盐皮质激素是影响净酸分泌的重要因素。盐皮质激素可以直接刺激远端肾单位的 H^+-ATP 酶,从而刺激酸的分泌。

(五)血钾水平

慢性失钾可促进 H^+ 的分泌及 HCO_3^- 重吸收,这是因为低钾时引起细胞内 K^+ 逸出到细胞外,而细胞外 H^+、Na^+ 进入到细胞内,造成细胞内酸中毒。因此,低钾可以引起一系列与酸中毒相似的代偿反应,使肾小管泌氢功能增加,肾脏产胺和泌胺增加。低血钾还刺激远端肾单位的 H^+-K^+-ATP 酶,增强 K^+ 的重吸收,同时促进 H^+ 的分泌。低钾时还可通过增强集合管基侧膜 Na^+-K^+-ATP 酶对胺的分泌。因此,低钾时往往伴有代谢性碱中毒。高钾时由于细胞内 H^+ 减少以及 Na^+-H^+ 逆向转运活力下降,导致泌 H^+ 减少。

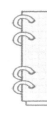

第二章 肾脏内科疾病常用检查

第一节 尿液检查

尿液中含大量水分、蛋白质、无机盐、有机酸盐类、解毒产物、微量元素、酶、激素等,还有一些正常或病理的有形成分,如细胞、细菌、寄生虫及结晶等。因此,检查分析尿液中成分的变化,可为泌尿系统疾病及代谢性疾病的诊断提供重要的诊断依据。

临床尿液检查通常以清晨第一次尿标本最为理想,因晨尿较为浓缩且偏酸性,有形成分相对多且较完整,无饮食因素干扰,因此,不影响尿液的化学测定。但若进行特殊检验,则必须根据不同检验的具体要求留取尿标本。留取后的尿标本应在 1 小时内立即进行有关检查,否则需做特殊处理,常见的处理方法有:①置 4 ℃冰箱冷藏以防一般细菌生长,但通常不能超过 24 小时;②若为碱性尿应滴加冰醋酸使其成酸性,以免管型遭到破坏;③加防腐剂以防尿液腐败。

一、一般性状检查

(一)尿量

小儿 24 小时尿量个体差别较大,与液体入量、气温、饮食、活动量及精神因素密切相关。新生儿 24 小时平均尿量<400 mL,婴儿 400~500 mL,幼儿 500~600 mL,学龄前儿童 600~800 mL,学龄儿童800~1 400 mL。当 24 小时尿量<400 mL、学龄前儿童<300 mL、婴幼儿<200 mL 时,即为少尿,当低于 30~50 mL 时,即为无尿。

(二)颜色

正常人尿液有很宽的色谱带,从无色到深琥珀色变化较大,这主要取决于尿液中色素的浓度及尿液的酸碱度。许多因素可以改变正常尿液的颜色,包括食物、药物及许多疾病。因此,尿色也为临床诊断提供重要依据,如乳糜尿、卟啉尿、黑尿病等。对肾脏疾病临床上较重要的是血尿、血红蛋白尿、肌红蛋白尿之间的鉴别,但需与引起红色尿的其他原因相区别,常用的区分方法见表2-1。

表 2-1　血尿、血红蛋白尿、肌红蛋白尿的鉴别

	联苯胺试验(尿)	尿色(上清液)	尿沉渣红细胞	血清颜色
血尿	+	清亮	+	清亮
血红蛋白尿	+	红色	-	红色
肌红蛋白尿	+	红棕色	-	清亮

(三)浊度

正常新鲜尿液清晰透明,久置后可因磷酸盐沉淀后变混浊,细菌生长也可引起尿混浊。另外,若泌尿系统有病理改变,血细胞、上皮细胞、黏液、乳糜尿、脂肪尿、脓尿等也均可使尿液变成混浊。鉴别尿液混浊的原因,可用镜检和化学方法。通常情况下,尿混浊是由于尿液碱性过高,引起尿中磷酸盐类结晶沉淀而使尿液变浊。饭后饮用大量牛奶可引起尿中磷酸盐类增加,这种尿液若加入酸,则混浊消失,正好与蛋白尿相反。尿路感染也是引起尿液混浊的原因,罕见的乳糜尿则是由于淋巴管被寄生的丝虫阻塞。因此,尿液混浊绝不等于蛋白尿,若发现尿混浊需要做尿液显微镜检查及蛋白尿的检测。尿液显微镜检查可以发现尿液是否有感染。蛋白尿检测简便的方法是以试纸反应判读,但是以试纸检测也可能出现假阳性的结果,这些状况包括尿液偏碱性,尿中含头孢菌素、青霉素、磺胺类药物的代谢物,或尿液容器及取样时被杀菌清洁液污染等。

(四)气味

正常新鲜尿由于含有挥发性芳香族酸而具有一定的气味。体外放置一段时间后,由于尿素的分解而放出氨味。小儿新鲜尿若带有氨臭味,则预示患儿发生尿潴留;若具有苹果味,则为代谢性疾病所引起;苯丙酮尿症婴儿的尿有陈腐霉臭味或鼠尿样臭味。此外,当进食葱、韭菜、芥菜及某些药物时也可使尿中带有特殊气味。

(五)泡沫

正常尿液中没有泡沫。若尿液中蛋白质含量增多,由于表面张力的改变,排出的尿液表面即漂浮一层细小泡沫且不易消失。婴幼儿先天畸形尿道瘘以及产

气菌引起的尿路感染等均可引起气泡尿。

(六)比重与渗透压

测定尿比重与渗透压主要用于评价肾脏的浓缩、稀释功能。尿比重反映的是单位容积尿中溶质的质量,主要受溶质分子浓度及其相对分子质量大小的影响。故尿液中的蛋白质、糖、矿物质、造影剂等均可使尿比重升高。

临床上测定尿比重常采用浮标法即比重计法,但应注意纠正尿标本的温度与比重锤注明的温度差而引起的误差,即较标准温度每升高 3 ℃,尿比重应追加 0.001,反之则减去 0.001。另外,10 g/L 尿蛋白将使尿比重增加 0.003,10 g/L 的尿糖则使尿的比重增加 0.004。

渗透压是反映单位容积尿中溶质分子与离子的颗粒数,仅与溶质的克分子浓度有关,与相对分子质量的大小无关。临床上常采用冰点下降法测渗透压,以 mOsm/L 为单位表示。尿糖 10 g/L 可使渗透压增加 60 mOsm/L,但蛋白质对渗透压影响较少,常可忽略。正常情况下,24 小时尿渗透压应高于血渗透压。

正常情况下,尿渗透压与尿比重的关系为:渗透压(mOsm/L)=(比重－1.000)×40 000,通过计算可知:40 mOsm/L 尿渗透压相当于 1.001 尿比重。

临床意义:尿渗透压在 200 mOsm/L 以下,比重小于 1.005 为低张尿,固定性低张尿多见于精神性多尿、尿崩症(中枢性、肾性);尿渗透压在 800 mOsm/L 以上,比重＞1.020 常见于脱水、糖尿病、心功能不全及肾病综合征等;固定性低比重尿(1.010 左右)常见于慢性肾炎、慢性肾衰竭;再则,若尿渗透压与血浆渗透压比值降低则表示肾脏浓缩功能减退。

(七)酸碱度(pH 值)

肾脏是体内调节酸碱平衡的重要器官之一,它不断排出组织代谢过程中所产生的非挥发性酸。尿酸虽由血浆生成,但小儿尿 pH 值比血液 pH 值低,平均在4.8～7.8,一般在 6 左右。尿液的 pH 值随食谱的变化而不断波动。以食动物蛋白为主则尿多呈酸性,以食蔬菜、水果为主则尿多呈碱性。但进餐后尿 pH 值升高是由于胃酸大量分泌,造成体液偏碱形成所谓的"碱潮"。若高尿酸血症患者出现碱性尿,常提示肾小管酸中毒。碱血症患者出现此酸性尿往往预示低钾。

持续酸性尿主要是由高蛋白饮食、代谢性酸中毒、急性呼吸性酸中毒、发热、脱水、严重失钾以及使用氯化铵、维生素 C 等药物引起。而持续性碱性尿则主要是由素食、尿路感染、代谢性碱中毒、急性呼吸性碱中毒、肾小管酸中毒Ⅰ型以及

使用 $NaHCO_3$、乙酰唑胺或噻嗪利尿药等药物引起。

pH 值常用的测定方法及其特点如下。

1.pH 值试纸法

常用石蕊试纸，pH 值在 4.5～8.3，由红变蓝。

2.指示剂法

溴麝香草酚蓝指示液，pH 值在 6～7.6，由黄变蓝。

3.滴定法

用标准碱液滴定 24 小时的尿液，即可测出其酸度。

4.pH 值计法

做酸碱负荷试验时，用 pH 计可精确测定 pH 值。这对肾小管酸中毒的鉴别诊断、定位、分型具有实用。

二、尿蛋白检查

正常健康小儿尿液中含有微量的清蛋白、糖蛋白、脂蛋白、β_2-微球蛋白等，其中约有 1/2 来自血浆，其余为脱落的上皮细胞、细菌、腺体分泌物及肾小管分泌的 T-H 黏蛋白，正常排泄量为 30～100 mg/d，若超过 150～200 mg/d，则为异常。

(一)尿蛋白定性

尿蛋白定性的方法很多，目前较为常用方法主要有以下几种。

1.加热醋酸法

其原理是加热使蛋白质凝固变性。为提高实验的准确性，避免假阳性结果，通常在加热后再加酸以消除磷酸盐所形成的白色混浊。但醋酸不宜加得太多，以避免将已沉淀的蛋白质再溶解。

2.磺柳酸法

其原理是在 pH 值略低于蛋白质等电点情况下，蛋白质带正电荷与磺柳酸的负电荷结合形成不溶性蛋白盐沉淀。该试验的灵敏度为 20 mg/L。若试验呈阴性反应时，可视为尿中无蛋白质。试验为阳性反应时，应注意排除青霉素、造影剂、磺胺等药物引起的假阳性反应。磺柳酸法是一种比浊法，若尿标本混浊则会影响结果的判断，故应离心吸取上清液或加几滴醋酸将磷酸盐溶解，然后再测尿蛋白，加入试剂后应立即判断结果，否则，阳性程度将会随时间延长而增加。

3.试纸法

主要有单项及多联两种试纸。其原理是利用指示剂四溴酚蓝或四溴苯酚肽乙酯的羟基与蛋白质氨基置换,使四溴酚蓝由黄色变成黄绿色及绿蓝色,颜色越深表示蛋白质含量越高。此反应对清蛋白较敏感,而对球蛋白敏感性较差。另外,碱性尿可出现假阳性反应,故试验时应注意 pH 值(<8.0)。此方法较为简便、迅速,目前在临床上应用较为广泛。

尿蛋白定性试验受试验方法的敏感性与尿量多少的影响,正常人若饮水量少可出现假阳性反应。肾病患者由于肾脏浓缩功能的影响或饮水过多可出现假阴性结果,故在做蛋白定性时可考虑同时测尿比重/渗透压。

(二)尿蛋白定量

尿蛋白定量测定的方法有许多种,常见的有沉淀法、浊度法、双缩脲法、折射法及凯氏定氮法等。

1.双缩脲法

以钨酸沉淀尿液中蛋白质,然后用双缩脲法进行定量测定。该法为蛋白定量的经典方法,结果准确可靠,但操作步骤较多,不适宜于大量标本的检测。

2.沉淀法

Esbach 法是沉淀法中最为常用的一种方法,但其特异性与精确性不够理想,且不够敏感。

3.浊度法

其原理是利用蛋白沉淀剂使尿蛋白沉淀下来,应用光电比色法与相应的蛋白标准液相比较,求得蛋白含量。其优点是简便快速,但准确性稍差。

4.折射法

利用折射计直接测定尿蛋白含量,方法简便易行,但由于影响因素较多,不宜广泛推广使用。

5.凯氏定氮法

此法是传统的经典蛋白定量测定法,结果准确可靠,但操作过程太烦琐,只宜在必要时采用。

6.自动分析仪测定法

利用尿液自动或半自动分析仪将尿蛋白直接检测出来,但准确性较差。

(三)尿蛋白/尿肌酐比值的测定

目前临床上常采用尿蛋白/尿肌酐浓度比值,代替 24 小时尿蛋白定量。这样就可以避免收集 24 小时尿液的麻烦及尿量与肾脏浓缩、稀释功能的影响。

测定方法:①尿蛋白定量测定(Pr,单位:mg/L);②尿肌酐定量测定(Cr,单位:mg/L);③计算任一随机尿标本的 Pr/Cr 的比值,用 X 表示,24 小时尿蛋白排泄是用 Y 表示,则 $Y=0.953X+41.5$。

(四)尿蛋白选择性测定

蛋白尿的选择性是 1960 年 Blainly 等首先提出来的,它是指肾脏在排出蛋白质时,对蛋白质相对分子质量的大小是否有选择性,因为肾小球疾病中蛋白尿与肾小球基底膜损害有关,故其损害程度可用蛋白尿的选择性来表示。小分子能排出而大分子不能排出则称"有选择性",大、小分子蛋白均能排出的称为"无选择性",目前临床上较为常用的测定方法是 SPI 法。方法如下。

1.样本处理

收集患者 24 小时尿,测得患者尿量,然后取 10 mL 离心,留上清液备用。次晨空腹抽静脉血 2 mL 分离血清备用。

2.清蛋白与 IgG 含量的测定

以火箭电泳法测得清蛋白与 IgG 的含量(mmol/L)。

$$\text{SPI}=\frac{\text{尿 IgG(mmol/L)/血清 IgG(mmol/L)}}{\text{尿蛋白(mmol/L)/血清蛋白(mmol/L)}}$$

3.结果判断

SPI>0.2 表示选择性差;SPI 为 0.1~0.2 选择性一般;SPI<0.1,选择性好。

4.临床意义

SPI<0.1,见于微小病变型肾病,对激素敏感,预后较好;SPI>0.2,则说明选择性差,主要见于增殖性肾炎、膜性及膜增殖性肾病,对激素反应差。

(五)尿蛋白电泳分析

目前国内实验室最常用的方法是十二烷基磺酸钠-聚丙烯酰胺凝胶电泳(SDS-PAGE)法。

1.基本原理

SDS 能与尿中蛋白质结合形成带负电 SDS-蛋白质复合物,电泳时,向正极移动,通过聚丙烯酰胺凝胶的分子筛作用后可相互分离,若同时与标准蛋白电泳,则可根据移动的距离,判断尿中所含各种蛋白质的相对分子质量范围与性质。

2.结果观察

电泳后尿蛋白按相对分子质量不同可以分成 5 种类型,包括肾小管性蛋白尿、肾小球性蛋白尿、生理性蛋白尿、混合性蛋白尿及未检出蛋白尿。

3.临床意义

包括：①有利于肾脏疾病的定位诊断，若尿蛋白以高、中分子为主，往往为肾小球病变；若以低分子蛋白或混合性蛋白尿为主，则提示为肾小管及间质的病变。②有助于肾脏疾病的早期诊断，临床上有的患儿仅有微量尿蛋白，而其他实验指标均无异常，而患儿本身尚有扁桃体炎、腮腺炎等病史时尿蛋白为正常类型尿蛋白；若为异常类型尿蛋白，则提示隐匿性肾炎。若氮质血症患儿有正常类型尿蛋白，则表示其残存肾单位是正常的或代偿性肥大；若为异常类型尿蛋白，则表示残存肾单位继续有活动性病变。

（六）尿蛋白组分的检测

1.T-H 蛋白

Tamm 及 Horsfall 于 1951 年发现并从尿中提纯了 T-H 蛋白（Tamm-Horsfall protein，THP）。经分析证实尿液中 THP 是肾小管髓袢升支粗段和远曲小管细胞合成和分泌的一种大分子黏蛋白（糖蛋白），其相对分子质量约为 7×10^6，由一些相对分子质量约 80 000 的亚单位组成。正常人尿液中排泄少量 THP，当各种原因（如梗阻、炎症、自身免疫性疾病等）引起肾脏损害时，THP 从尿中排泄量增加，并与肾脏受损程度一致。此外，THP 是管型的基本成分，其聚集物也是肾结石基质的重要前身。当有肾实质性损伤时，THP 可沉着于肾间质并刺激机体产生相应的自身抗体。检查 THP 的方法有化学沉淀法、酶联免疫吸附试验（ELISA）、免疫扩散法、放射免疫法及单克隆抗体定量测定等。有人推荐，可用 THP 抗原制备抗 THP 抗体，应用单向免疫扩散法或火箭电泳法测定尿液中 THP。此法实用、简便，适用于基层单位。

THP 测定需收集 24 小时尿液，报告受试者 24 小时尿液中的 THP 排泄量。由于方法不同等原因，THP 24 小时参考排泄量各家报告各异。如有人报告正常人尿液中 THP 含量为 (36.86 ± 7.08)mg/24 h，也有人报告为 (44.3 ± 16.4)mg/24 h 等。

临床意义：①有助于上尿路疾病、各种慢性肾实质性疾病等的鉴别诊断。如尿路长期梗阻、感染、间质性肾炎时可见尿 THP 排泄增多，各种慢性肾实质性疾病时，尿 THP 排出减少，肾小球肾炎时不增多，下尿路炎症时无改变，故 THP 定量有助于尿路感染的定位诊断。②肾毒性物质、肾移植急性排斥反应引起急性小管损伤时，尿 THP 可暂时升高，动态监测肾移植术后患者每天的尿 THP 排泄量，可作为发现急性排斥反应的辅助方法之一，如发现患者尿 THP 骤然增加，应高度警惕产生急性排斥反应的可能。③有人指出，分析肾结石患者尿液及结石中 THP 含量有助于结石发病机制的研究，如据报道草酸钙与尿酸结石的

THP 含量高于磷酸镁铵结石,上尿路结石的 THP 含量高于下尿路结石,24 小时尿中 THP 排泄量在结石患者中高于正常人。

2.α_1-微球蛋白(α_1-microglobulin,α_1-MG)

α_1-MG 亦称 HC 蛋白,是一种相对分子质量为 26 100 的糖蛋白,PI 为 4.3~4.8。正常人血浆中游离 α_1-MG 的浓度约为 20 mg/L,尿中浓度低于 20 mg/g。因其尿内浓度显著高于 β_2-MG 和视黄醇结合蛋白(RBP),使实验检测的准确性和重复性大为提高,故在临床应用中可大大减少因实验误差引起的干扰。因此,α_1-MG 目前已成为判断肾小管功能的一项重要指标。

目前,α_1-MG 较为精确的测定方法是放射免疫扩散法、放射免疫分析及酶联免疫分析。胶乳凝集反应(LFT)较为简单、快速、敏感性高,可作为仅 α_1-MG 的一项筛选试验。

其临床意义:①α_1-MG 在急性肾小球肾炎与肾病综合征患者轻度增高;慢性肾小球肾炎时中度增高;慢性肾功能不全时,高度增高。②α_1-MG 增高与血清肌酐、尿素氮、β_2-微球蛋白呈正相关。

3.β_2-微球蛋白(beta-2 microglobulin,β_2-MG)

β_2-微球蛋白是由 100 个氨基酸残基组成的、相对分子质量为 11 800 的单链多肽低分子蛋白质,因电泳区带在 β_2 区而得此名,β_2-MG 为细胞膜上完整的组织相容性抗原 HLA 的一部分,除成熟红细胞和胎盘滋养层细胞外,其他细胞均含有 β_2-MG。其主要由淋巴细胞合成,另外,肿瘤细胞的合成能力很强,特别是在非霍奇金淋巴瘤和浆细胞患者中。当 HLA 代谢和降解时,抑或细胞更新时 β_2-MG 会以游离形式释放到体液中。在生理情况下,β_2-MG 以低浓度存在于血液、尿液、脑脊液、羊水等多种体液内。因为 β_2-MG 相对分子质量小,进入血液循环后可自由通过肾小球,约 99.9% 被近端肾小管重吸收,再经上皮细胞溶酶体酶分解成氨基酸,故仅约 0.1% 的 β_2-MG 随终尿排出。β_2-MG 在肾脏的分解代谢几乎完全,不再以原形回到血流循环。肾病患者的 β_2-MG 生成速度比正常人高 4~7 倍。

尿液 β_2-MG 测定目前主要应用放射免疫分析(RIA)和酶联免疫分析(EIA)。正常人尿液 β_2-MG 参考值为 0.03~0.37 mg/d(0.03~0.37 mg/24 h),也有报告为 0.03~0.14 mg/L。

尿液 β_2-MG 升高见于以下情况:①肾小管疾病,如 Fanconi 综合征、Lowe 综合征、Bartter 综合征、肝豆状核变性、胱氨酸尿症、糖尿病肾病、低钾性肾病、镇痛药肾病、子痫、重金属中毒性肾病等,尿液 β_2-MG 是提示(近端)肾小管受损的非常灵敏和特异性指标。②上尿路感染时，尿 β_2-MG 明显升高，而下尿路感染时则正常。故尿液 β_2-MG 测定可区别上、下尿路感染；尿 β_2-MG 在急、慢性肾盂肾炎肾脏受累时尿中升高，与患者炎症活动密切有关，炎症控制后尿 β_2-MG 可下降，若炎症控制后其仍不断升高，就要考虑肾小管功能不全。③Sethi 发现应用氨基糖苷类抗生素后，在血肌酐增高前 4～6 天，可见到尿 β_2-MG 升高 2 倍以上。④肾移植者若发生排斥反应，尿 β_2-MG 明显升高，若发生急性排斥反应，尿 β_2-MG 在排异期前数天即可见明显升高，故肾移植后应连续测定血、尿 β_2-MG，作为肾小球和肾小管功能的敏感指标之一。⑤β_2-MG 清除率尤其是 β_2-MG 清除率与蛋白清除率的比值是区别蛋白来源于肾小管或肾小球损伤的敏感指标，若比值上升则提示肾小管损伤，低比值为肾小球损伤。⑥区别肝肾综合征与肝病合并肾衰竭，前者血 β_2-MG 升高，尿 β_2-MG 正常，当 Le-Veer 分流建立后，随着肾功能改善而大大增加 β_2-MG，后者则否。⑦当肾小球损伤、自身免疫性疾病和恶性肿瘤时，由于 β_2-MG 合成增多，其血清中值升高，若超过肾小管的重吸收界限时，尿中 β_2-MG 也随之升高。

4.RBP

RBP 是一种低分子蛋白（相对分子质量约为 26 000），系亲脂载体蛋白，属 Lipocatin 蛋白超家族成员。其主要功能是将维生素 A 从肝脏转运到上皮细胞。血清中 RBP 迅速经肾小球滤过，且绝大部分被肾近曲小管细胞分解，少量从尿液中排出。目前的研究认为尿中 RBP 测定是评价肾近曲小管功能较为灵敏的指标。尿液中 RBP 测定目前主要应用 RIA 和 EIA。

RBP 临床意义与 β_2-MG 相似，但与 β_2-MG 相比，RBP 有两大优点：①RBP 在酸性尿液中稳定性较强，尿液标本的留取无须任何处理；②特异性较高，临床上唯有肾衰竭能使血清 RBP 增高，因此可根据尿 RBP 浓度与 GFR 之间的比例判断 RBP 的增高是由于肾小球滤过功能的减退还是近曲小管重吸收功能障碍所致。利尿药可影响 RBP 的排出，测定 RBP 时患者应停用利尿药。

5.转铁蛋白（transferrin，TRf）

TRf 属 β_1-糖蛋白，其相对分子质量为 88 000，球形，PI 为 5.2，TRf 的主要功能是运输铁，每分子 TRf 可结合两个原子铁，与清蛋白相比，其通过肾小球滤膜更多的是由膜孔的改变而不是受电荷屏障的影响，但在肾小球基底膜上阴电荷越少，则越易通过肾小球基底膜阴电荷屏障，它是一种肾小球滤过功能不全的敏感指标。正常人尿液中 TRf 含量甚微，蛋白尿时，尿 TRf 排泄增多，当尿铁/尿 TRf 比例增高预示蛋白尿对肾脏损害加重。

TRf 量的测定方法有 RIA、EIA,而以 EIA 为常用。其正常参考值为12.3~144.2 μg/mmol Cr。

临床意义:①肾病综合征、慢性肾衰竭时常增高;②糖尿病肾病患者尿 TRf 明显增高;③尿中 TRf 与尿中微量清蛋白含量呈正相关,但较清蛋白更能反映肾小球滤过功能。

6.免疫球蛋白(Ig)

Ig 是存在于血浆、体液和淋巴细胞表面的一类具有免疫功能的球蛋白。主要由 B 淋巴细胞分化成的浆细胞产生。血浆中 Ig 正常情况下不会通过肾小球出现在尿中。但在肾小球受到损伤,其通透性和滤过作用发生改变时,Ig 即通过肾小球从尿中排出。肾小球损伤程度不同尿中 Ig 排出的量及种类也不同。因此,尿中 Ig 浓度和种类可作为肾小球疾病的分型、某些肾脏病的疗效观察估计预后的客观指标。此外,若泌尿系统存在细菌感染时,由于局部的免疫反应,尿中也可出现 Ig。

尿中 Ig 定量测定的方法主要有对流免疫电泳法、双向免疫电泳法、火箭电泳法、免疫比浊法、放射免疫法及目前较为常见的酶联免疫法。其正常值为:IgG<10 mg,IgA<1.1 mg,IgM 一般为零。

临床意义:肾病患者,80%以上的单纯型肾病和急性肾炎以及 60%的肾炎型肾病的尿 IgG 排出在10~100 mg/24 h。如尿中 IgM>10 mg/24 h,则肾炎型肾病多于单纯型肾病。但 70%的急性肾炎和肾炎型肾病与几乎全部单纯型肾病的尿 IgM 排出在 0~10 mg/24 h。急性肾炎、单纯型肾病和肾炎型肾病在活动期及部分缓解期尿 Ig 的异常率较高,随着病情好转异常率降低。尿 IgG 和 IgA 的较大量排出是肾病患者发生低 IgG 和 IgA 血症的主要原因。由于急性肾炎病程较短,合成 Ig 功能较好,故临床表现少有低丙种球蛋白血症。

血浆中免疫球蛋白,除大分子 Ig 外,还存在小分子的游离轻链(L 链),L 链主要包括 κ 型和 λ 型。他们的氨基酸组成及抗原性均异。Ig 轻链相对分子质量为 18 000~20 000,能自由通过肾小球基底膜,然后被肾小管重吸收。正常人尿中仅少量轻链存在,当患肾脏疾病及多发性骨髓瘤时,尿中 Ig 轻链明显增高。

目前 Ig 轻链的主要测定方式有本周蛋白测定,醋酸纤维膜电泳、免疫电泳等定性法及目前已广泛使用的酶联免疫定量法。在此要介绍一下临床上较为常用的尿本周蛋白检查。

本-周蛋白(Bence-Jones protein,BJP),首先由 Benee-Jones 于 1840 年发现并命名,后经 Edelman 证实为免疫球蛋白的轻链成分。由于其特殊的物理性质,即含 BJP 的尿液加热至 56 ℃ 左右时,出现白色絮状沉淀,当继续加热至 100 ℃时絮状沉淀又复溶,故其又名凝溶蛋白。BJP 系恶性增生的浆细胞大量产生的单克隆蛋白,即轻链过剩,分为 κ 及 λ 2 种,而并非由免疫球蛋白在血或尿中分解游离的轻链。BJP 单体相对分子质量为 22 000,二聚体约为 44 000,故能通过肾小球基膜滤过。在血中 BJP 多为二聚体形式,有时也可见到其单体和四聚体,尿中检出的通常为二聚体。蛋白电泳时,BJP 呈 M 蛋白带在 $\gamma \sim \alpha_2$。BJP 是产生溢出性蛋白尿的一种成分。

尿 BJP 除多见于多发性骨髓瘤外,也见于巨球蛋白血症、良性单克隆免疫球蛋白血症、淋巴瘤、慢性淋巴细胞白血病、骨转移性肿瘤及重链病中 μ 链病等。此外,新生儿亦可出现 BJP 微弱阳性。

多发性骨髓瘤临床上除引起骨痛、骨质破坏、病理性骨折、贫血、出血等外,还可引起肾脏(肾小管、间质、肾小球)损害,所以尿 BJP 测定与肾病临床关系大。

测定尿液 BJP 的方法较多,加热试验虽较特异,但敏感性较低、操作费时,且易受共存蛋白的干扰。磺基水杨酸法同样有共存蛋白的影响,且 BJP 对试剂反应迟缓。其他如盐析法等与对甲苯磺酸法比较存在有不足之处。①筛查试验(对甲苯磺酸试验):取试管 1 支,加受试者新鲜尿液 2 mL,沿管壁缓慢加入 12% 的对甲苯磺酸冰醋酸试液 1 mL,轻轻混匀,放置 5 分钟。出现混浊或沉淀即为阳性。该法操作简便、灵敏,且共存蛋白影响较小。如为阳性结果应做验证试验,而阴性则否。②验证试验:有加热试验、醋酸纤维素薄膜电泳、免疫固定电泳及单向环状免疫扩散试验。必须注意的是,做加热试验时,先除去共存蛋白;若受试者尿中含有多克隆游离轻链时,该试验可出现假阳性结果,应进一步验证。

正常新鲜尿 BJP 检测为阴性(新生儿可以微弱阳性)。尿 BJP 见于 60%～70% 的多发性骨髓瘤患者,16%～25% 的巨球蛋白血症、20% 的良性单克隆免疫球蛋白血症、3% 的淀粉样变性症患者等。多发性骨髓瘤的肾损害多见(60%～90%),损害的表现可为肾小管功能异常(可能是 BJP 直接毒性作用)、慢性肾损害引起尿毒症、高钙性肾病、肾盂肾炎、肾淀粉样变(发生率为 6%～15%)、纤维蛋白沉积等。当发现类似肾损害表现及 BJP 尿时,可借助血清 M 蛋白测定及骨髓瘤细胞检查等手段来帮助确诊多发性骨髓瘤。

三、尿沉渣检查

尿沉渣主要用来检查肾实质疾病。对尿路感染、肾盂肾炎、间质性肾炎、急性肾小管坏死、肾小球肾炎、肾病综合征和胱氨酸尿等疾病的诊断尤其有用。故有学者将其称为"体外肾活检"毫不为过。

尿沉渣中有形成分特别多,有细胞类、管型类、结晶类等。镜检方法也有许多种。临床检测常采用非染色普通光镜检查,如有特殊需要,则需进行染色镜检或采用位相显微镜、荧光显微镜、干涉显微镜甚至电子显微镜进行检查。

(一)标本制备

取 10 mL 混匀尿液置于锥形刻度离心管中,以 1 500～2 000 r/min 离心 5 分钟,弃上清,留 0.5 mL 沉渣液,混匀,取一滴涂片镜检或充池计数。

(二)普通光镜非染色法镜检

先在低倍镜下(LP)粗略检查全片是否有结晶或管型,再用高倍镜(HP)辨认管型种类及尿液中细胞与其他成分。镜检时,应观察多个视野,取其平均值进行报告,应注意盖玻片边缘的管型成分,再则需要在柔和的光线下进行观察,以免使反光弱的有形成分漏检。

(三)普通光镜染色法镜检

尿沉渣中有形成分特别多,若形态有不典型改变时,则需根据不同的要求采用不同的染色法进行检查。

(四)尿沉渣中有形成分

1.细胞成分

(1)红细胞:正常人在生理状况下,可自肾小球漏出一定数量的红细胞,但 24 小时尿液中不超过 1 百万个或每毫升尿中不超过 8 000 个。

尿中红细胞由于受尿液渗透压、pH 值等内环境因素的影响,其形态不如外周血涂片中红细胞那样规则。一般来说,来自下尿道,酸性、等渗、新鲜尿液中的红细胞常呈均一型。在低渗尿中,红细胞胀大而呈无色空环形,通常称之为红细胞淡影或"鬼影细胞"。在高渗尿液中,红细胞则可皱缩呈桑葚形或星状,称棘细胞。而来自肾小球的或肾小管髓袢上升支以前的红细胞,其大小、形态、颜色改变更大。

(2)白细胞:正常人尿液中白细胞一般为 0～5 个/HP,若超过 5 个/HP 则为不正常。在沉渣涂片中,白细胞可单独出现也可成堆出现,数量增加到一定程度,尿液可出现混浊。

尿液中检出的白细胞有中性粒细胞、淋巴细胞与嗜酸性粒细胞等。通常借助特殊染色将他们区分开来。①中性粒细胞:尿沉渣中检出的白细胞多为中性粒细胞。临床上常采用瑞氏或吉姆萨染色法鉴别。但在细胞成分多时,特别是在尿液渗透压高时,中性粒细胞与肾小管上皮细胞通常难以区别,此时巴氏染色是区别两者的好方法。在低渗尿中,中性粒细胞肿胀、胞质内出现大量发亮的细颗粒,呈布朗运动,此种细胞即为"闪光细胞",有人认为其与泌尿系统感染部位有关。②淋巴细胞:淋巴细胞在尿液中较为常见,当其数量异常增多时常称淋巴细胞尿。由于其与肾小管上皮细胞形态比较相似,因此,临床上常用吉姆萨染色鉴别单核淋巴细胞与肾小管上皮细胞。③浆细胞:尿中浆细胞与淋巴细胞较易混淆,通常用巴氏染色将其区分开。④嗜酸性粒细胞:该细胞在尿中很少检出,若有此类细胞,则为嗜酸性粒细胞尿。临床意义:泌尿系统感染或结石合并感染时,中性粒细胞计数大量增加,此外,在麻疹、病毒性上呼吸道感染、系统性红斑狼疮、川崎病、肾小球肾炎、泌尿系统结石、阑尾炎、胰腺炎时,尿中白细胞计数也轻度增多。嗜酸性粒细胞尿多出现在药物过敏、寄生虫感染、间质性肾炎、间质性膀胱炎患者的尿沉渣中。若在尿中检出典型规则的淋巴细胞,则提示炎症处于慢性期,如在狼疮性肾炎、肾移植的急性排斥反应及病毒感染过程中,均能在患者尿中检测到淋巴细胞。但若在尿中发现淋巴细胞核有突出、不规则的变化,则应考虑其他恶性病变。

2.上皮细胞

尿沉渣中能检测到的上皮细胞大约有 4 种:肾小管上皮细胞(即小圆上皮细胞)、尾形上皮细胞、鳞状上皮细胞及大圆形上皮细胞。

(1)肾小管上皮细胞呈扁平状、立方形或圆柱形,直径约 15 μm,核大而圆,核居细胞中央或偏离中央,核膜清楚。实验室常用巴氏染色法区分肾小管上皮细胞、中性粒细胞及淋巴细胞。尿中若出现肾小管上皮细胞,则说明肾小管有损害。

(2)尾形上皮细胞多来自肾盂,少数来自输尿管及膀胱颈部。细胞呈纺锤形或拖尾形,核较大。有2个或 2 个以上核,胞质常有空泡。尿中检测到该细胞,则提示相应部位的炎症。

(3)大圆形上皮细胞胞体呈圆形,核稍大,呈圆形或卵圆形,主要来自膀胱和阴道,正常尿中偶尔出现,膀胱炎时成片脱落。

(4)鳞状上皮细胞是一种较大、扁平状不规则细胞,细胞边缘常折叠,胞质量多,核较小。该细胞主要来自泌尿道和阴道,故女孩尿中多见。尿道炎时可大量出现。

3.尿管型成分

管型主要来自远端肾小管及集合管,边缘整齐,一端常大于另一端,一端钝圆而另一端常略有细尾或两端钝圆,管型圆柱体有时笔直、有时弯曲或卷曲。离心后管型可被折断而成短圆柱体。由于管型是肾源性的,所以管型的检出是肾实质病变的重要指标。

管型的基质成分是由髓袢升支厚壁段及远曲小管分泌的 Tamm-Horsfall 蛋白(T-H 蛋白)组成,这是一种糖蛋白。在肾小管及集合管中形成。管型的形成主要受小管液流量与局部理化性状的影响,其大小主要与管径大小有关。根据管型的组成成分不同,可将其分为以下几种类型。

(1)透明管型:透明管型呈圆柱状,无色半透明,主要由 T-H 蛋白组成,偶含少数颗粒状,暗视野下较清晰。正常儿童晨尿中偶见透明管型。但在剧烈运动、高热、直立性蛋白尿、全身麻醉及心功能不全时引起肾脏轻度或暂时性功能改变时,尿中可出现少量的透明管型。而在肾实质病变如肾小球肾炎时,可见透明管型明显增多。

(2)细胞管型:细胞管型根据管型中各种细胞成分不同可分为 3 类。①红细胞管型:通常呈铁锈色或红褐色,经联苯胺染色可见管型内充满红细胞,与不同比例的红细胞和红细胞碎片颗粒或全为红细胞碎片颗粒 3 种形式。红细胞管型常见于急性肾小球肾炎、急进性肾炎、溶血尿毒综合征、过敏性间质性肾炎等。②白细胞管型:管型内含有几个以上的白细胞或整个管型充满白细胞。白细胞管型常提示肾实质细菌感染,如急性肾盂肾炎。但过敏性间质性肾炎、急性肾小球肾炎早期也偶见白细胞管型。③上皮细胞管型:表示有肾小管上皮细胞剥脱。可分为两类:一类是由脱落的小管上皮细胞与 T-H 蛋白组成,多数上皮细胞管型属此类,常见于急性肾小管坏死、肾淀粉样变性、重金属或化学药物中毒,亦可见于肾小球肾炎;另一类是由于成片上皮细胞与基底膜分离,脱落的细胞黏在一起而形成的,常见于急性肾小管坏死。上皮细胞管型与白细胞管型常易混淆,实验室常采用巴氏染色法将其区分开来。

(3)颗粒管型:指管型基质中含有较多颗粒,且大小不等,形状、折光不一。过去曾一度认为该颗粒为细胞崩解的产物,目前已经免疫荧光证实颗粒是血浆蛋白。该管型常见于急慢性肾小球肾炎、肾盂肾炎、肾移植排斥反应等。

(4)蜡样管型:常呈蜡黄色、浅灰色或无色,基质较厚有折光性,是细胞管型在远端肾小管内长期滞留或淀粉样变性的上皮细胞溶解而成,常见于慢性肾小球肾炎、慢性肾功能不全晚期或淀粉样变性。

另外,还有些管型如胆色素管型、结晶管型、细菌管型、真菌管型、脂肪管型、混合管型、类管型和假管型,在此不做一一介绍。

4.结晶成分

尿中结晶成分主要来自饮食代谢和药物,结晶成分在尿液中饱和度或溶解性发生变化时,便从尿中结晶析出,其检出与温度及酸碱度有关,临床上具有病理意义的结晶如下。

(1)尿酸结晶:尿酸是人体嘌呤代谢的终产物,常以尿酸或尿酸盐的形式排出体外。光镜下呈红褐色或无色的菱形、长方形、斜方形,偶尔呈六边形。易溶于氢氧化钠,正常人尿中可检出尿酸结晶,但新鲜尿若有大量尿酸结晶,应警惕尿酸结石。

(2)胱氨酸结晶:为无色六角形薄片,胱氨酸病或胱氨酸尿时,可大量出现,有时可能形成结石。

(3)亮氨酸结晶:淡黄色,呈小球形或油滴状,有密集辐射状条纹。常出现在肝脏病变患者的尿液内。

(4)酪氨酸结晶:为细针状晶体,常呈束状或羽毛状排列,多呈黑色。临床意义与亮氨酸结晶相似。

(5)胆固醇结晶:为无色薄片状,方形缺角,常浮于尿表面。膀胱炎、肾盂肾炎患者尿中可检测到此类结晶。

(6)磷酸钙结晶:为无色楔形、三棱形、粒形、片形,排列呈星状或束状。碱性尿中易析出。常见于慢性膀胱炎、尿潴留。

(7)磺胺类药物结晶:主要见于服用过量磺胺类药物患者尿中。

5.其他有形成分

(1)类柱状体:形态与管型类似,但一端细小(似黏液丝)。类柱状体易扭曲或弯曲,如螺旋状,经常是透明的,也可含有其他成分。由于其常与透明管型同时出现,故其检出意义同透明管型,多见于肾血液循环障碍或肾脏受刺激时。

(2)黏液丝:形态丝状不规则,边缘不整齐,长短、粗细不匀,末端尖细或分支,常自身盘旋,宽大的黏液丝中可含有白细胞等,易与管型相混淆,整个泌尿道均可产生。正常尿内可少量存在,尿道袋症或受刺激时,大量增加。肾小球肾炎患者的尿黏液丝中含有免疫球蛋白(IgG、IgA、IgM)。尿黏液丝免疫荧光检查,有诊断肾小球肾炎和鉴别肾小球肾炎与泌尿系统感染的意义。

(3)酵母:酵母光滑、无色,常呈卵圆形,有双层折光壁,大小不一,带有芽孢。易与红细胞相混淆,但加酸、加碱、加水不引起菌体溶解,对伊红、联苯胺不着色,可与红细胞区别开来。巴氏染色、乌洛托品硝酸银染色,能很好地识别尿沉渣中酵母及其他真菌。清洁尿中查出酵母及其他真菌,表示泌尿系统有酵母或其真菌感染。

（4）脂肪球（脂肪小体）：尿中脂肪球或游离或掺和到管型、细胞中，或存在于蜕变、坏死的细胞中，如肾小管上皮细胞、多叶核白细胞等（细胞中的脂肪球或来自肾小球滤过的脂肪的掺和，或是吞噬细胞消化类脂质或其他细胞的产物，或是细胞本身发生脂肪变性形成）。类脂物亦可以游离脂肪球形式出现在尿中。脂肪球大小不一，折光强，呈黄棕色，而在低倍镜下，有时可能为黑色。在脂肪尿中，游离脂肪球可以浮在尿液表面。脂肪球由胆固醇或游离胆固醇组成，如果他们是各向异性的，偏振光下呈"马耳他十字"，但用苏丹Ⅲ或油红O脂肪染色不上色；如果是由三酰甘油（甘油三酯）组成，或中性脂肪，将没有"马耳他十字"，但可用苏丹Ⅲ或油红O脂肪染色上色。发现游离脂肪球的临床意义与发现脂肪管型相同。

四、尿糖检查

正常儿童尿中无糖。当小儿血糖超过肾糖阈值（8.88 mmol/L 或 160 mg/dL）时，肾小管不能将肾滤液中的糖完全重吸收，或肾小管重吸收功能障碍时，均可引起糖尿。

（一）测定方法

临床上尿糖检查方法有许多种，如发酵法、还原法、旋光法、苯肼试验、葡萄糖氧化酶试纸法等，近年来开展的葡萄糖氧化酶试纸法，对葡萄糖有高度的特异性，且操作简便、灵敏度高，并可做半定量检测。其基本原理是葡萄糖氧化酶能使尿中葡萄糖氧化为葡萄糖酸并释放过氧化氢。在过氧化物酶的存在下，碘化钾被过氧化氢氧化呈绿至棕色，然后比色判定结果。

（二）临床意义

1.肾外性糖尿

主要由糖尿病、库欣综合征、半乳糖血症、果糖或乳糖不耐受症引起。

2.肾性糖尿

血糖正常，近端肾小管功能不全而导致葡萄糖再吸收障碍所致。如新生儿和严重感染的一过性糖尿、肾性糖尿病、周期性呕吐、药物中毒、一氧化碳中毒、胱氨酸尿症、Fanconi综合征、Lowe综合征、肝豆状核变性及糖原贮积症Ⅰ型等。

3.应激性或暂时性糖尿

主要由脑外伤、精神过度紧张、窒息缺氧、食糖过多及服用氢氧噻嗪等药物引起。

4.内分泌性糖尿

主要见于胰岛仅及β细胞病变、甲状腺、肾上腺皮质、髓质及腺垂体等内分泌功能亢进等病变。

五、尿酶检查

肾脏特别是近曲小管上皮细胞中酶含量非常丰富,在肾脏病时,很易引起尿酶的改变。因此,测定尿酶,可以作为肾脏病的诊断与疗效观察指标,且取材方便,可以连续观察。

(一)尿酶的种类

尿酶有几十种,主要分四大类。

1.氧化还原酶

如乳酸脱氢酶(LDH)。

2.水解酶

如碱性磷酸酶(ALP)、溶菌酶(LYS)、β-葡糖醛酸糖苷酶(β-Glu)、N-乙酰-β葡萄糖苷酶(NAG)、丙氨酸氨基肽酶(AAP)、亮氨酸氨基肽酶(LAP)。

3.转换酶

如谷草转氨酶(GOT)、谷丙转氨酶(GPT)、γ-谷氨酰转肽酶(γ-GT)等。

4.裂解酶

如醛缩酶、透明质酸酶等。

(二)尿酶的来源

1.主要来源

(1)血液:血液中相对分子质量<8万以下的酶,可从肾小球滤出,但部分或全部由肾小管重吸收,仅少量排于尿中(如溶菌酶)。

(2)肾实质:近曲小管上皮细胞含酶最丰富,正常代谢时,少量酶可从细胞膜渗透或随上皮细胞脱落排入尿中。

(3)肾盂、输尿管及膀胱上皮细胞,主要含β-Glu。

2.其他来源

(1)血清内酶含量增高,或因肾小球受损、肾小管重吸收障碍,使血清中大分子酶类也出现在尿中。这种血液来源的酶类,其同工酶电泳图形与肾脏局部产生的酶不同,可用同工酶电泳法区分。

(2)肾小管上皮细胞受损,如炎症、中毒、缺氧、排异、肿瘤等损害,早期肾小球细胞膜渗透性改变,近端肾小管上皮细胞的刷状缘脱落,肾小管重吸收障碍;

重者细胞坏死分解,尿酶大量增加,并出现新的尿酶,如 NAG。

（3）由肿瘤、炎症细胞或细菌分解产生。

(三)影响尿酶活性的因素

1.抑制剂

如尿酸、尿素、无机磷酸及青霉素、磺胺类、水杨酸盐等。尿酶抑制剂可通过稀释、透析及凝胶过滤等方法排除。

2.亲溶酶体物质

如甘露醇、葡萄糖、氨基糖苷类抗生素、胆汁酸、蛋白质等使溶酶体破坏,释放大量酶,故可使尿酶增高。

3.稀释

尿酶在稀释尿中的稳定性降低。

4.假活性

酶的活性测定时有时存在假活性。

5.尿液色素

尿液色素太浓能严重干扰临床实验室检查的比色分析。

6.透析

透析引起渗透压变化从而可以影响酶的活性。

7.留尿时间与方式

留尿时间长会使尿酶失活,防腐剂则抑制尿酶的活性。

由此可见,影响尿酶活性的因素多种多样,所以,在报告尿酶活性时,同时报告肾功能参数、组织学改变、血清酶活性改变等对肾脏病才有诊断价值。

(四)临床意义

1.ALP

在肾实质分解、坏死、肾小球通透性增加或肾小管上皮细胞坏死脱落等病理状态下,可导致尿 ALP 活性增高。急性和急进性肾小球肾炎、狼疮性肾炎、糖尿病性肾病、肾小管坏死、肾梗死等病理状态时尿 ALP 活性提高,肾肿瘤及肾移植急性排斥过程中,ALP 活性也提高。

2.LDH

急性肾小球肾炎、明显的肾小动脉硬化、系统性红斑狼疮性肾炎、急性肾小管坏死、急性肾盂肾炎时尿 LDH 活性增高。肾病综合征、慢性肾脏疾病活动期,尿 LDH 活性也可增高。

3.γ-GT

在肾脏疾病中,尿 γ-GT 的活力变化主要见于急性和慢性肾盂肾炎;肾病综合征、肾缺血、肾移植排斥反应时 γ-GT 活性增高,肾实质恶性肿瘤时尿 γ-GT 活性明显降低。

4.LYS

尿内 LYS 增高见于肾小管酸中毒、Lowe 综合征、肝豆状核变性、胱氨酸尿、慢性镉中毒、遗传性果糖不耐受症及慢性肾小球肾炎。此外,肾炎性肾病尿 LYS 值明显高于单纯性肾病。

5.LAP

肾病综合征及家族性青年性肾结核活动期 LAP 活性增高,慢性肾功能不全显著增高。使用某些药物如磺胺、链霉素、多黏霉素、卡那霉素后,也可使尿中 LAP 活性增高。

6.β-Glu

急性肾小球肾炎时尿 β-Glu 活性明显增高,系统性红斑狼疮性肾炎、肾结核、急性肾小管坏死时 β-Glu 活性也增高。活动性肾急性肾盂肾炎时尿 β-Glu 活性增高,而非活动性肾盂肾炎时大多正常。故尿 β-Glu 活性可作为肾盂肾炎有无活动性的诊断依据之一。

7.NAG

NAG 是一种溶酶体酶,相对分子质量为 130 000～140 000,不能由肾小球滤过,当肾脏组织损害时,肾组织内的 NAG 释放至尿中,此时尿中 NAG 活性增高,常见于局灶性肾炎、膜增生性肾小球肾炎、家族性肾炎、慢性肾炎、慢性肾盂肾炎、系统性红斑狼疮性肾炎、溶血性尿毒综合征及肾衰竭等。急性肾小球肾炎时尿 NAG 活性也增高。肾病综合征患儿尿 NAG 水平轻度升高,激素治疗后,尿 NAG 逐渐降低至正常。若酶持续升高,提示病情未稳定或会复发。此外,临床上使用对肾脏有损害或毒性的药物,如庆大霉素,可测定尿 NAG 以便为早期诊断提供参考依据。

8.AAP

AAP 自肾小球滤出,在近端小管刷状缘中浓缩。如肾小管损伤(中毒、急性肾小管坏死)时,肾 AAP 或尿 AAP 增加。静脉滴注甘露醇、右旋糖苷、放射性造影剂、胆酸、氨基糖苷类抗生素等药后,均能激惹肾释放出此酶,致尿中排出 AAP 暂时增加。急性肾炎、急性肾盂肾炎、肾恶性肿瘤时均可见 AAP 排出增加。

9.LAP

肾脏是 LAP 酶含量最高的器官,肾皮质比髓质中含量又高 1 倍,而在肾近端小管上皮细胞中含量最丰富、肾小球中较低,所以说尿中 LAP 升高,一般反映肾小管上皮的损害。LAP 升高常见于急性肾炎、急性上尿路感染、急性肾衰竭、药物性肾中毒、肾肿瘤、肾移植排斥反应时,而病情稳定后尿中 LAP 可恢复正常。

六、尿的细菌学检查

正常人的尿自形成到贮存于膀胱全过程应无细菌生长,但若在排出体外后被外生殖器或容器中细菌污染就会很快繁殖。因此,用于细菌学检查的尿标本应无菌操作留取,多采用:①冲洗外阴后留取中段尿;②耻骨上膀胱穿刺术取尿;③导尿法:由于夜间尿在尿路中停留时间较长,细菌数最多。因此,进行尿的细菌学检查时,以晨尿最好,留尿后必须尽快培养检查,或置于冰箱中保存,以免影响结果的准确性。

(一)直接涂片检查

取混匀新鲜中段尿直接涂片检查或革兰染色后直接镜检,正常人尿应无细菌。若找到 1 个细菌则表示存在菌尿。

(二)尿沉渣涂片检查

取晨尿 10 mL 离心(同尿红细胞检查),留沉渣涂片,革兰染色镜检找细菌,油镜下每个视野见 2 个以上细菌者,则被认为是有意义的细菌尿(含细菌$>10^5$/mL),其可靠性为 $80\%\sim90\%$,简便快速。

(三)细菌培养计数

1.定量接种环法

用接种环蘸取约 0.001 mL 尿液在血平板上涂抹划线,培养 5 小时后进行菌落计数。若为阳性球菌,细菌数$>10^3$/mL 即为菌尿,而阴性菌数$>10^5$/mL 才考虑为菌尿,10^4/mL$\sim10^5$/mL 为可疑菌尿。但若培养皿上有多种细菌生长,即使细菌数$>10^5$/mL,应怀疑是否污染。

2.浸片法

这是一种简易快速的细菌定量检查法。即直接在玻片上涂上一层特殊的培养基,然后将玻片直接浸入患者尿液中,取出稍沥干。37 ℃培养 24 小时,肉眼观察菌带密度并与人工标准板(10^2/mL、10^3/mL、10^4/mL、10^5/mL、10^6/mL、

$10^7/mL$)比较,粗略估计尿中细菌数。

3.特殊培养法

若怀疑为某种特殊细菌感染,则应采用特殊培养基进行培养。①中段尿检查诊断肾盂肾炎、膀胱炎时,需 2 次以上的培养检查,检出的是同种细菌,尿液细菌数在 $10^5/mL$ 以上时方可确定诊断;②膀胱穿刺取尿培养,正常人无菌,少量细菌也可能为尿路感染(细菌数在 $10^3/mL$~$10^5/mL$ 尿液);③在疑为肾盂肾炎和膀胱炎时,尿液沉渣涂片染色检查,大约菌落数在 $10^5/mL$ 以上者,即可认为由检出菌引起的感染;细菌在 $10^3/mL$ 尿液以下时,一般是尿道常在菌的污染;菌落数在 $10^3/mL$~$10^5/mL$ 尿液时,要结合病情,反复检查,以区别是病原菌还是污染的,常在菌尿中细菌数有一定的鉴别诊断意义。Kass 等观察了尿路感染患者中段尿的细菌数,经统计分析,经一次培养尿液中>$10^5/mL$ 个细菌者,其诊断的可信性为 80%,二次培养>$10^5/mL$ 个细菌者为 91%,3 次培养均有$10^5/mL$以上个细菌者其尿路诊断的可信性达 95%。通常把每毫升含有 $10^5/mL$ 个以上的细菌的尿标本称为"有意义的细菌尿"。

尿培养的常见微生物可分为:致病菌如大肠埃希菌、副大肠埃希菌、克雷伯菌属等急性感染者,变形杆菌、假单胞菌属、结核分枝杆菌等慢性感染菌,链球菌、葡萄球菌等在肾盂肾炎、下尿路感染、慢性肾炎合并尿路感染为 82.2%~95%,平均 90%;无泌尿系统感染者(包括慢性肾炎、急性肾炎、急性肾小管坏死)平均为 27.9%。以尿沉渣中中性分叶核粒细胞 70% 为分界,可将感染与非感染患者区分开来;或将沉渣中有核细胞分类,一类为中性分叶核粒细胞,另一类为单个核细胞(包括中性未分叶核细胞、淋巴细胞、肾小管上皮细胞),以前者为主,则提示可能有尿路细菌感染。

第二节　肾功能检查

肾脏是人体重要的生命器官。其主要生理功能之一是生成尿,排出废物,从而使人体的内环境保持相对稳定。正常人每天通过肾小球滤出的原尿约 180 L,通过肾小管的重吸收,实际排出体外的尿量仅 1~1.5 L。由此可知,肾脏一旦受损造成其功能减退将会导致机体各个系统功能障碍及器质上的损害,最终导致生命危险。由于部分肾病患者可无任何临床表现,偶于体检发现尿异常及高血压,进一步检查肾功能时可能已有改变。若等到出现临床症状时,肾功能改变已达严重程度。因此,肾功能检查对了解有无肾脏疾病、疾病的程度、选择治疗方式、预后及对肾脏病的研究均有重要意义。

一、肾小球功能检查

(一)血尿素氮的测定

血尿素氮(BUN)是人体蛋白质代谢的终末产物,是非蛋白氮的主要组成成分。当肾小球的滤过功能下降到正常的 1/2 时,BUN 升高。因此,BUN 虽能反映肾小球的滤过功能,但并非特别敏感的指标。对 BUN 值的临床评价,应结合其他资料综合分析判断。正常新生儿参考值为 $1\sim3.6$ mmol/L,婴儿 $1.8\sim3.6$ mmol/L,儿童 $3.6\sim5.4$ mmol/L。

血尿素氮增高见于以下情况。

1. 蛋白质丰富的饮食

当肾小球滤过功能已有所减低时,这种影响更为明显。

2. 蛋白质分解过多

如饥饿、急性传染病、大面积烧伤、大手术后、持续高热及甲状腺功能亢进症等,尿素氮产生过多。

3. 某些肾前或肾后因素

如脱水、水肿、腹水、尿路结石或肿瘤等引起尿路梗阻,使尿量显著减少或尿闭时,尿素氮排出减少。

4. 肾脏疾病

如慢性肾炎、肾动脉硬化症、肾结核和肾肿瘤的晚期等,有效肾单位损害超过 60% 以上时,尿素氮排出减少,当血尿素氮 >21.4 mmol/L(60 mg%)时,称为尿毒症。

(二)血清肌酐

血清肌酐是人体内肌酸的代谢产物。肌酸主要在肝脏和肾脏由氨基酸代谢生成,生成后再通过血液循环到达肌肉组织(主要是骨骼肌)中,经肌酸激酶催化肌酸可转变为磷酸肌酸。肌酸和磷酸肌酸是肌肉收缩的能量来源和储备形式。而磷酸肌酸不稳定又可转化为肌酐。

正常人肌酐的排泄主要通过肾小球滤过。原尿中的肌酐不被肾小管重吸收。当静脉注射肌酐使血肌酐浓度异常增高时,肾小管也能排泌相当量的肌酐。

血清肌酐水平主要取决于肌肉中肌酐的含量,受饮食影响较少,昼夜尿中排泄量常保持在一定范围内。正常小儿血清肌酐浓度随年龄不同而异,出生后血清肌酐值高。6个月至2岁为低值,2～11岁则随身高按比例增加。

由于血清肌酐值很少受蛋白质代谢及饮食与饮水的影响,故用于判断肾功能较可靠。但由于在肾脏疾病时,血清肌酐升高缓慢,小儿血清肌酐浓度的范围相对较大,即使GFR可能已降低50%,其血清肌酐值可能虽有所增高,但仍在正常范围内。只有当肾小管滤过率降低60%以上时,才开始上升至超过正常范围,故血清肌酐值测定有助于较明显的肾功能不全的判断。在急性肾小球肾炎,特别是早期病例,血清肌酐一般不高,如有升高,是病情严重的表现。

(三)BUN/Cr的临床意义

肾功能正常时,BUN/Cr的比值通常为10/1。当BUN≥7.5 mmol/L(25 mg/L)时,即可诊断为氮质血症。当发生氮质血症且BUN/Cr增高时,常提示此氮质血症系肾前因素引起。氮质血症伴BUN/Cr下降时,则提示病变多为肾脏本身实质性病变引起。因此,BUN/Cr的比值可用于鉴别肾前性及肾性氮质血症。

(四)肾小球滤过率

1.基本概念

单位时间内从双肾滤过的血浆的毫升数即肾小球滤过率(GFR)。它是测定肾小球滤过功能的重要指标。

用清除率来表示肾小球滤过功能比单纯测某物质从尿中排出的绝对量更好,因后者与血浓度有关,而清除率能更好地反映肾脏的排泄功能,即净化血液的程度。

2.菊粉清除率

菊粉是从植物块茎中提取的不带电荷的果糖聚合物,人体内无此物质。菊粉无毒性,不参与任何化学反应。它可以从静脉注入人体,不与血浆蛋白结合,主要分布于细胞外液。菊粉可以从肾小球中滤过却又不被肾小管重吸收,人体既不能合成也不能分解,完全符合上述测定GFR的要求。再者,菊粉在血浆中的浓度并不影响GFR测定的准确性。故菊粉清除率可正确反映肾小球的滤过功能,可以作为测定GFR的"金标准"。

测定菊粉清除率时,患者应于清晨空腹平卧,静脉滴注10%菊粉溶液,同时放置导尿管。待血浆中菊粉浓度稳定在5.56 mmol/L水平,每分钟尿量稳定后,测尿中菊粉浓度,代入公式[菊粉清除率=(Uin·v)/Pin]即可求出菊粉清除率数值,亦即患者的 GFR。菊粉清除率虽然精确,但由于测定时程序繁杂,故不适于临床应用,应考虑以体内其他物质的清除率代替菊粉清除率。急性肾小球肾炎、肾功能不全时其清除率显著降低,慢性肾小球肾炎、肾动脉硬化症时均有不同程度的降低,肾盂肾炎时可稍有降低。

3.内生肌酐清除率测定

正常人体内肌酐根据来源不同,可分为内源性和外源性。若限制受试者摄取含肌酐的饮食,待外源性肌酐排出,此时血浆内肌酐为内源性的。由于肌酐大部分可经肾小球滤过,而又不被肾小管重吸收,且在一般情况下,肾小管认为仅分泌少量肌酐,所以肌酐清除率基本上能反映 GFR。所以,目前临床上常采用此法测定肾小球滤过功能。临床上常将肾脏在 1 分钟内把若干毫升血浆内的内生肌酐全部清除出去称为内生肌酐清除率(endogenous creatinine clearance rate,Ccr)。

(1)方法:①受试者连续 3 天低蛋白饮食,禁食肉类,且避免剧烈活动。②第 4 天晨 7 时排尽尿液弃之,准确留 24 小尿液(4~5 mL 甲苯防腐),准确测定尿液总量及尿肌酐含量,同时于留尿当天采血测定血浆肌酐浓度。③用下式计算内生肌酐清除率。

$$内生肌酐清除率(mL/min)=\frac{尿肌酐浓度(mmol/L)\times 尿液量(mL/min)}{血浆肌酐浓度(mmol/L)}$$

$$矫正内生肌酐清除率[mL/(min\cdot 1.73\ m^2)]=\frac{实测内生肌酐清除率\times 1.73\times 成人标准体表面积(m^2)}{小儿实测体表面积(m^2)}$$

(2)正常值:新生儿为 25~70 mL/(min·1.73 m^2),6~8 个月为 65~80 mL/(min·1.73 m^2),2~3 岁以上为 80~126 mL/(min·1.73 m^2)。

(3)临床意义:①此实验操作方便,是目前常用的检查肾小球功能的方法。②内生肌酐清除率降低见于不同程度的肾功能损害,测定结果可以粗略估计有效肾单位数。但当肾功能不全时,肾小管的排泄也相应增加,故其测定的结果比实际的清除率偏高。③婴幼儿正常值波动范围较大,准确性较差。

4.半胱氨酸蛋白酶抑制剂 C 测定

半胱氨酸蛋白酶抑制剂 C 是一种非糖基化的碱性蛋白产物,由 120 个氨基酸组成,这种蛋白质是细胞溶酶体半胱氨酸蛋白酶的抑制剂。其基因是看家基因,在所有有核细胞中都可以表达,产生速度十分稳定,不受炎症、感染、肿瘤、饮食、体重及肝功能变化的影响,相对分子质量大于肌酐,且带正电,易通过肾小球滤过屏障,它在体内唯一的代谢途径是通过肾脏排泄,并在肾小管上皮细胞内完全降解,这些特点使它能更好地反映肾小球滤过屏障通透性的早期变化,半胱氨酸蛋白酶抑制剂 C 在 GFR 检测方面具有更高的敏感性与特异性。

(1)测定方法:以免疫试验为基础,有 4 种方法可测定半胱氨酸蛋白酶抑制剂 C。①酶放大免疫测定技术,此法烦琐,不适于大样本检测。②带荧光标记的多相酶放免实验。③比浊法免疫试验,仅需时约 15 分钟,较快捷。④颗粒强透免疫比浊法(particle enhanced turbidimetric immunoassay,PETIA)是目前较常用的方法。测定试剂盒购自德国 Doda Behriny 公司。将兔抗人半胱氨酸蛋白酶抑制剂 C 多克隆抗体标记在聚苯乙烯乳胶颗粒上,采用乳胶颗粒增强的免疫散射浊度法测定。测定在 Behring Nephelometer 系统上完成,质控品测定值在靶值上下 10% 以内即进行标本测定。利用固定时间法,读取一定时间范围内(10 秒和 6 分钟)体系光散射的变化,计算血清标本中的半胱氨酸蛋白酶抑制剂 C 水平。

(2)测定值:半胱氨酸蛋白酶抑制剂 C 测定,临床上常用单位为"mg/L",故下文仍用此单位。成人男性 17~60 岁为 0.62~0.91 mg/L;成人女性 17~60 岁为 0.52~0.83 mg/L;儿童<5 个月 0.8~2.3 mg/L,>5 个月 0.5~1.1 mg/L。

儿童 5 个月以后半胱氨酸蛋白酶抑制剂 C 参考值范围与成人类似,可直接利用半胱氨酸蛋白酶抑制剂 C 的测定结果,而不经体表面积或体重的转换来反映肾小球滤过功能改变。

(3)临床意义:半胱氨酸蛋白酶抑制剂 C 增高见于肾小球滤过功能受损。半胱氨酸蛋白酶抑制剂 C 与 24 小时 CCr 有同样的敏感性,比肌酐更能够早期反映肾小球滤过功能的损害。尿中半胱氨酸蛋白酶抑制剂 C 水平亦可作为肾小管损害的监测指标,正常尿中半胱氨酸蛋白酶抑制剂 C 水平很低(3.0 mg/L)。因半胱氨酸蛋白酶抑制剂 C 测定具有无放射性,无须昂贵的技术设备,也无须准确肾留取 24 小时尿液等优点,适应患者更广泛,故可作为临床检测肾小球滤过功能和肾小管损害更便捷的方法。

5.尿素清除率试验

尿素可被肾小球自由滤过,60% 排出体外,40% 被肾小管重吸收。肾小管对尿素的重吸收量与尿量成反比,若每分钟尿量>2 mL,尿素排除较多,称最大清除率;如每分钟尿量<2 mL,尿素排除减少,清除率与尿量的平方根成正比,称标准清除率;若每分钟尿量<1 mL,则不宜进行此试验。正常 1.73 m² 体表面积的成人,最大清除率正常值为 75 mL/min,标准清除率正常值为 54 mL/min。

(1)方法:试验日停进早餐。患者饮水 1 杯,30 分钟后排尽尿弃之,记录时间。第一次排尿后 1 小时再排尿,收集、记录时间。采静脉血 2 mL,草酸钾抗凝。患儿再饮水一杯,1 小时收集尿液,计量。分别测定尿量,血、尿中尿素氮浓度。根据测定值,求出清除率 C 值。临床上亦常根据实际体表面积加以矫正,以正常成人值为 100%,求出百分率,作为表示的尿素清除率。

$$矫正后尿素清除率(\%)=\frac{尿素清除率\times1.73\times100}{75(或54)\times实测体表面积(m^2)}$$

(2)正常值[单位:mL/(min·1.73 m²)]:新生儿为 30,6~8 个月为 45~60,2~3 岁以上为 70~75。若求其百分率,则正常平均值均为 70%~130%。

(3)临床意义:尿素清除率试验是测定肾脏排泄血中尿素氮能力的方法,较测定血尿素氮更能敏感地反映肾功能情况。尿素清除率减退,见于不同程度的肾功能损害:50%~70%时可疑有肾功能不正常;<50%时,血中尿素氮可出现潴留,提示有肾功能减退;20%~40%时提示有中度损害;<20%时提示有重度肾功能损害。

(4)临床应用时应注意:尿素的最大清除率只及肾小管实际滤过率的 60%,而标准清除率常低于真值的 50%。尿素清除率试验常受饮食、尿量、肾小管重吸收功能等因素的影响。

(五)肾小球滤过分数

根据测得的 GFR 和肾血浆流量(RPF),求两者的比值可推算出肾小球滤过的部分即滤过分数(FF)。

$$FF=\frac{GFR}{RPF}$$

临床意义:肾小球滤过分数增加,常由肾血浆流量降低引起,主要表示肾脏血流障碍,见于慢性肾小球肾炎末期、肾硬化、高血压或心功能不全等。滤过分数降低,常由肾小球滤过功能障碍引起,见于急性肾小球肾炎、慢性肾小球肾炎初期等。

(六)血中 β₂-微球蛋白(β₂-MG)的测定

β₂-MG 是体内有核细胞包括淋巴细胞、血小板、多形核白细胞产生的一种小分子球蛋白,与同种白细胞抗原(HLA)亚单位是同一物质,与免疫球蛋白稳定区的结构相似。β₂-MG 广泛存在于血液、尿、脑脊液、唾液以及初乳中。正常人血浆中 β₂-MG 浓度较低。正常情况下,β₂-MG 可自由通过肾小球,然后又经近端小管几乎全部重吸收。当肾小球滤过功能受损时,血中 β₂-MG 将上升。因此,血中 β₂-MG 水平是测定肾小球滤过功能的一个较为敏感的指标。值得注意的是:类风湿性关节炎、系统性红斑狼疮、恶性淋巴瘤及骨髓瘤等疾病也可导致

血浆中 β_2-MG 升高。临床上应注意鉴别。

二、肾小管功能检查

(一)近端肾小管功能测定

1.肾小管最大重吸收量的测定

近曲肾小管重吸收功能正常时,经肾小球滤过的葡萄糖,将被全部吸收,此时尿糖试验呈阴性。若血浆中葡萄糖不断升高,超过某一浓度后,肾小管重吸收功能将不再随血浆血糖浓度升高而增加重吸收,此时的葡萄糖重吸收量称肾小管葡萄糖最大吸收量(TmG)。没有被重吸收的葡萄糖将随尿排出,此时尿糖试验将呈阳性。

(1)TmG 的计算公式如下。

$$TmG(mg/min)=GFR\times Pc-UG\times V$$

P:血浆中葡萄糖浓度(mg%);U:尿中葡萄糖浓度(mg%);V:1 分钟尿量(mL);GFR:肾小球滤过率(mL/min)。

(2)正常值:根据 Crossmann 报告,3～15 岁小儿 TmG 为(254 ± 115)mg/1.73 m²;TmG/GFR 为1.82 mg/mL。

(3)临床意义:TmG 可反映近曲肾小管的功能,是估计有效肾单位的数据。范科尼综合征、慢性肾盂肾炎、间质性肾炎等引起近曲肾小管损害时,可导致 TmG 值降低。在某些肾单位的肾小球闭塞时,导致葡萄糖不能滤过,也可使 TmG 降低。

2.肾小管排泌量测定

常采用酚红排泌试验来测定肾小管的排泌量。酚红(PSP)是一种对人体无害的染料,静脉注射后,除小部分由胆汁通过大便排出外,大部分由肾脏排出。在肾脏的排泄过程中,肾小球滤过的仅是 4%～6%的游离酚红;经近曲小管主动分泌的 94%～96%的酚红系与血浆清蛋白结合的酚红,其排泄过程包括两个步骤:第 1 步是与清蛋白结合的酚红先行解离,然后进入肾小管上皮细胞中;第 2 步是肾小管上皮细胞把酚红排出到肾小管腔内。当肾小管上皮细胞将周围毛细血管内游离的酚红排出到尿中之后,肾小管周围环境中游离的酚红含量减少,又促使结合的酚红游离,然后再从肾小管上皮细胞中排出。在刚注射之后,血浆中的酚红含量相对来说是最高的,其排出的绝对速度也应最快,于注射后 15 分钟时,已达到排泌高峰,其后排泌的酚红量逐渐降低。故注射后 15 分钟,尿中排泌的酚红量能最敏感地反映肾小管的排泌功能。肾血液循环障碍时,肾血流量下降,15分钟排泌量受影响最大,但由于血液经过反复循环,经肾脏排出的酚红逐步积累,1小时或2小时的排泌总量仍可达正常水平。因此,在规定时间测定酚红的排泌量,可作为判断近曲小管排泌功能的指标。因其排泌量在很大程度受肾血流量的影响,如休克、心功能不全、水肿等都可使酚红排泄量降低,故并非特异性检查方法。

(1)方法:①静脉注射法,试验前饮水200 mL,20分钟后排尿弃去。随即按体重5 kg以下婴儿1.8 mg(0.6%PSP 0.3 mL)、体重5 kg以上婴儿3 mg(0.6% PSP 0.5 mL)、2~5岁3.6 mg(0.6%PSP 0.6 mL)、5岁以上成人6 mg(0.6%PSP 1 mL)量,准确静脉注射0.6%的酚红。注射后15、30、60及120分钟准确地各收集尿1次,标记送检。②肌内注射法,更适合于小儿,酚红剂量同静脉注射法,注射后60及120分钟分别留尿送检。

(2)静脉注射法正常值:①15分钟值,35%(范围28%~51%)。②30分钟值,17%(范围13%~24%)。③60分钟值,12%(范围9%~17%)。④120分钟值,6%(范围3%~10%)。⑤2小时总值,70%(范围68%~84%)。

肌内注射法正常值:①色素初发现时间,5~10分钟。②60分钟值,30%~60%。③120分钟总值,50%~80%。

(3)临床意义:①如果试验操作准确,又能排除肾外因素的干扰,静脉注射法则15分钟值<25%时,即使2小时总值正常,均属肾功能减退的表现;若15分钟值<12%,2小时总值<55%,则肯定有肾功能不全;若2小时总值<40%,则提示肾功能有轻度损害,如下降至39%~25%为中度损害,降至24%~11%为重度损害,降至10%~0%为极重度损害。肌内注射法2小时排出总量<50%为异常。②本试验对肾小管有明显损害的疾病意义较大。如慢性肾小球肾炎、慢性肾盂肾炎、肾血管硬化症等,其排泌量降低,常与病变程度平行。当发展到氮质血症时,酚红排泌量常明显降低。③急性肾小球肾炎时,酚红排泌量多为正常,但血流量降低亦可导致肾小管排泌功能减退。④肾前因素引起的酚红排泌量降低见于:心功能不全、休克时,由于肾循环障碍,酚红排泌量降低;显著水肿时,因不少酚红进入细胞外液,亦可使酚红排泌量降低。

(4)注意事项:①试验前1天不能服用遇碱而显色的药物,以免干扰试验结果。阿司匹林、保泰松、青霉素等因与酚红排泄时竞争,故试验前24小时应停用。亦不可饮茶或咖啡或服用利尿药等。②尿量少时,易有误差,故试验前充分饮水甚为重要,一般饮水量为200 mL,但尿量较大时,排出量亦高。③采用静脉注射法注射酚红量应十分准确,切勿溢出血管外,否则结果偏低;注射量过多,可使结果偏高;尿液如有洒失,结果不准。上述原因引起的结果不真实须于 2 天后再复查 1 次。

3.尿中溶菌酶(Lys)及 β_2-微球蛋白(β_2-MG)测定

Lys 与 β_2-MG 均为小分子蛋白质。两者均由肾小球自由滤过,绝大部分在近端肾小管被重吸收,所以,正常情况下,尿中两者含量甚微。正常人尿中 Lys $<3\ \mu g/mL$,β_2-MG$<0.2\ \mu g/mL$。如血中含量正常,尿中含量增高,则提示近端肾小管重吸收功能障碍。

(二)远端肾小管功能检查

近端肾小管在神经体液的调节下,对机体内环境保持相对稳定具有非常重要的作用。临床上通常检查远端肾小管功能的方法主要有以下几种。

1.尿比重

若持续有低比重尿,则说明远端肾小管浓缩功能减低。

2.尿浓缩稀释试验

(1)禁水试验(Fishberg 法):当机体禁水一段时间后,呈乏水状态,正常时可因血浆渗透压升高刺激下丘脑视前区渗透压感受器,促使抗利尿激素分泌增加,后者作用于远曲小管和集合管,使之对水再吸收增加,尿液的比重和渗透压增加,出现浓缩。禁水试验可采用禁水 8、12 和 18 小时等的方法,根据情况选择。①方法:试验前日晚 6 时后禁水、禁食,就寝前排尿弃去,如夜间有尿也弃去。翌晨 6 时留第 1 次尿,7 时及 8 时再留第 2 次尿。留尿期受试者保持卧位。准确测定上述 3 份尿液的比重或尿渗透压。尿比重受温度、蛋白质含量变化及盐类结晶的影响,应予以校正。②参考值:正常小儿最高尿比重为 1.022~1.035,最高尿渗透压为 800~1 400 mOsm/L。试验结果中有一次尿比重达 1.022 或尿渗透压达 800 mOsm/L 以上即为正常。③临床意义:如 3 次尿比重皆在 1.020 以下或尿渗透压在 800 mOsm/L 以下,则示尿浓缩功能减退,比重或渗透压越低表明功能损害程度越严重,主要见于慢性肾炎、慢性肾盂肾炎、间质性肾炎、肾积水、Fanconi 综合征等。尿毒症时尿比重固定在 1.010 左右,说明肾脏只起滤过血浆的作用,而完全丧失浓缩稀释作用,为肾萎缩所致。尿浓缩功能试验较 PSP 排泌试验敏感。

注意事项:如果试验的前一天应用了任何利尿药,受试者处于水肿消退期、有心功能不全均影响测试结果。

(2)莫氏试验:受试者可维持平日的饮食生活习惯,避免试验带来的生活不便。①方法：试验前停用利尿药，晚餐照常进食，晚 8 时后不再饮食，试验日正常进食，晨 8 时排尿弃去，于上午 10 时、12 时，下午 2、4、6、8 时及次晨 8 时各留尿 1 次，分别准确测定各次的尿量和比重。②参考值：夜尿量不应超过全日尿量的 1/3，夜尿比重应较高，应达 1.020 或以上。白昼尿比重随饮水量而有所差异，可为 1.002 以上，其差异不应 <0.008。③临床意义：肾脏浓缩功能减退时表现为夜尿量超过全日尿量的 1/3，夜尿比重达不到 1.020，其尿比重固定于 1.01 左右（即等张尿），示远端肾单位的浓缩稀释功能已丧失。

尿的稀释功能的测定亦反映远端小管的功能，但由于需要在短时期内大量饮水，可引起不良反应甚至水中毒，况且又受许多肾外因素影响，不够敏感，临床上已很少采用。

3.尿渗透压的测定

正常人每天从尿中排出 600～700 mOsm 的溶质，因此，若 24 小时尿量为 1 000 mL 时，则渗透压约 600 mOsm/kg H_2O，若 24 小时尿量为 1 500 mL 时，则尿渗透压约 300 mOsm/kg H_2O。总之，尿渗透压应高于血渗透压。禁水 8 小时后晨尿的渗透压应 >700 mOsm/kg H_2O，尿蛋白对渗透压影响较小，但若有尿糖时则渗透压明显增高。

4.无溶质水清除率（free water clearance,CH_2O）

无溶质水清除率 CH_2O 是指单位时间内从血浆中清除至尿中不含溶质的水量。正常人排出的均为含有溶质且浓缩的尿，故 CH_2O 负值。负值代表肾浓缩功能，负值越大示浓缩功能越强；正值代表肾稀释尿液的功能。其计算公式如下。

$$CH_2O = 单位时间内尿量 \times \left(1 - \frac{尿渗透压}{血渗透压}\right)$$

$$= Uvol \times \left(1 - \frac{尿\ Osm}{血\ Osm}\right)$$

$$= 每小时尿量 \times \left(1 - \frac{尿渗透分子浓度}{血浆渗透分子浓度}\right)$$

其中渗透分子浓度常以渗透压表示。

正常人禁水 8 小时后晨尿 CH_2O 为 -25～120 mL/h。CH_2O 可用于了解远端肾小管浓缩功能状态。急性肾小管坏死时，CH_2O 常为正值。因此，可用 CH_2O 作为观察肾小管功能恢复状况的指标。

三、肾脏的内分泌功能检查

(一)血浆肾素活性(PRA)的测定

肾素是由肾小球旁器产生的一种糖蛋白,它具有蛋白水解酶的活性,能使血管紧张素原转化为AngI,后者在血管紧张素转化酶的作用下可转化为血管紧张素Ⅱ,血管紧张素Ⅱ可促进抗利尿激素的分泌,进一步促进醛固酮的分泌。临床上常采用放射免疫分析技术测定 PRA。其基本原理是血浆中内源性肾素和一定量肾素基质在 37% 下孵育一段时间后,即可生成一定量的 AngI,若在此反应系统中加入血管紧张素转化酶抑制剂抑制 AngI 分解,然后用放射免疫分析技术测 AngI。此时,AngI 生成量即能反映 PRA。由于试剂盒的差别及各个实验室的条件限制,PRA 的正常值略有差别。通常,原发性醛固酮增多症患儿血浆肾素活性常降低,继发性醛固酮增多症(如肾血管性高血压、巴特综合征)患者常增高。

(二)血浆血管紧张素Ⅱ测定

血浆中 AngⅡ浓度可直接应用放射免疫技术测定。

(三)激肽释放酶-激肽系统(KKS)测定

肾脏激肽释放酶-激肽系统(kallikrein-kinin system,KKS)的活性常通过测定尿中激肽释放酶而推测出来。目前,国内外常采用以下几种方法测定:①通过测定激肽生成量来推算酶活性;②使用裂解合成精氨酸酯的方法来测定其活性;③放射免疫分析技术直接测定激肽释放酶的浓度;④应用免疫学方法测尿中激肽。慢性肾炎与急、慢性肾衰竭 KKS 活性均降低。

(四)1,25-二羟维生素 D_3

肾脏是合成 1,25-二羟维生素 D_3[1,25-$(OH)_2D_3$]的主要器官。肾病综合征、慢性肾衰竭以及肾小管疾病均可引起 1,25-$(OH)_2D_3$ 降低。而原发性甲状旁腺功能亢进、结节病及特发性尿钙增多症、低血磷则可使 1,25-$(OH)_2D_3$ 升高。

目前,国内外常采用放射受体分析法、放射免疫分析等技术测定血中1,25-$(OH)_2D_3$。

临床意义:血浆 1,25-$(OH)_2D_3$ 减少见于慢性肾功能衰竭、肾病综合征、原发性甲状旁腺功能减退与假性甲状旁腺功能减退、抗维生素 D 佝偻病或软骨病、维生素 D 依赖性或假性维生素 D 缺乏性佝偻病、铝中毒、肾小管疾病(范科尼综合征、Lowe 综合征、肾小管酸中毒等),升高见于原发性甲状旁腺功能亢进、结节病、特发性尿钙增多症、低血磷、垂体生长素瘤等。

第三节 肾活检检查

一、临床意义

临床表现相同或相似的肾脏病,肾脏内在的病理改变可能千差万别,而不同的病理表现其治疗和预后也不一样。常规的血液和影像学检查并不能"窥探"到肾脏内部发生的病理变化,只有肾穿刺活检才能直观地对肾脏的病变作出判断,从而有助于肾脏病的诊断和治疗。临床上,当患者首次出现肾脏病或者病情变化时,都可能需要肾穿刺帮助明确肾脏的病理变化,确定诊断和治疗方案,并协助判断肾脏的预后。肾活检的结果也作为合理安排日常生活的依据,比如隐匿性肾炎妇女的妊娠问题,患者临床上并不表现为大量蛋白尿或血尿,但是肾脏病理可以很重,如果妊娠可能对母体或胎儿造成不利影响。

二、禁忌证

以下患者不适合肾穿刺检查:①孤立肾患者,因为一旦出现较严重的并发症,可能导致患者丧失唯一的肾脏;②有明显出血倾向的患者;③精神疾病患者,可能无法配合操作;④怀疑肾脏感染性疾病,如肾盂肾炎、肾脓肿、肾结核、肾周脓肿等;⑤严重的高血压或低血压患者,在肾穿刺活检前最好将血压控制在 $90/60\sim150/90$ mmHg;⑥严重的贫血患者,肾穿刺之前血红蛋白最好补充在 80 g/L 以上;⑦严重的血小板降低患者,肾穿刺之前血小板最好达到 60×10^9/L 以上;⑧年龄在 80 岁以上的老年患者或者妊娠 28 周以上的孕妇,一般不建议做肾穿刺,但当医师认为十分必要时,老年和妊娠并不是肾穿刺活检的绝对禁忌证;⑨慢性肾衰竭患者的血肌酐达到一定水平,此时肾脏已经萎缩,穿刺活检带来的风险明显增加,另外肾脏病理往往是慢性病变,已经失去治疗价值;⑩医师认为不宜肾穿刺的任何其他情况。

三、肾穿刺体位

首先,术前练习肾穿刺体位,一般为俯卧位,在腹部垫一高度约 10 cm 的枕头,将肾脏推向背部以利于穿刺;其次,练习在上述体位下憋气,最好分别练习深吸气后憋气、深呼气后憋气及在吸气过程中憋气,时间最好能达到 20 秒,憋气可以使肾脏位置固定,有利于穿刺针准确进入穿刺部位,减少并发症尤其是出血的发生风险;再次,练习平卧状态下大小便,肾穿刺活检后需要卧床休息6~24小时,需要在平卧状态下排尿或大便。此外,患者在肾穿刺前后应适当增加饮水量,预防穿刺后肾动脉痉挛缺血,以及尿量不足引发的肾盂出血(如果发生)血栓形成等。

四、肾活检项目

肾活检获得的肾脏组织块制成病理切片,并进行特殊处理后可在光学显微镜、免疫荧光显微镜和透射电子显微镜下观察形态学变化,从而得出病理学诊断。一般来说,光学显微镜、免疫荧光显微镜和透射电子显微镜的检查结果都是必需的,可以起到互相补充和互相佐证的作用。有些情况下,还需要其他特殊的病理学染色和检查技术来协助诊断。

五、肾活检中常见的肾脏病理表现

在肾脏的结构部分已经提到,肾脏中有肾小球、肾小管、肾间质和肾血管等,每个部位都可以发生病变。肾小球可发生细胞增殖、炎细胞浸润、坏死、硬化、特殊蛋白沉积等;肾小管可发生上皮细胞变性、坏死和脱落等;肾间质可发生细胞浸润和纤维化等;血管可发生增厚、血栓形成、血管坏死等。可以是一种病因导致多个部位发生病变,例如系统性红斑狼疮同时可以累及肾小球、肾小管和肾间质;也可以是一个部位的病变引起另一个部位的病变,例如肾小球的慢性病变导致肾间质纤维化、慢性间质性肾炎逐渐导致肾小球硬化等;偶尔可以见到多种病因导致的肾脏多部位损伤,例如肾脏病理组织同时有慢性肾小球肾炎和药物导致的过敏性急性间质性肾炎。一般来说,细胞增殖、炎症细胞浸润属于急性病变,往往有可治疗的余地,有一定的可逆性;而硬化和纤维化属于慢性病变,可恢复性小。

第四节 水、电解质和酸碱平衡检查

一、低钾血症和高钾血症

低钾血症是指血清钾浓度<3.5 mmol/L。常见的原因包括钾摄入不足或

丢失过多,其中经肾脏丢失很常见,如肾小管功能损害,使用利尿药、糖皮质激素或盐皮质激素等。低钾血症的危害包括肌肉无力甚至软瘫或呼吸困难、神志淡漠、嗜睡或意识模糊、腹胀、肠麻痹、恶心、呕吐,以及心悸、心律失常。紧急处理方法主要是在治疗原发病的基础上补钾。

高钾血症是指血清钾浓度>5.5 mmol/L。常见的原因包括肾功能不全、肌肉溶解、大量输入库存血、酸中毒等。高钾血症造成的危害包括肌肉无力甚至瘫痪、心律失常、严重的心率减低甚至心脏停搏。当血钾水平>6.0 mmol/L时,心电图可出现典型的高钾表现,并出现神经肌肉症状,此时必须进行紧急处理,具体方法有静脉注射钙剂、静脉滴注5%碳酸氢钠溶液、静脉滴注葡萄糖加胰岛素、利尿排钾等。当患者伴有肾功能异常,采用上述方法无效时,可以进行透析治疗。

二、低钠血症和高钠血症

低钠血症是指血清钠浓度低于135 mmol/L。低钠血症可以是绝对低钠,是指身体内的钠是绝对缺乏的,原因有胃肠道丢失如呕吐、腹泻,肾脏丢失如过度利尿、盐皮质激素缺乏、肾小管功能异常;也可以是相对低钠,这种情况是体内的钠并不少,只是因为水太多了,引起稀释性低钠,例如肾病综合征、肝性腹水等。低钠血症造成的危害包括乏力、恶心、呕吐、头痛、嗜睡、肌肉痛性痉挛、抽搐、木僵、昏迷、神经精神症状和共济失调等。48小时内出现的低钠血症被称为急性低钠血症,需要紧急处理,可以静脉滴注3%NaCl溶液,同时注射利尿药以加速游离水的排泄,使血钠每小时升高2.0 mmol/L。慢性无症状的低钠血症和稀释性低钠血症则在治疗原发病的基础上,限制水的摄入和利尿排出自由水。

高钠血症是指血清钠浓度高于155 mmol/L。大多数是因为机体水分缺乏导致的,例如水摄入过少、水丢失过多(超过钠的丢失);也可能是因为水分转移到细胞内,例如剧烈运动时;或者钠输入过多,例如过量输入碳酸氢钠或NaCl。早期表现有口渴、尿少、无力、恶心、呕吐、体温升高,晚期则表现为烦躁、易激惹或精神淡漠、嗜睡、抽搐或癫痫样发作和昏迷,严重者可致死。处理方法是在病因治疗的基础上补水,但禁忌补水过量引起心力衰竭。

三、高钙血症和低钙血症

高钙血症是指血清钙浓度高于2.75 mmol/L。慢性肾脏病患者出现高钙血症的常见原因包括补充钙和维生素D过量、使用高钙透析液、服用含钙的磷结合剂过量、恶性实体肿瘤累及骨骼、多发性骨髓瘤、甲状旁腺功能亢进等。高钙血症可引起畏食、恶心、呕吐、便秘、乏力、肌肉疲劳、肌张力减低、烦渴、多尿、嗜睡、神志不清,严重者甚至昏迷。长期高钙血症者可以还出现软组织钙沉积,如结膜、关节周围沉积及肾结石。处理方法包括补液扩血容量、利尿增加尿钙排泄、使用降钙素减少钙的重吸收,以及治疗引起高钙血症的原发性疾病。

低钙血症是指血清清蛋白浓度在正常范围时,血钙低于 2.2 mmol/L。常见的原因包括摄入钙不足、阳光照射不足、慢性肾衰竭、甲状旁腺功能减退、维生素 D 代谢障碍等。低钙血症造成的危害包括肌肉痉挛、癫痫发作,甚至呼吸暂停。患者还可出现精神症状如烦躁不安、抑郁及认知能力减退等。心血管表现有心律失常,严重时可出现心室颤动等,心力衰竭时对洋地黄反应不良。骨骼系统可出现骨软化、骨质疏松、佝偻病、纤维囊性骨炎等。当血钙低于 0.88 mmol/L 时,可发生严重的随意肌及平滑肌痉挛,导致惊厥、癫痫发作、严重的哮喘,症状严重时可引起喉肌痉挛致窒息,同时可发生心功能不全甚至心脏骤停,称之为低钙危象。低钙血症的治疗主要包括静脉注射葡萄糖酸钙或者氯化钙、口服钙和维生素 D 制剂。

四、高磷血症和低磷血症

高磷血症是指血清磷 > 1.61 mmol/L(成年人)或者 > 1.90 mmol/L(儿童)。常见的原因包括慢性肾衰竭、维生素 D 过量、甲状旁腺功能减退症。造成的危害包括继发性甲状旁腺功能亢进、血管中层钙化、软组织钙化、肾性骨病等。处理方法有口服铝制剂、钙制剂、镁制剂等磷结合剂,尿毒症患者可以通过透析降低血磷。肾功能下降时,使用铝制剂可能导致铝蓄积和低转运骨病、神经系统病变,因此当前已经很少作为磷结合剂在慢性肾脏病和透析患者中使用。

低磷血症是指血清磷浓度 < 0.81 mmol/L。常见的原因包括甲状旁腺功能亢进症、甲状腺功能减退、过度利尿。低磷血症的危害包括畏食、肌肉软弱、软骨病等。处理方法有用口服磷酸钠和磷酸钾。

五、体内的水负荷状态

体格检查是重要的评价身体水负荷的手段,也是临床医师的基本功。

下列体征往往说明水负荷过重:①下肢水肿,严重时外阴部、腰骶部出现水肿,甚至出现腹水和胸腔积液;②半卧位时颈静脉充盈,压迫肝脏时颈静脉充盈加重。

下列体征说明脱水:①血压下降;②皮肤弹性下降;③眼窝深陷。

血压除了受到水负荷的影响外,也受到心功能、外周血管阻力的影响,用于判断水负荷并不可靠。

一些辅助检查可用于水负荷过重的判断：①胸部 X 线平片显示心脏增大；②吸气时下腔静脉塌陷不明显；③体表生物电阻抗测得的身体电阻抗会下降；④脑利钠肽水平升高。但是这些辅助检查也受到很多其他因素的影响，在解读辅助检查结果时，一定要结合患者的病情综合考虑。例如当右心衰竭时，虽然身体内的总体水量并不多，但吸气时下腔静脉塌陷也不会明显。

六、生物电阻抗分析法

生物电阻抗分析法（BIA）是一种利用电信号间接评估身体成分的方法。基本思路是将微弱的交流电信号导入人体时，电流会沿着电阻小、传导性能好的体液流动，其中水分的多少决定了电流通路的导电性，可用阻抗的测定值来表示。该方法造价相对低廉，操作简便易行，非侵入性，无痛，无辐射，与人体测量学及生化方法有较好的相关性，在透析患者达到干体重时可以作为一种评估其营养状态的手段。通常选取的参数为脂肪质量、非脂肪质量、体细胞质量、体内总蛋白量、总体肌肉质量等。

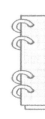

第三章 肾小球疾病

第一节 IgA 肾病

一、概要

IgA 肾病(IgA nephropathy)是 1968 年由法国学者 Berger 和 Hinglais 首先描述和命名的,其特征是肾活检免疫病理显示在肾小球系膜区以 IgA 为主的免疫复合物沉积,以肾小球系膜增生为基本组织学改变。IgA 肾病是一种常见的原发性肾小球疾病,其临床表现多种多样,主要表现为血尿,可伴有不同程度的蛋白尿、高血压和肾脏功能受损,是导致终末期肾病的常见的原发性肾小球疾病之一。某些系统性疾病,如过敏性紫癜性肾炎、系统性红斑狼疮、干燥综合征、强直性脊柱炎、关节炎、疱疹样皮炎、酒精性肝硬化、慢性肝炎等也可导致肾小球系膜区 IgA 沉积,称为继发性 IgA 肾病。

IgA 肾病的发病机制迄今尚未阐明。多种因素参与 IgA 肾病的发生及进展。研究证实系膜区 IgA 沉积物主要以多聚 IgA1(pIgA1)为主,多聚 IgA1 在肾小球系膜区沉积,触发炎症反应,引起 IgA 肾病的发生和发展。目前认为 IgA1 分子的糖基化异常可造成 IgA1 易于自身聚集或被 IgG 或 IgA 识别形成免疫复合物,这一过程可能是 IgA 肾病发病中的始动因素,而遗传因素可能参与或调节上述发病或进展的各个环节。IgA1 分子的合成、释放及其在外周血中的持续存在,与系膜细胞的结合及沉积、触发的炎症反应是 IgA 肾病"特异"的致病过程,而其后的炎症反应所致的肾小球细胞增生、肾小球硬化、肾小管萎缩和间质纤维化是所有肾小球疾病进展的共同通路。

二、诊疗

(一)诊断要点

1.临床表现

IgA肾病临床表现多种多样,可以呈各种肾小球疾病的临床综合征表现,最常见的临床表现为发作性肉眼血尿和无症状性血尿和(或)蛋白尿。

(1)发作性肉眼血尿:见于40%～50%的患者,表现为一过性或反复发作性,常发生在上呼吸道感染(少数伴有肠道或泌尿道感染等)后几小时或1～2日后出现,故曾有人称之为"感染同步性血尿"。

(2)无症状镜下血尿伴或不伴蛋白尿:30%～40%的患者表现为无症状性尿检异常,多为体检时发现。这部分患者的检出与所在地区尿检筛查和肾活检的指征密切相关。由于疾病呈隐匿过程,多数患者的发病时间难以确定。该部分患者其临床预后并非一定良性过程,有条件的地区应当及早肾活检、早期诊断。

(3)蛋白尿:IgA肾病患者中不伴血尿的单纯蛋白尿者非常少见。多数患者表现为轻度蛋白尿,10%～24%的患者出现大量蛋白尿,甚至肾病综合征,尤其在东方人中多见。

(4)高血压:成年IgA肾病患者中高血压的发生率为20%,起病时即有高血压者不常见,随着病程的进展高血压的发生率增高。IgA肾病患者可发生恶性高血压,多见于青壮年男性,表现为头晕、头痛、视力模糊、恶心呕吐、舒张压$\geqslant$130 mmHg,眼底血管病变在Ⅲ级以上,可伴有急性肾衰竭和(或)心力衰竭、急性肺水肿,若不及时处理可危及生命。

(5)急性肾衰竭:IgA肾病患者发生急性肾衰竭常见于以下3种情况。①急进性肾炎综合征,患者多有持续性血尿/肉眼血尿,大量蛋白尿,肾功能进行性恶化,可有水肿和高血压及少尿或无尿,肾活检病理示广泛新月体形成(属于Ⅱ型新月体型肾炎)。②急性肾炎综合征,表现为血尿、蛋白尿,可有水肿和高血压,出现一过性的肾衰竭,但血肌酐很少$\geqslant$400 μmol/L,肾脏病理光镜下表现与急性链球菌感染后肾小球肾炎相似,以毛细血管内皮细胞增生为主要病变。③大量肉眼血尿,可因血红蛋白对肾小管的毒性和红细胞管型堵塞肾小管引起急性小管坏死,多为一过性,有时临床不易察觉。

(6)慢性肾衰竭:大多数IgA肾病患者在确诊10～20年后逐渐进入慢性肾衰竭期。部分患者第一次就诊即表现为肾衰竭,同时伴有高血压,既往病史不详或从未进行过尿常规检查,有些患者因双肾缩小而无法进行肾活检确诊。慢性肾衰竭起病的患者在成年人中远较儿童常见。

（7）家族性 IgA 肾病：其是指同一家系中至少有 2 个血缘关系的家庭成员经肾活检证实为 IgA 肾病；若家系中有一个明确诊断为 IgA 肾病，其他家庭成员有持续的镜下血尿/蛋白尿/慢性肾小球肾炎/无其他原因的肾功能减退，但未经病理证实，则定义为可疑的家族性 IgA 肾病。在 IgA 肾病患者亲属中进行家族史调查和尿筛查是非常重要和必要的。目前一般认为家族性 IgA 肾病约占全部 IgA 肾病的 10%，家族性 IgA 肾病患者的临床表现及病理改变与散发性 IgA 肾病相似。

2.实验室检查

迄今为止，IgA 肾病尚缺乏特异性的血清学或实验室诊断性检查。30%～50%患者会出现血清 IgA 升高。有研究显示血清 IgA1 糖基化缺陷可能作为 IgA 肾病血清学诊断标志，其敏感度为 76.5%，特异度为 94%，但有待建立国际统一的测定方法。

3.病理学检查

肾组织病理及免疫病理检查是 IgA 肾病确诊的必备手段。IgA 肾病特征的免疫病理表现是以 IgA 为主的免疫球蛋白在肾小球系膜区呈颗粒状或团块状弥漫沉积，常伴补体 C_3 沉积。光镜下病变类型多种多样，主要表现为弥漫性肾小球系膜细胞增生，系膜基质增加，还可见到多种病变同时存在，包括肾小球轻微病变、系膜增生性病变、局灶节段性病变、毛细血管内增生性病变、系膜毛细血管性病变、新月体性病变及硬化性病变等。电镜检查可见肾小球系膜细胞增生、系膜基质增加并伴有大团块状电子致密物沉积。

(二)鉴别诊断

IgA 肾病临床表现多种多样。结合临床表现需与以下疾病鉴别。

1.链球菌感染后急性肾小球肾炎

其典型表现为上呼吸道感染（或急性扁桃体炎）后出现血尿，感染潜伏期为 1～2 周，可有蛋白尿、水肿、高血压，甚至一过性氮质血症等急性肾炎综合征表现，初期血清 C_3 下降并随病情好转而恢复，部分患者抗链球菌溶血素"O"水平增高，病程为良性过程，多数患者经休息和一般支持治疗数周或数月多数可痊愈。

2.非 IgA 系膜增生性肾小球肾炎

此病我国发生率高，约 1/3 患者表现为肉眼血尿。此病临床上与 IgA 肾病很难鉴别，须靠免疫病理检查区别。

3.过敏性紫癜性肾炎

该病与 IgA 肾病病理、免疫组织学特征完全相同。临床上除肾脏表现外,还可有典型的皮肤紫癜、黑便、腹痛、关节痛、全身血管炎改变等。过敏性紫癜性肾炎与 IgA 肾病是一种疾病的两种不同表现还是为两种截然不同的疾病,尚存在较大的争论。目前两者的鉴别主要依靠临床表现。

4.遗传性肾小球疾病

本病以血尿为主要表现。遗传性肾小球疾病主要有薄基底膜肾病和奥尔波特综合征。前者主要临床表现为持续性镜下血尿(变形红细胞尿),肾脏是唯一受累器官,肾功能长期正常;后者是以血尿、进行性肾功能减退直至终末期肾病、感觉神经性耳聋及眼部病变为临床特点的遗传性疾病。肾活检病理检查是明确和鉴别 3 种疾病的主要手段,电镜检查尤为重要。此外,肾组织及皮肤Ⅳ型胶原 α 链检测乃至家族系的连锁分析对于鉴别家族性 IgA 肾病、薄基底膜肾病和奥尔波特综合征具有重要意义。

5.肾小球系膜区继发性 IgA 沉积的疾病

慢性酒精性肝病、血清学阴性脊椎关节病、强直型脊柱炎、赖特综合征(非淋病性尿道炎、结膜炎、关节炎)、银屑病关节炎等,肾脏免疫病理检查可显示肾小球系膜区有 IgA 沉积,但肾脏临床表现不常见,不难与 IgA 肾病鉴别。此外,狼疮性肾炎、乙肝病毒相关肾炎等虽然肾脏受累常见,但肾脏免疫病理检查显示除有 IgA 沉积外,伴有多种免疫复合物沉积,临床多系统受累和免疫血清学指标均易与 IgA 肾病鉴别。

(三)治疗策略

由于 IgA 肾病病因不清,发病机制未明,而且由于该病临床、病理表现的多样性及预后的异质性,目前尚缺乏统一的治疗方案。

一般治疗原则:①感染可以刺激和诱发 IgA 肾病急性发作,因此 IgA 肾病治疗首先应当积极治疗和去除可能的皮肤黏膜感染,包括咽炎、扁桃体炎和龋齿等;②严格控制血压,对于蛋白尿>1 g/d 患者,血压控制目标为 125/75 mmHg 以下,蛋白尿<1 g/d 患者,血压控制目标为 130/80 mmHg 以下;③尽可能地积极控制蛋白尿水平,力争使蛋白尿<1 g/d。

根据循证医学证据的治疗原则:近年来随着循证医学的进展,根据循证医学证据制订 IgA 肾病治疗方案的观念越来越受到广大医师的重视。基于目前循证医学研究的成果,对于 IgA 肾病治疗中常用的血管紧张素转换酶抑制剂(ACEI)/血管紧张素受体拮抗剂(ARB)、糖皮质激素(以下简称激素)、免疫抑制的治疗原则推荐如下。

（1）ACEI/ARB：对于蛋白尿＞0.5 g/d患者或存在高血压（＞130/80 mmHg）IgA肾病患者均应当加用ACEI/ARB类药物治疗（A级建议）。合理应用RAS阻断剂的治疗：限制盐摄入量（＜6 g/d），可配合利尿药如氢氯噻嗪12.5～25 mg/d；足量使用ACEI/ARB制剂，在血压耐受范围内加用常规剂量2倍以上，例如雷米普利10 mg/d、贝那普利20 mg/d、氯沙坦100 mg/d和缬沙坦160 mg/d以上剂量；联合ACEI/ARB类药物有助于降低患者蛋白尿水平。

（2）经上述ACEI/ARB治疗后蛋白尿持续超过1 g/d的患者，建议加用激素治疗6～8个月（A级建议）。一项长达10年的前瞻性随机对照试验（RCT）证实了激素对IgA肾病患者降低蛋白尿和保护肾功能疗效，此后来自中国和意大利的2项RCT研究进一步证实了对于蛋白尿持续＞1 g/d的患者联合激素和ACEI在降低蛋白尿和保护肾功能方面均优于单纯ACEI治疗（A级研究）。

（3）对于进展性IgA肾病（血肌酐133～250 μmol/L或血肌酐每年升高10%～15%）并且病理上肾小球硬化不超过50%的患者，可以用激素联合环磷酰胺治疗：泼尼松（龙）40 mg/d并在两年内减至10 mg/d，环磷酰胺1.5 mg/(kg·d)治疗3个月后给予硫唑嘌呤1.5mg/(kg·d)治疗两年，能够很好延缓肾衰竭的进展（A级研究）。

（4）其他免疫抑制剂的应用。①霉酚酸酯：目前关于霉酚酸酯在IgA肾病中的RCT研究结果尚存在争议，而且对于已有肾功能受损即eGFR＜60 mL/(min·1.73 m²)的患者，激素联合霉酚酸酯可能会引起迟发型重症肺炎包括卡氏肺孢子菌肺炎，应当小心监测。②激素联合硫唑嘌呤：来自欧洲一项涉及207名IgA肾病患者（蛋白尿＞1 g/d，血肌酐＜2 mg/dL）多中心研究表明激素联合硫唑嘌呤在降低蛋白尿和保护肾功能方面并不优于单纯使用激素治疗。③环孢素A：在IgA肾病中应用环孢素A虽然能够降低蛋白尿，但是可能加速肾功能进展，因此临床并不推荐。

（5）特殊类型IgA肾病治疗：①对于呈肾病综合征且病理类型轻微的IgA肾病，通常大多数学者认为该类患者为微小病变肾病合并IgA沉积，其治疗方式及对激素反应和微小病变肾病相同。②新月体性IgA肾病：新月体出现提示IgA肾病病变活动，其治疗应当参照Ⅱ型新月体肾炎治疗，应当强化免疫抑制治疗，即激素冲击并联合环磷酰胺。

（6）其他治疗措施：①扁桃体切除，绝大多数研究表明扁桃体切除可能有助于减轻血尿、蛋白尿的急性发作，而对肾功能保护作用尚有争议，缺乏前瞻性研究。②深海鱼油,来自美国的前瞻性随机对照研究表明采用鱼油 6~12 g/d 对于进展性 IgA 肾病具有肾功能保护作用。然而上述研究并未被其他研究所证实,荟萃分析表明对于 IgA 肾病应用鱼油并无益处。

第二节　肾病综合征

一、肾病综合征的诊断

肾病综合征系指各种原因所致的大量蛋白尿(>3.5 g/d)、低清蛋白血症(<30 g/L)、水肿和(或)高脂血症的临床综合征,是肾脏疾病中十分常见的、治疗时非常棘手的临床综合征。肾病综合征可分为原发性、继发性和遗传性疾病三大类(也有学者将遗传性归入继发性),可由多种不同病理类型的肾小球疾病导致。

符合肾病综合征诊断标准后,首先应寻找、排除和(或)确定其可能的病因。原发性肾病综合征的诊断,必须认真排除各种病因所致的继发性肾病综合征和遗传性疾病所致肾病综合征后方可成立。常见的继发性肾病综合征的病因有糖尿病肾病、狼疮性肾炎、过敏性紫癜性肾炎、肾淀粉样变、乙肝病毒相关性肾炎、新生物相关性肾小球疾病、肥胖相关性肾病和某些药物(如非甾体抗炎药、静脉应用海洛因)等。儿童肾病综合征患者应特别注意除外遗传性疾病(如奥尔波特综合征、先天性肾病综合征等),老年肾病综合征患者则应着重排除代谢性疾病和新生物相关性肾病综合征。

对肾病综合征患者要认真排除遗传性疾病所致的肾病综合征,特别是儿童患者,更应认真询问和调查家族史,了解可能的遗传方式,必要时应做连锁分析及致病基因的定位。临床上较为常见的奥尔波特综合征患者有 30%~40% 呈现肾病综合征。近年来对足细胞分子结构的深入研究,也进一步证实了某些肾病综合征与基因突变相关,例如先天性肾病综合征芬兰型是由 *NPHS1* 基因突变所致,某些激素抵抗型肾病综合征是 *NPHS2* 基因突变所致。此外,近年的研究也证实了遗传性淀粉样变的存在,并已发现了相关的突变基因。排除遗传性因素已经成为诊断原发性肾病综合征必须完成的步骤,尽管对遗传性肾脏病所致的肾病综合征治疗多无有效方法,但明确诊断后对避免盲目过度治疗、预防后天加重肾损害因素、提供遗传咨询均会有益。目前对散发性、无家族史、又无特异性病理表现的患者诊断较难。奥尔波特综合征基因突变并无热点,对其致病基因定位步骤较为复杂、冗长,故临床难以常规开展。国内对遗传性肾脏病的诊断和研究与国际先进水平尚有较大差距。

二、原发性肾病综合征的治疗

(一)治疗原则

原发性肾病综合征的治疗原则主要有以下几条:①根据不同病理类型及病变程度制订治疗方案。肾病综合征主要的病理类型有微小病变肾病、系膜增生性肾小球肾炎、膜性肾病、局灶性节段性肾小球硬化和系膜毛细血管性肾小球肾炎,各种病理类型的治疗反应、肾功能损害进展及缓解后复发的差异甚大,以不同病理类型及病变程度为主要依据制订治疗方案,是现代肾脏病学肾小球疾病治疗领域中的重要进展。②肾病综合征治疗目前仍以激素或激素加细胞毒性药物为主线,原则上应在增强疗效的同时最大限度地减少不良反应。在激素存在禁忌证的情况下,必要时可考虑单独使用细胞毒性药物。总之,应结合患者的年龄、肾小球疾病的病理类型、肾功能情况、是否存在相对禁忌证等,有区别地制订个体化的治疗方案。③肾病综合征治疗不仅要减轻、消除患者的临床症状,更要努力防治和减少感染、血栓栓塞、蛋白质及脂肪代谢紊乱等严重并发症。④努力保护肾功能,防治或延缓肾功能的恶化是肾病综合征治疗的重要目标。

(二)免疫抑制治疗方案

我国在肾病综合征治疗中糖皮质激素(以下简称激素)的使用原则:①起始足量,常用药物为泼尼松 1 mg/(kg·d),口服 8 周,必要时可延长至 12 周。②缓慢减药,足量治疗后每 2~3 周减少原用量的 10%,当减至 20 mg/d 左右肾病综合征易反复,应更缓慢减量。③长期维持,最后以最小有效剂量(10 mg/d)再维持半年左右。应该讲这一传统、经验的治疗方案在长期临床实践中取得了良好的疗效,也为我国广大肾脏病学者接受。近年来,一系列循证医学的结果对我国传统的治疗方法带来了极大的冲击、挑战和思考,针对不同的病理类型,目前循证医学提出的治疗方案,可简要归纳如下。

1.微小病变肾病

本病患者常对激素治疗敏感,初治者可单用此方法治疗;因感染、劳累而短期复发者,去除诱因后病情不缓解,可继续用激素治疗;疗效差或反复发作者应合用细胞毒性药物,力争达到完全缓解并减少复发的目的。足量应用激素 4~

6周后,剂量应减半,总疗程约为6个月。环磷酰胺疗效不佳时,环孢素可作为A级推荐的二线治疗药物进行替代治疗。

2.膜性肾病

对于本病的治疗,目前有较多争议。根据循证医学的结果,目前已有如下共识:①单用激素无效,必须应用激素联合细胞毒性药物(常用环磷酰胺、苯丁酸氮芥)的治疗方式。效果不佳的患者可试用环孢素,一般用药应在半年以上,也可与激素联合应用。②早期膜性肾病的治疗效果相对较好,若肾功能严重恶化,血肌酐>354 μmol/L或肾活检显示严重间质纤维化,则不应给予上述治疗。③激素联合细胞毒性药物治疗的对象主要为有病变进展高危因素的患者,如严重、持续性肾病综合征,肾功能减退和肾小管间质存在较重的可逆性病变等。反之,则建议先密切观察6个月,控制血压并应用ACEI或血管紧张素AT$_1$受体阻断剂(ARB)以降低尿蛋白,如病情无好转再接受激素联合细胞毒性药物治疗。另外,膜性肾病易发生血栓、栓塞等并发症,应给予积极防治。

3.局灶性节段性肾小球硬化

既往认为本病治疗效果不好,循证医学结果显示约50%患者应用激素治疗有效,但显效较慢,建议应用足量泼尼松治疗[1 mg/(kg·d)]3~4个月。上述足量激素治疗6个月后无效,称为激素抵抗。激素治疗效果不佳者可试用环孢素。多数顶端型局灶性节段性肾小球硬化激素治疗有效,预后良好。塌陷型局灶性节段性肾小球硬化应用激素治疗反应差,进展快,多于两年内进入终末期肾衰竭。其余各型局灶性节段性肾小球硬化的预后介于两者之间。肾病综合征能否缓解与预后密切相关,缓解者预后好,不缓解者6~10年内超过半数患者进入终末期肾衰竭。

4.系膜毛细血管性肾小球肾炎

本病疗效差,长期足量激素治疗可延缓部分儿童患者的肾功能恶化。对于成年患者,目前没有激素和细胞毒性药物治疗有效的证据。临床研究仅发现口服6~12个月的阿司匹林(325 mg/d)和(或)双嘧达莫(潘生丁)(50~100 mg,每日3次)可以减少尿蛋白,但对延缓肾功能恶化无作用。

5.IgA肾病

肾功能正常者单独给予激素治疗肾病综合征常能缓解,肾功能可维持稳定。肾功能轻、中度受损(血肌酐每年升高8%~10%,估计10年内发展为终末期肾病者)则需激素及细胞毒性药物联合应用,以减少尿蛋白,延缓肾功能恶化。依据提出的"不能折返点"的观点,血肌酐>265 μmol/L(3 mg/dL)、病理呈慢性病变时,应按慢性肾衰竭处理,不主张再积极应用激素或加细胞毒性药物、ACEI或 ARB 治疗。

上述循证医学研究中,除对局灶性节段性肾小球硬化治疗提倡延长足量激素治疗时间外,其余如微小病变肾病、膜性肾病和 IgA 肾病所引起的肾病综合征的治疗,足量激素给药时间和(或)减量速度、维持时间均较我国肾病综合征的传统治疗方法明显缩短。此外,循证医学研究结果还显示,环孢素(多与激素联合使用)对微小病变肾病、膜性肾病、局灶性节段性肾小球硬化等具有良好的疗效,环磷酰胺等细胞毒性药物对上述疾病疗效不佳时,可选择环孢素作为较好的二线治疗药物替代治疗。

尽管上述循证医学研究结果绝大部分来自西方国家,但值得从中借鉴,应结合;临床经验进一步实践,再进行科学总结分析。应该指出的是循证医学研究往往是面对群体、面对疾病的普遍性问题,对个体化问题、特异性问题则较少分析和深入阐述。故循证医学并非包罗万象,应用中要避免生搬硬套,尽量依据患者的具体情况,实施个体化治疗。

(三)新型免疫抑制剂的治疗探索

近年来不少新型免疫抑制剂已经开始应用于临床,对于肾小球疾病,特别是原发性肾病综合征和狼疮性肾炎,已显示出良好的治疗前景。

1.环孢素

其能选择性抑制辅助性 T 细胞及细胞毒性 T 细胞,已作为二线药物用于激素及细胞毒性药物治疗无效的难治性肾病综合征。常用量为每日每千克体重4～5 mg,分 2 次空腹口服,服药期间需监测血药浓度并维持其血药浓度谷值为100～200 ng/mL。服药 3～6 个月后缓慢减量,疗程为半年至 1 年。不良反应有肝肾毒性、高血压、高尿酸血症、多毛及牙龈增生等。由于环孢素价格较昂贵、不良反应较多且停药后易复发,使其应用受到限制。近年的研究结果显示,在难治性肾病综合征中环孢素对微小病变肾病、膜性肾病的疗效优于局灶性节段性肾小球硬化,对系膜毛细血管性肾小球肾炎基本无效。

2.吗替麦考酚酯

吗替麦考酚酯在体内代谢为吗替麦考酚酸,后者为次黄嘌呤单核苷酸脱氢酶抑制剂,抑制鸟嘌呤核苷酸的经典合成途径,选择性抑制 T 淋巴细胞、B 淋巴细胞,通过抑制免疫反应而发挥治疗作用。起始期常用量为 1.5～2.0 g/d,分 2 次空腹口服,共 3～6 个月;维持期常用量为 0.5～1.0 g/d,维持 6～12 个月。吗替麦考酚酯已广泛用于肾移植后排异反应。近年一些报道表明,该药对部分难治性肾病综合征有效,尽管尚缺乏大宗病例的前瞻对照研究,但已受到广泛重视。该药价格较昂贵。服药后常有轻度胃肠反应,尽管已有引起严重贫血和白细胞计数下降的个例报道,但是总体骨髓及肝脏的不良反应均较轻。值得注意的是,吗替麦考酚酯可引起严重感染,包括病毒、细菌、真菌及卡氏孢子菌感染,严重时威胁生命。

3.他克莫司

他克莫司又称 FK-506,为具有大环内酯结构的免疫抑制剂。该药物和体内 FK-506 结合蛋白-12(FKBP-12)结合形成复合物,抑制钙调磷酸酶的活性,进而抑制 T 细胞钙离子依赖型信息传导,抑制主要起排异作用的细胞毒性淋巴细胞的生成。该药物抑制 T 细胞活化及 Th 细胞依赖型 B 细胞增生,并抑制 IL-2、IL-3、干扰素 γ 等淋巴因子的活化和 IL-2 受体的表达。作为强抗排异药物,他克莫司已用于肝、肾等器官移植,国内已经将其试用于难治性肾病综合征的治疗。常用诱导剂量为 4～6 mg/d,分 2 次空腹口服,持续半年;常用维持剂量为 2～4 mg/d,维持时间为半年。血药浓度谷值应维持在 5～10 ng/mL。至今尚无大规模治疗肾病综合征的循证医学实验,初步治疗结果已经显示出良好的降低尿蛋白疗效。尽管其不良反应相对较轻,但可引起肾毒性、高血糖、高钾血症、高血压、神经毒性和原发性肥大性心肌病等不良反应,应予以重视。

4.来氟米特

来氟米特是一种有效的治疗类风湿关节炎的免疫抑制剂,其通过抑制二氢乳清酸脱氢酶活性,阻断嘧啶核苷酸的生物合成,从而达到抑制淋巴细胞增殖的目的。目前来氟米特也正在试用于狼疮性肾炎和难治性肾病综合征的治疗,对于难治性肾病综合征的治疗结果有待进一步总结。

(四)ACEI 和(或)ARB 治疗

大量蛋白尿是肾病综合征最核心的临床表现,可引发肾病综合征的其他临床表现和一系列并发症。此外,持续性大量蛋白尿本身可导致肾小球高滤过,加重肾小管-间质损伤、加速肾小球硬化,是影响肾小球疾病预后的重要因素。故减少尿蛋白是肾病综合征治疗中的关键,也是有效阻止或延缓肾功能恶化的关键。近年来,ACEI 和(或)ARB 常用作肾病综合征患者减少尿蛋白的辅助治疗。研究证实,ACEI 和(或)ARB 除具有降压作用外,还有确切地减少尿蛋白(可达30％～50％)和延缓肾损害进展的肾脏保护作用。其肾脏保护作用的主要机制包括对肾小球血流动力学的特殊调节作用(扩张入球、出球小动脉,但对出球小动脉扩张作用强于入球小动脉)、降低肾小球内高压力、高灌注和高滤过,以及非血流动力学作用(抑制细胞因子,减少细胞外基质的蓄积),延缓肾小球硬化及肾间质纤维化发展。为减少肾病综合征患者尿蛋白并治疗高血压,它们常可配合激素应用或于缓解期单独使用。要达到减少尿蛋白的目的,应用剂量常需高于常规的降压剂量。肾病综合征患者应用强利尿药后或在血容量显著不足的情况下,应避免应用或慎用 ACEI 和(或)ARB,以免引起急性肾衰竭。肾功能不全患者应用 ACEI 和(或)ARB 要防止高血钾,血肌酐$>264\ \mu mol/L(3\ mg/dL)$时务必在严密观察下谨慎使用,掌握好适应证和应用方法,检测血肌酐及血钾水平,防止严重不良反应的发生。

(五)小结、评价及展望

综上所述,依据肾脏病病理类型和病变程度权衡利弊,进行针对性治疗,是肾病综合征治疗中基本的,也是最重要的进展。不少新型免疫抑制剂作用强、不良反应相对较少,为肾病综合征治疗带来了更多选择,ACEI 和(或)ARB 的临床应用,不仅成为肾病综合征治疗中减少尿蛋白的重要辅助治疗,也为延缓肾功能损害提供了重要手段。大量循证医学临床治疗的结果给肾病综合征传统、经验的治疗方案带来了启示、思考和冲击,值得借鉴、实践和总结。应该说,近年来肾病综合征的治疗取得的进展令人鼓舞。

尽管肾病综合征的治疗取得了很大进展,但还没有根本性突破,治疗手段仍主要局限于激素联合细胞毒性药物的模式,不少病理类型和病变程度较重者并没有取得良好的治疗效果,而且激素和多数细胞毒性药物不良反应较多,有时比较严重,肾病综合征的治疗方案制订仍然任重而道远。唯有深入阐明肾小球疾病的发病机制和大量蛋白尿的原因,预防、阻断并应用更有针对性的药物干预免疫炎症过程的不同环节,才能提高疗效、减少治疗的不良反应,取得事半功倍的效果。

鉴于肾小球肾炎是不同的和(或)多元性的免疫性肾损伤的发病机制,近年来国内外学者提出的多靶点免疫抑制治疗理论,在重症狼疮性肾炎治疗中取得了不良反应少、疗效显著的良好效果。在肾病综合征治疗中也值得采用。

目前有关肾病综合征治疗的循证医学实验结果绝大多数来源于西方国家,由于种族、地理环境和生活习惯等方面的差异,使其结果在中国的影响和应用受到限制。期待我国能有更多大规模、多中心的随机双盲临床研究结果来指导肾病综合征治疗,只有这样才能使我国不断地提高治疗水平和创新治疗方案。

三、继发性肾病综合征的治疗原则

继发性肾病综合征的治疗应包括以下 2 个方面:①对原发系统疾病的治疗;

②对肾病综合征及其并发症的治疗。

原发系统疾病治疗和肾病综合征及并发症的治疗应依据轻重缓急,从整体考虑,制订分阶段或同时治疗的个体化方案。继发性肾病综合征的治疗可粗略地分为以下几种情况:①原发系统疾病治愈或控制后肾病综合征可望随之缓解或好转,如新生物相关性肾病综合征、乙肝病毒或丙肝病毒相关性肾炎、肥胖相关性肾小球疾病和非甾体抗炎药相关性肾病综合征等,应首先或重点治疗原发系统疾病,当原发病得到治愈或控制后,肾病综合征多数情况下可以好转、缓解甚至痊愈。②原发系统疾病与肾病综合征治疗方案一致,积极治疗,原发系统疾病与肾病综合征有望同时缓解,肾功能损害可得到逆转,如狼疮性肾炎Ⅲ型或Ⅳ型病变活动者、抗中性粒细胞胞质抗体(ANCA)相关性小血管炎肾损害早期等。③肾病综合征一旦出现,治疗极为困难,肾损害进展迅速,如糖尿病肾病一旦发展为肾病综合征时,治疗十分棘手,临床上大多只能对症处理,病情进展往往较快,最终进入终末期肾衰竭,故早期治疗并控制原发系统疾病很重要。④原发系统疾病已停止发展,但是肾脏疾病仍持续存在并进展,如过敏性紫癜性肾炎等,其疗效主要取决于受累肾脏病变的类型、病变程度,并与治疗时机和治疗方法的把握密切相关。

对继发性肾病综合征,要注意原发系统疾病治疗可能对肾脏造成的损害,如肿瘤化学药物治疗引起高尿酸血症可带来肾损害,应用环孢素治疗系统性红斑狼疮可造成肾间质纤维化和肾血管损害等。此外,还要警惕对原发系统疾病进行检查时可能造成的肾损害,常见的如造影剂对肾脏造成的损害。

随着医学发展,新的治疗方法不断涌现,从前一些认为无法治疗的继发性肾病综合征现在也已有了较好的治疗前景,例如,静脉应用高剂量美法仑配合自体干细胞移植,即 HDM/ASCT 方案,治疗原发性(AL 型)肾淀粉样变;应用肝移植治疗甲状腺素转运蛋白(ATTR 型)肾淀粉样变,以及纤维蛋白原(Aα 链)肾淀粉样变(AFib 型)等遗传性淀粉样变。但是,上述治疗国内尚欠缺经验,今后应严格选择合适病例,进行多科协作,开展上述治疗,以不断总结经验,提高疗效。

四、肾病综合征的常见并发症

肾病综合征的常见并发症包括感染、血栓和栓塞、急性肾衰竭、高脂血症、内分泌功能异常,以及水、电解质失衡等。所有这些并发症的发生都与肾病综合征的核心表现——大量蛋白尿具有内在联系,此外,感染还可能与导致肾病综合征的免疫功能异常相关,水、电解质失衡也有病变肾脏的原发性水、钠潴留参与。

由于这些并发症常使患者的病情复杂化,影响治疗效果,甚至危及患者生命,因此,对于它们的预测、诊断及防治也是肾病综合征诊治领域非常重要的组成部分。

一般而言,肾病综合征越严重、持续时间越长,肾病综合征患者发生并发症的概率会越高,表现会越重。另外,由于构成肾病综合征的疾病不同,使得并发症的发生率与临床表现存在一定差别。

以下将着重介绍感染、急性肾衰竭、血栓和栓塞、脂肪代谢紊乱和甲状腺功能减退5种重要并发症。

(一)感染

在激素及抗生素合理有效使用以前,感染是肾病综合征的常见并发症,是患者死亡的主要原因。随着医学的进展,目前由感染所致的患者死亡情况早已很少出现,新的相关医学文献也逐渐减少,但在临床实际工作中感染仍然是我们需要警惕和面对的重要问题。特别是在应用免疫抑制治疗的肾病综合征患者中,感染常常关系到患者的治疗效果和整体预后,处理不好仍然会导致患者死亡。

肾病综合征患者感染的发生主要与以下因素有关:①大量蛋白尿导致免疫球蛋白及部分补体成分从尿液中丢失,如出现非选择性蛋白尿时 IgG 的大量丢失,主要见于肾小球滤过屏障受损严重的肾小球疾病。②参与肾病综合征发生的免疫系统异常,如在微小病变肾病患者中可以比较普遍地观察到 Th_1 细胞下调和 Th_2 细胞上调,这种失衡可能进一步造成 T 细胞及免疫球蛋白功能异常而使患者容易发生感染。已有证据表明此类患者血液中 IgG 常降至非常低的水平,而且,肾病综合征缓解后,血液中 IgG 需要较长时间才能恢复至正常。本病的蛋白尿是选择性蛋白尿,尿中 IgG 丢失不多,且血中与 IgG 分子量接近的 IgA、IgE 并无降低,均支持低 IgG 血症不是由蛋白从尿液中丢失所致。进一步研究发现,患者血中 IgG_1、IgG_2 下降,IgG_3、IgG_4 正常或升高,这是由 IgG 产生异常造成的。③使用激素和(或)其他免疫抑制治疗。

常见的感染为呼吸道感染、皮肤感染、腹泻、尿路感染和腹膜炎,有一项儿科的较大宗病例文献报道,上述感染所占比例分别为 29.3%、27.0%、13.5%、12.5% 和 10.8%。病原微生物有细菌(包括结核菌)、真菌、病毒、支原体和卡氏孢子菌等。

有关预测肾病综合征患者感染并发症的临床研究还很缺乏,从常识来看肾病综合征严重程度及其用激素及免疫抑制剂后能否较快缓解对于预计感染的发生有一定帮助。尽快使肾病综合征缓解是预防感染发生的关键。一项日本的成人肾病综合征报道表明,感染发生率达 19%,其危险因素:血清 IgG<33.3 mmol/L,血肌酐>176.8 μmol/L(2 mg/dL)。

需要注意,由于有的肾病综合征患者已应用激素及免疫抑制剂进行治疗,其感染的临床表现可能不典型,如患者可无明显发热,白细胞计数升高也容易被误认为是由应用激素所引起的,因此,对感染要保持高度的警惕,应定期进行主动排查。

感染的预防应注意:①注意饮食卫生、口腔护理及皮肤清洁,可以常规使用抑制细菌及真菌的漱口液。②糖皮质激素及免疫抑制剂使用时要严格规范适应证、药量及疗程。③免疫调节剂的使用:儿科的小宗前瞻对照研究(RCT)表明,胸腺素或静脉注射丙种球蛋白可以减少感染,成人没有此类研究,但可从中借鉴,确切疗效还有待进一步证实。④肺炎链球菌疫苗及预防性使用抗生素目前没有循证医学证据,故不主张常规使用。要指出的是若使用糖皮质激素及免疫抑制剂的患者发生了较严重的感染,应将这些药物尽快减量或暂时停用,因为它们不但阻碍有效控制感染,使感染进一步加重,而且,合并感染时它们治疗肾病综合征的疗效也大多不好。

(二)急性肾衰竭

肾病综合征患者发生急性肾衰竭的原因主要有以下几类:①严重的低清蛋白血症导致血浆胶体渗透压下降,患者有效血容量不足,肾灌注量下降,导致肾前性急性肾衰竭。②肾小球本身病变,如新月体性肾小球肾炎、重症急性肾小球肾炎等。③药物引起的肾小管、肾间质病变。④严重的肾静脉主干血栓。⑤病因不明的特发性急性肾衰竭。

特发性急性肾衰竭最常见于微小病变肾病,病因不清,某些病例可能与肾间质水肿压迫肾小管和(或)大量蛋白管型堵塞肾小管有关。这类急性肾衰竭常见于微小病变肾病和局灶性节段性肾小球硬化患者,少见于膜性肾病。患者的临床特点:年龄较大,平均 58 岁,尿蛋白量大,多超过 10 g/d,血浆清蛋白水平低,常低于 20 g/L,平均在肾病综合征发病后 4 周出现急性肾衰竭,大多数患者治疗后肾功能可恢复,但所需时间较长,平均约为 7 周。

鉴于肾病综合征合并急性肾衰竭的上述特点,我们对于预测和预防急性肾衰竭的发生应注意:①对于急骤起病的肾病综合征,或者重度的肾病综合征,应注意观察有效循环血容量。出现血红蛋白水平增高、直立性低血压、血尿素氮水平升高重于血肌酐水平升高,常提示患者有效循环血容量不足。这样的患者最好避免使用 ACEI 或 ARB,否则会加重肾脏缺血,甚至诱发急性肾衰竭。肾病综合征患者使用利尿药剂量不可过大,患者利尿期使用 ACEI 或 ARB 要小心,注意监测肾功能。②肾病综合征患者要注意避免应用肾毒性药物。使用胶体液扩容利尿时,一定要掌握好适应证(尿量<400 mL/d 禁用)、用量及疗程。③出现不易解释的急性肾衰竭,且突然出现明显血尿(为均一红细胞血尿)时要注意查找肾静脉血栓。临床详细检查仍不能确诊时应及时进行肾穿刺,通过病理检查及时明确诊断。④老年人已有肾脏退行性变,对他们应更密切监测肾功能,警惕肾损害及急性肾衰竭的发生。

肾病综合征患者出现急性肾衰竭后,应根据不同病因予以相应处理,此处不再赘述。另外,需要加强对患者的支持治疗。如果已到达急性肾衰竭的透析指征,应该及时进行血液净化治疗,以维持生命,为治疗赢得时间。

(三)血栓和栓塞

肾病综合征并发血栓、栓塞的发生率为 10%～42%,常见肾静脉血栓、肺栓塞和其他部位深静脉血栓。动脉血栓较为少见,但危险性大,如冠状动脉、脑动脉血栓。血栓和栓塞的发生率主要与肾病综合征的严重程度、肾小球疾病的种类有关,但检测手段的敏感性也影响本病的发现。

肾病综合征易合并血栓、栓塞的原因主要有血小板活化、凝血及纤溶系统异常、血液黏稠度增高。临床观察发现较多的肾病综合征患者的血小板数量增加,血栓素(TXA_2)及血管假性血友病因子增加。与正常人比较,患者的血小板易聚集并被激活。内源性抗凝物质随大量蛋白尿丢失,其主要成分抗凝血酶Ⅲ(AT-Ⅲ)及 C、S 蛋白的血浓度下降;低清蛋白血症刺激肝脏蛋白合成,导致血中凝血因子Ⅱ、Ⅴ、Ⅶ、Ⅷ、Ⅹ升高;肾病综合征患者纤溶酶原水平下降,纤溶酶原激活物抑制剂(PAI-1)水平升高,与蛋白尿程度具有相关性。上述变化导致血栓易于形成而不易被溶解。血液黏稠度增高也是肾病综合征患者易合并血栓的参与因素,这包括血液浓缩、高脂血症、高纤维蛋白原血症等。

肾小球疾病的病理类型也与血栓、栓塞并发症有关:膜性肾病的发生率最高,为 29%～60%,明显高于微小病变肾病和局灶性节段性肾小球硬化(约为20%),并易发生有临床症状的急性主干血栓、栓塞并发症(如肾静脉、肺血管主干),原因至今未明。

因此,综合以往的研究,对于肾病综合征并发血栓、栓塞具有临床预测价值的指标:①病理类型为膜性肾病;②血浆清蛋白<20 g/L;③尿蛋白>10 g/d;

④高纤维蛋白原血症;⑤低血容量。

血栓、栓塞并发症的临床表现可能非常隐匿,以肾静脉血栓为例,多数患者没有明显的临床症状。因此,要对患者进行认真细致地观察,不放过任何一点可疑线索,以减少漏诊。双侧肢体水肿不对称,提示水肿较重的一侧肢体有深静脉血栓的可能;胸闷、气短、咯血,提示肺栓塞;腰痛、明显的血尿、B超检查发现一侧肾肿大,以及其他不能解释的急性肾衰竭,提示肾静脉血栓。在诊断方面,多普勒超声检查有助于发现肾静脉血栓和其他深静脉血栓,具有方便、经济和无损伤的优点,但这一检查的准确性较大程度依赖于操作者的技术水平。肺通气灌注扫描是诊断肺栓塞较为敏感、特异的无损伤性手段。磁共振及CT检查也可为诊断提供帮助,前者的准确度还有待进一步研究核实,后者则需要造影剂,可能损伤肾脏。血管造影是诊断的金指标,发现血栓后还可以局部溶栓,缺点是有创伤性。

肾病综合征并发血栓、栓塞的治疗至今没有严格的随机分组的前瞻性对照研究,目前的治疗主要基于小样本患者的治疗观察和直接的临床经验,包括如下3个层面。

1.没有并发血栓、栓塞时的预防性抗凝治疗

比较公认的做法是当患者血浆清蛋白<20 g/L时开始抗凝治疗,当肾病综合征经治疗好转,血浆清蛋白>25 g/L时停止。抗凝药物常采用肝素、低分子肝素皮下注射,以及口服华法林。口服华法林时应将凝血酶原时间的国际标准化比率(INR)控制在1.5~2.0。对于膜性肾病的肾病综合征患者是否应采取常规抗凝治疗目前存在争议,但一组以既往患者为对照的研究表明,使用低分子肝素可以减少此并发症的发生。我们据此结合临床实际(膜性肾病患者此并发症发生率高,并存在较高的肺栓塞死亡率)建议对膜性肾病的肾病综合征患者适当放宽和延长抗凝治疗。

2.已并发血栓、栓塞时的抗凝治疗

借鉴特发性深静脉血栓治疗中的几组大宗随机对照研究结果,建议:①长程抗凝,肾病综合征缓解后应继续3~6个月;②口服华法林较为经济、安全和方便;③监测INR,调整华法林剂量使INR控制在1.5~2.0。

3.溶栓治疗

对于影响血流动力学的肺动脉主干或主要分支的栓塞,目前倾向于溶栓治疗。对于肾静脉血栓,目前缺乏循证医学的有力证据,国内、外仅有少量没有对照组的临床观察,建议可试用尿激酶静脉注射(10万~25万U/d,7~14天),或

者经肾动脉导管局部溶栓。

(四)脂肪代谢紊乱

高脂血症是肾病综合征的表现之一,统计表明约有 80％的肾病综合征患者存在高胆固醇血症、低密度脂蛋白水平升高及不同程度的高甘油三酯血症。高脂血症不仅可以进一步损伤肾脏,而且还使心脑血管并发症增加。研究表明肾病综合征患者心肌梗死和冠心病病死率分别是正常人的 5.5 倍、2.8 倍。因此,合理有效地控制血脂,也是肾病综合征治疗的重要组成部分。

肾病综合征合并高脂血症的原因目前尚未完全阐明,根据已有的研究,目前的主要观点:高胆固醇血症发生的主要原因是脂蛋白在肝脏的合成增加,而在周围循环中的分解减少。在大量蛋白尿时,血浆清蛋白水平下降,血管内胶体渗透压下降,刺激肝脏增加合成以载脂蛋白-B100 为主的各种脂蛋白,胆固醇合成的限速酶——羟甲基戊二酰辅酶 A(HMG-CoA)还原酶活性增加,外周促进胆固醇清除的卵磷脂胆固醇酰转酰酶活性下降,从而导致高胆固醇血症。高甘油三酯血症则主要由分解代谢障碍所致,肝脏合成增加为次要因素。卵磷脂胆固醇酰转酰酶也参与甘油三酯的降解,在肾病综合征患者中观察到此酶与另一个重要的代谢酶——脂蛋白脂酶的活性下降,导致了甘油三酯的分解减少。

在肾病综合征患者高脂血症的治疗方面,我们的主要观点是:①应该限制脂质摄入,但单纯的限制大多不能满意地控制血脂。②肾病综合征缓解才能从根本上解决高脂血症,因此,对于激素治疗反应好的类型,如微小病变肾病,应力求使肾病综合征快速缓解,而不急于使用降脂药物,使患者面临不必要的不良反应。③若肾病综合征不能在短期内缓解,则应予以药物降脂治疗。以高胆固醇血症为主要表现者,应选用 HMG-CoA 还原酶抑制剂,即他汀类药,如普伐他汀10～40 mg/d,每晚睡前服。不良反应方面应重点注意肝功能及肌肉损害(严重者可出现横纹肌溶解)。目前已有循证医学证据表明他汀类药物具有通过降脂和非降脂途径保护肾功能的作用。以高甘油三酯血症为主要表现者,应选用氯贝丁酯类药,如吉非贝齐 0.3～0.6 g,每日 2 次,用药期间注意监测肝功能。

(五)甲状腺功能减退症

肾病综合征患者中有相当一部分可以表现为血清甲状腺素水平下降,主要是由于与甲状腺素结合的甲状腺结合球蛋白及清蛋白从尿液中大量丢失造成的。以往的观察表明,约 50％的患者血中的总 T_3、T_4 下降,但游离 T_3(FT_3)、游离 T_4(FT_4),以及促甲状腺激素(TSH)浓常正常,患者处于轻度的低代谢状态,可能有利于在肾病综合征状态时的良性调整,避免过度消耗能量,因此不需要干涉。

但个别患者可有甲状腺功能减退症的临床表现,以致使本来激素敏感的病理类型使用激素治疗不能获得预期效果。这时需要仔细监测患者的甲状腺功能,若 FT_3、FT_4 下降,特别是 TSH 升高,在认真排除其他病因导致的甲状腺功能减退后,给予小剂量的甲状腺素治疗(左甲状腺素 $25\sim50~\mu g/d$),常可以改善患者的一般情况和对激素的敏感性。虽然这种治疗方法目前尚缺乏循证医学证据,但在临床实践中可以取得一定的实际效果。这一经验治疗方法还有待今后进一步临床验证和总结。

第三节 局灶节段性肾小球硬化

原发性局灶节段性肾小球硬化于 1957 年由 Rich 首先描述,病理检查可见部分肾小球出现节段性瘢痕,临床上以大量蛋白尿及肾病综合征为突出表现。

局灶性节段性肾小球硬化在儿童和成人的原发性肾小球疾病中占 7%～35%。近年来,局灶性节段性肾小球硬化的发病率有逐年升高趋势。过去 20 年里,美国儿童和成人局灶性节段性肾小球硬化的发病率增加了 2～3 倍,可能的原因近年来除了重视经典型局灶性节段性肾小球硬化病理改变外,还注意到了许多局灶性节段性肾小球硬化的变异型,因而提高了局灶性节段性肾小球硬化检出率。此外,随着非洲裔美国人经济地位的提高,保健意识的增强,就诊人数明显增加,而非洲裔人群局灶性节段性肾小球硬化的发病率很高,从而导致美国整个人群发病率的上升。中山大学附属一院的资料也显示,在我国南方地区,近 10 多年来,局灶性节段性肾小球硬化的发病率也有逐步升高的趋势。另外,原发病为局灶性节段性肾小球硬化接受肾移植的终末肾脏病患者,移植肾的局灶性节段性肾小球硬化发生率也较高。

与微小病变肾病相比,局灶性节段性肾小球硬化患者临床上除表现大量蛋白尿及肾病综合征外,还常出现血尿、高血压及肾功能损害,对激素治疗常不敏感,常进行性发展至终末肾脏病。

一、局灶节段性肾小球硬化发病机制研究现状

局灶性节段性肾小球硬化的发病机制目前还不完全清楚。局灶性节段性肾

小球硬化的肾小球节段性病变主要是细胞外基质蓄积构成的瘢痕。这种节段性硬化病变的产生，目前认为与遗传因素、循环因子、病毒感染、足细胞损伤、血流动力学改变、细胞外基质合成与降解失衡、细胞因子介导免疫损伤、高脂血症和脂质过氧化，以及细胞凋亡等密切相关。

（一）遗传因素

大量的资料显示局灶性节段性肾小球硬化的发病具有明显的种族差异和家族聚集性。如美国的资料显示，黑人肾病患者中局灶性节段性肾小球硬化的发病率是白人的 2～3 倍（50％～60％对 20％～25％）。局灶性节段性肾小球硬化是南非和非洲裔美国人肾病综合征最常见的病理类型。而在我国广东地区仅占成人肾病综合征的 7％左右。上述资料显示局灶性节段性肾小球硬化的发病具有明显的种族差异。

局灶性节段性肾小球硬化的发病还与不同种族人群中人类白细胞抗原（HLA）等位基因出现的频率有关，已有报道，北美洲局灶性节段性肾小球硬化患者中 HLA-DR4 频率显著增高，而有 HLA-DR4 表型的成年人发生局灶性节段性肾小球硬化概率较高，提示具有该等位基因者较易发生局灶性节段性肾小球硬化。西班牙裔儿童局灶性节段性肾小球硬化的发生与 HLA-DR8 相关，德国裔局灶性节段性肾小球硬化患儿则与 HLA-DR3 和 DR7 相关。而吸食海洛因的局灶性节段性肾小球硬化患者 HLA-B53 出现频率高。

局灶性节段性肾小球硬化还呈现家族聚集性的特点，但局灶性节段性肾小球硬化的遗传特性尚不清楚，常染色体显性和隐性遗传都有报道。在一项对18 个家族 45 个成员经肾活检证实为局灶性节段性肾小球硬化的病例研究中发现，局灶性节段性肾小球硬化的家族遗传聚集性特征为常染色体显性遗传，伴随的 HLA 等位基因包括 HLA-DR4、HLA-B12、HLA-DR8 和 HLA-DR5。遗传性局灶性节段性肾小球硬化家族进行连锁分析发现，可疑基因定位在 19q13 上。

最近对家族性局灶性节段性肾小球硬化病例研究发现，肾小球滤过屏障中足细胞蛋白具有突出的重要性。例如，ACTN4 基因（编码足细胞上 α-辅肌动蛋白 4，即 αactinin 4，具有交联肌动蛋白微丝功能）变异可能引起家族性常染色体显性遗传局灶性节段性肾小球硬化；NPHS1 基因（编码足细胞上裂隙素蛋白）变异能导致芬兰型先天性肾病综合征（呈常染色体隐性遗传疾病）；NPHS2 基因（编码足细胞上足细胞素蛋白）变异能导致家族性常染色体隐性遗传性局灶性节段性肾小球硬化（患者在儿童期开始出现蛋白尿，而后很快进展至终末肾脏病，肾移植后很少复发）。家族性局灶性节段性肾小球硬化的 NPHS2 变异常由该基因发生无意义密码子、错义、移码或终止密码早熟导致。另外，*NPHS2* 基因变异也能发生于散发局灶性节段性肾小球硬化病例。此外，还发现 *TRPC6* 基因（编码足细胞的一种钙离子内流通道）变异、*CD2AP* 基因（编码足细胞上 CD2 相关蛋白）变异或 *PLCE1* 基因变异也与家族性局灶性节段性肾小球硬化发病相关。但是，大部分的研究资料显示，这些基因型变异与临床表现和免疫抑制治疗的反应性没有明显的关联性。

美国学者采用混合连锁不平衡全基因组扫描的方法，发现在美国黑人中 *MYH9* 可能是主要的遗传易感基因。随后采用的小样本全基因组关联分析研究发现，22 号染色体包括 *APOL1* 和 *MYH9* 基因的一段 60kb 区域可能与局灶性节段性肾小球硬化的发病密切相关。有趣的是，*APOL1* 变异可以保护非洲人免受引起昏睡病的锥虫（布氏锥虫罗得西亚亚种）感染，但是却可导致美国黑人易患局灶性节段性肾小球硬化，进一步提示遗传因素在局灶性节段性肾小球硬化的发病中起着重要的作用。

（二）循环因子

对循环因子的重视和研究很多来自肾移植的临床观察和治疗。Savin 等的研究发现，与正常对照者相比，33 名肾移植后再发局灶性节段性肾小球硬化患者的肾脏对清蛋白有更高的通透性。经血浆置换治疗后，其中 6 例患者尿蛋白显著减少，因而推测局灶性节段性肾小球硬化患者体内可能存在某些因子导致局灶性节段性肾小球硬化的发生。随后 Sharma 等从局灶性节段性肾小球硬化患者血清中提取了一种具有在短时间内显著增强肾小球基底膜通透性的肾小球滤过因子，称之为循环因子或渗透因子。体外研究证实，肾移植局灶性节段性肾小球硬化复发患者血清相对于未复发者可明显增强肾小球基底膜的清蛋白的通透性。部分复发的局灶性节段性肾小球硬化患者接受血浆置换治疗后，肾小球基底膜通透性降低，尿蛋白明显减少，因此多数学者认为，循环因子或渗透因子与移植肾局灶性节段性肾小球硬化的复发有关。而在非移植的肾病综合征患者，仅发现少数患者（如激素抵抗的先天性肾病综合征患者）经血浆置换治疗可减少蛋白尿和稳定肾脏功能。因此，对大多数局灶性节段性肾小球硬化患者而言，尽管血浆置换治疗后循环因子可减少，但蛋白尿没有改善。为此人们一直在探索循环中是否存在致病因子，迄今对循环因子究竟为何物还不清楚，循环因子在原发性局灶性节段性肾小球硬化发病机制中的重要性仍所知甚少。

2011 年 Reiser 等发现血清可溶性尿激酶受体（suPAR）在 2/3 原发性局灶性节段性肾小球硬化患者中升高。在肾移植术前血清中较高浓度的 suPAR 预示着移植术后复发的可能性比较大。循环中 suPAR 可激活足细胞 β3 整合素,造成足细胞足突融合消失、大量蛋白尿。在 3 种小鼠模型实验中提示 suPAR 可以造成蛋白尿和肾脏局灶性节段性肾小球硬化的发生,提示 suPAR-足细胞 β3 整合素在局灶性节段性肾小球硬化发生机制中具有重要作用,降低 suPAR 浓度可能防止局灶性节段性肾小球硬化的发生。2012 年该研究组又发表了验证研究的结果,显示在两组原发性局灶性节段性肾小球硬化的临床研究的患者中,84.3%成人患者和 55.3%儿童患者的血清 suPAR 均升高。目前,有关 suPAR 在局灶性节段性肾小球硬化患者血液中的表达及对长期预后的预示作用的验证工作正在进行中,而且中和或清除 suPAR 可作为局灶性节段性肾小球硬化的潜在治疗手段。

(三)病毒感染

人类免疫缺陷病毒(HIV)是导致局灶性节段性肾小球硬化的常见病毒之一。有研究发现,HIV-1 病毒感染是儿童期 HIV 相关肾病的直接原因,并在很大程度上影响到肾小球及肾小管上皮细胞的生长和分化、单核细胞局部浸润和细胞因子高表达,从而导致肾小球硬化。HIV 相关的局灶性节段性肾小球硬化在病理改变上与原发性塌陷型局灶性节段性肾小球硬化相似,前者内皮细胞中有管网状包涵体形成,而后者没有。

另外,细小病毒 B_{19} 在局灶性节段性肾小球硬化中的可能致病作用近来也备受关注。在镰状细胞贫血合并局灶性节段性肾小球硬化的肾病综合征患者肾组织中,细小病毒 B19mRNA 表达增高,尤其在塌陷型局灶性节段性肾小球硬化患者中表达更高,提示该病毒可能参与局灶性节段性肾小球硬化致病。另有报道,与其他病理类型的肾脏疾病比较,原发性塌陷型局灶性节段性肾小球硬化患者的肾组织更易找到细小病毒 B_{19}。Moudgil 等在 78%的原发性局灶性节段性肾小球硬化患者肾活检组织中检测到细小病毒组 B_{19},这些研究都提示细小病毒 B_{19} 可能参与原发性塌陷型局灶性节段性肾小球硬化的发生和发展。

(四)足细胞损伤

近年来,足细胞损伤在局灶性节段性肾小球硬化发病机制中的作用已为多数学者所重视。在大鼠残肾动物模型中,残余肾毛细血管袢扩大可导致足细胞发生代偿性胞体增大,同时细胞周期蛋白依赖性激酶-1(CDK-1)及其抑制剂 p27 和 p57 表达减少。随着病程进展,足细胞胞体增大失代偿并出现退行性变,变得扁平,滤过液进入胞体下空间,足细胞胞质隆起并进一步与肾小球基底膜剥离,肾小球基底膜裸露,并与壁层上皮细胞发生粘连,最终在祥粘连区出现透明样变,形成节段性硬化。足细胞黏附表型的改变,如分泌整合素 α3 显著减少,也参与了上述病理损伤过程。上述病理变化过程可能是足细胞病变导致肾小球发生节段性硬化的主要途径之一。

在人类局灶性节段性肾小球硬化中,足细胞损伤导致局灶性节段性肾小球硬化发生的机制目前还不清楚。有研究发现在足细胞上表达与裂隙膜相关的分子如 CD2 激活蛋白、α-辅肌动蛋白 4、足细胞素和裂隙素蛋白以及血管紧张素 Ⅱ 的 AT1 受体都与局灶性节段性肾小球硬化的发病机制有关。研究发现,尽管微小病变肾病和膜性肾病的发病与足细胞的损伤密切相关,但是这些病理类型足细胞的标志蛋白仍然存在,而塌陷型局灶性节段性肾小球硬化和 HIV 相关局灶性节段性肾小球硬化患者,足细胞的正常标志蛋白消失。提示在这些疾病中足突细胞表型改变起了重要作用。另外,在局灶性节段性肾小球硬化患者中,有部分患者会出现足细胞增殖,这可能是细胞周期蛋白依赖性激酶抑制剂 p27 和 p57 表达下调的结果。足突的消失可能是氧自由基和脂质过氧化酶堆积过度所导致。

有研究发现,在动物模型中高表达 miR-193a 可引起广泛足突融合消失,导致局灶性节段性肾小球硬化样病理改变,其机制是 miR-193a 可下调转录因子 WT1 表达,进而下调其靶基因 *PODXL*(编码足细胞上足萼糖蛋白)及 *NPHS1*(编码足细胞上裂隙素蛋白)表达。足萼糖蛋白与裂隙素均为足细胞重要的骨架蛋白,其表达减少势必影响足细胞骨架结构稳定性,导致足突融合消失,产生大量蛋白尿。

(五)其他因素

导致局灶性节段性肾小球硬化发病的因素较多,包括血流动力学改变、细胞外基质合成与降解失衡、细胞因子介导免疫损伤、高脂血症和脂质过氧化,以及细胞凋亡等。

此外,在肾单位数量显著减少的情况下,容易出现局灶性节段性肾小球硬化的病理改变,如孤立肾损害、先天性肾单位减少、反流性肾病、局灶肾皮质坏死、单侧肾切除等。其可能的机制:随着肾单位的丢失,剩余肾单位出现代偿性肥大和高压,这种代偿性改变会导致肾脏上皮细胞和内皮细胞的损伤,并最终导致肾脏的节段性硬化。

尽管局灶性节段性肾小球硬化的发病机制目前还不完全清楚,但已有的研究显示,局灶性节段性肾小球硬化可能是多因素共同作用的结果。不同的致病因素可能通过不同的途径导致局灶性节段性肾小球硬化。各致病因素可单独或联合参与局灶性节段性肾小球硬化的发生、发展过程。

二、对疾病认识和分型的演变

局灶性肾小球病变是指病变仅累及部分肾小球而不是全部肾小球，节段性肾小球病变是指病变仅累及肾小球毛细血管袢的部分节段，而非全球性病变。

自 1957 年由 Rich 首先描述以肾小球节段性瘢痕和透明样变为特征的原发性局灶性节段性肾小球硬化以来，人们逐渐发现局灶性节段性肾小球硬化在病理上有很多复杂的病理改变特征，包括系膜基质增加、透明样变、系膜区 IgM 沉积、系膜细胞增生、泡沫细胞形成、足细胞增生肥大等。因此，有关局灶性节段性肾小球硬化的病理分型有许多分歧和争议，它大致经历了如下演变过程。

经典型局灶性节段性肾小球硬化，即 1957 年 Rich 描述的原发性局灶性节段性肾小球硬化。病变肾小球局灶分布于皮髓质交界处，节段性瘢痕靠近肾小球血管极，常伴透明样变。

变异性局灶性节段性肾小球硬化：1980 年后人们陆续发现了几种不同于经典型局灶性节段性肾小球硬化的亚型，它们被统称为变异性局灶性节段性肾小球硬化。包括：①周缘型局灶性节段性肾小球硬化，硬化部位出现在毛细血管袢周缘部位。②顶端型局灶性节段性肾小球硬化，硬化部位位于肾小球尿极。③系膜增生型局灶性节段性肾小球硬化，肾小球弥漫系膜细胞增生伴节段硬化。④细胞型局灶性节段性肾小球硬化，部分肾小球呈球性或节段性足细胞增生、肥大，伴内皮细胞增生，白细胞浸润及核碎。⑤塌陷型局灶性节段性肾小球硬化，肾小球毛细血管塌陷闭塞，伴足细胞增生、肥大。

三、病理分型

(一)光学显微镜检查

目前局灶性节段性肾小球硬化诊断及分型主要依靠光学显微镜检查，具体如下。

1.门周型局灶性节段性肾小球硬化

该型必须同时满足以下 2 项标准才能诊断：①至少 1 个肾小球的门周部位（即血管极处）出现透明样变，伴或不伴硬化；②50％以上呈现节段病变的肾小球必须有门周硬化和（或）透明样变。常伴小动脉透明样变，并有时与肾小球门周透明样变相连。少见足细胞增生和肥大，硬化部位有时可见泡沫细胞。肾小球肥大和球囊粘连很常见，一般不伴系膜细胞增生。该型须排除细胞型、顶端型和塌陷型才能诊断。

该类型局灶性节段性肾小球硬化通常见于原发性局灶性节段性肾小球硬化，也常见于由肾单位丧失或肾小球高压继发的局灶性节段性肾小球硬化，例如肥胖、发绀型先天性心脏病、反流性肾病、肾缺如、肾发育不良、先天性肾单位减少伴代偿肥大、慢性肾脏病晚期肾单位毁坏等。与儿童相比，门周局灶性节段性肾小球硬化在成人中更常见。

2.细胞型局灶性节段性肾小球硬化

该型至少见1个肾小球毛细血管内细胞增多，并至少累及25%毛细血管袢，导致毛细血管管腔堵塞。此病变可发生于肾小球的任何节段，包括门周或周缘毛细血管袢。毛细血管内细胞主要为泡沫细胞、巨噬细胞及内皮细胞，有时也有中性粒细胞及淋巴细胞，且偶见这些细胞凋亡，形成核固缩和核碎裂。有时可见基底膜下透亮区，但是节段性透明样变或硬化却不常见。偶见毛细血管内纤维蛋白沉积，但不伴肾小球基底膜断裂，有或无球囊粘连。损伤部位常见足细胞增生和肥大。肾小球肥大和系膜细胞增生却不常见。其他肾小球可呈节段性或（和）全球性肾小球硬化。该型需排除顶端型和塌陷型才能诊断。

与门周型局灶性节段性肾小球硬化相比，细胞型局灶性节段性肾小球硬化在黑人中多见，大量蛋白尿显著（>10 g/d，细胞型局灶性节段性肾小球硬化中占44%～67%，而在门周型中只占4%～11%），呈现肾病综合征。细胞型局灶性节段性肾小球硬化常只存在于临床发病早期，患者很容易进展至终末肾脏病。

3.顶端型局灶性节段性肾小球硬化

该型至少见1个肾小球顶部（即尿极处，靠近近端肾小管的起始部）节段病变，常为毛细血管袢与肾小囊粘连，或足细胞与壁层上皮细胞或肾小管上皮细胞融合。有时病变毛细血管袢会嵌入肾小管。常见毛细血管内细胞增多（累及50%以下毛细血管袢）或硬化（累及25%以下毛细血管袢）。损伤部位常见足细胞增生和肥大。常见泡沫细胞，也可见透明样变。有时可见肾小球肥大、系膜细胞增生和小动脉透明样变。虽然病变开始在外周，但是肾小球中心部位也能受累。该型需排除塌陷型局灶性节段性肾小球硬化才能诊断。

临床研究发现，该型局灶性节段性肾小球硬化的临床表现与微小病变相似，对激素治疗反应好，及时治疗预后佳。

4.塌陷型局灶性节段性肾小球硬化

该型至少见1个肾小球毛细血管壁塌陷，伴足细胞增生和肥大，病变可呈节段性或全球性，前者可出现在门周或周缘毛细血管袢。增生和肥大的足细胞可充满肾小囊腔,并可见胞质蛋白滴及空泡样变。足细胞充满肾小囊腔时可形成"假新月体"。早期球囊粘连和透明样变不常见,系膜细胞增生、肾小球肥大、小动脉透明样变也不常见。其他肾小球可出现各型局灶性节段性肾小球硬化的节段性病变(常见硬化、毛细血管内细胞增多、顶端病变等)和(或)球性硬化。

20世纪80年代初,有学者观察到 HIV 相关性肾病伴发塌陷型局灶性节段性肾小球硬化。此后逐渐注意到一些原发性局灶性节段性肾小球硬化患者也有相似的组织学改变,但超微结构上这些患者的内皮细胞内无管网状包涵体。塌陷型局灶性节段性肾小球硬化患者的肾小管间质损害往往比较严重。肾小管上皮细胞内含大的吞噬小体,小管内有蛋白管型,管腔局部膨胀。间质中有大量的单核细胞浸润。该型治疗效果是各局灶性节段性肾小球硬化类型中最差的。

5.非特殊类型局灶性节段性肾小球硬化

非特殊类型局灶性节段性肾小球硬化是指不能将其归为其他4种类型的局灶性节段性肾小球硬化病变,该类型须排除门周型、细胞型、顶端型和塌陷型后才能诊断。肾小球节段性(门周或周缘毛细血管袢)细胞外基质增多,毛细血管腔闭塞,伴节段性毛细血管壁塌陷。球囊粘连及透明样变常见,泡沫细胞也常见。足细胞增生和肥大少见。系膜细胞增生、肾小球肥大、小动脉透明样变也能见到。该类型最常见,随着疾病的进展,其他4种病理类型均可进展为此型。

(二)免疫荧光检查

局灶性节段性肾小球硬化的免疫荧光常表现为 IgM、C_3 在肾小球节段硬化部位呈团块状沉积。无硬化的肾小球通常无免疫球蛋白及补体沉积,不过有时系膜区仍可见较弱的 IgM、C_3 沉积,而 IgG、IgA 沉积罕见。由于局灶性节段性肾小球硬化病变呈局灶节段性分布,肾穿刺标本若无此病变,则免疫荧光技术检查结果也可全部阴性。

足细胞胞质内有时可见清蛋白和其他免疫球蛋白(尤其是 IgA 和 IgG),这是足细胞吸收蛋白所导致。同样,近端肾小管上皮细胞的胞质内也可见清蛋白和免疫球蛋白,也是肾小管重吸收的结果。

(三)电子显微镜检查

在电子显微镜下观察局灶性节段性肾小球硬化的超微结构,常可见足细胞肥大、细胞器增多、微绒毛变性及胞质内吞噬空泡和脂肪滴。肥大的足细胞,胞体呈圆形,平滑地黏附在肾小球基底膜上,足突消失。在硬化节段处可看到足细胞剥离,裸露的肾小球基底膜和剥离的足细胞间有板层状的新生膜样物质沉积。

光镜下基本正常的肾小球,也能出现不同程度的足突消失,由此可见,在电镜超微结构下局灶性节段性肾小球硬化的足细胞病变是球性的。在足突消失区域通常可观察到裂孔隔膜的消失和细胞骨架微丝与肾小球基底膜平行排列。节段硬化病变处可见肾小球基底膜皱缩,最终导致肾小球毛细血管腔狭窄或闭塞。通常肾小球内并无提示免疫复合物的电子致密沉积物,但是需注意的是,有时血浆物质沉积也可出现电子致密物,会被误认为是免疫复合物,此时需结合光学显微镜和免疫荧光显微镜观察加以鉴别。

塌陷型局灶性节段性肾小球硬化的主要超微结构观察在于判定有无上皮的管网状包涵体。90%以上的 HIV 感染并发塌陷型局灶性节段性肾小球硬化患者有上皮的管网状包涵体,在原发性塌陷型局灶性节段性肾小球硬化和吸毒所致塌陷型局灶性节段性肾小球硬化患者中只不到 10% 有上皮的管网状包涵体。此外,上皮的管网状包涵体在狼疮性肾炎患者和 α-干扰素治疗的患者中也很常见。

四、原发性局灶节段性肾小球硬化的治疗原则

与微小病变肾病相比,局灶性节段性肾小球硬化患者常表现为大量蛋白尿、血尿、高血压、肾功能损害、对激素治疗不敏感及疾病持续进行性进展等特点。其中蛋白尿的程度和血清肌酐水平与预后密切相关。有资料显示,蛋白尿 ≥3 g/d 的原发性局灶性节段性肾小球硬化患者约 50% 在 5~10 年后发展至终末期肾病;而蛋白尿 >10 g/d 的患者进展更快,5 年内全都进展至终末肾脏病。相比之下,非肾病综合征范畴蛋白尿的患者预后就较好,追踪 10 年仅 20% 的患者进展至终末肾脏病。另一组资料显示,就诊时血清肌酐 >115 $\mu mol/L$ 的患者比肌酐小于此值的患者进展至终末肾脏病的风险明显增加。因此,临床治疗过程中必须密切观察患者尿蛋白和肾功能的变化,这是判断治疗效果和预后的最重要的指标。

原发性局灶性节段性肾小球硬化的治疗目标是达到蛋白尿的完全或部分缓解,减少复发,并维持肾功能稳定,延缓肾功能损害进展。具体包括以下几方面。

(一)治疗前的初始评估

除详细询问病史(包括肾脏病家族史),以进行体格检查、实验室检查及影像学检查外,患者需经肾活检病理检查以确诊局灶性节段性肾小球硬化。改善全球肾脏病预后组织(KDIGO)强调,对原发性局灶性节段性肾小球硬化成人患者进行治疗前,应对患者进行彻底检查以除外继发性局灶性节段性肾小球硬化,但并无必要常规做遗传学检查。

(二)支持治疗

局灶性节段性肾小球硬化患者的支持治疗包括:寻找并清除潜在感染灶、积极控制高血压、进行调脂治疗等。血管紧张素转化酶抑制剂(ACEI)或血管紧张素 AT_1 受体阻滞剂(ARB)能通过血压依赖性及非血压依赖性作用机制,来减少蛋白尿及延缓肾损害进展。所以,ACEI 或 ARB 被推荐应用于所有的原发性局灶性节段性肾小球硬化患者治疗。

(三)局灶性节段性肾小球硬化患者的初始治疗

20 世纪 80 年代以前,原发性局灶性节段性肾小球硬化的初始治疗一直遵循常规的原发性肾病综合征的治疗方案:泼尼松 $0.5\sim1.0$ mg/(kg·d),连服 $4\sim8$ 周,然后逐步减量至停药。尽管这个方案对微小病变肾病有效,但是对原发性局灶性节段性肾小球硬化疗效并不理想,缓解率不超过 30%,完全缓解率低于 20%。

20 世纪 80 年代以后,一些用激素治疗原发性局灶性节段性肾小球硬化的队列研究疗效显著提高,完全缓解率超过 30%,最高达到 40% 以上。将完全缓解率<30% 与缓解率>30% 的研究结果做比较,发现两者泼尼松的用量相同,但是治疗持续时间差别极大,低缓解率的激素治疗时间≤2 个月,而高缓解率的激素治疗时间是 $5\sim9$ 个月。

Pei 等的研究发现,使用足量和长疗程的激素治疗原发性局灶性节段性肾小球硬化,完全缓解率可达到 44%,缓解所需时间的中位数是 $3\sim4$ 个月。同时,有近一半的患者需加用细胞毒性药物如环磷酰胺或硫唑嘌呤。获得完全缓解的患者 15 年内肾功能基本稳定,而不能获得缓解的患者肾功能 5 年、10 年、15 年分别下降了 27%、42% 和 49%。对激素治疗抵抗的患者中有 50% 在 4 年后血清肌酐翻倍。基于上述研究结果,他们推荐呈现肾病综合征的原发性局灶性节段性肾小球硬化患者足量激素治疗时间应为 $3\sim4$ 个月,最长可用到 6 个月。

Ponticelli 等报道激素治疗少于 4 个月的患者完全缓解率只有 15%,而治疗时间≥4 个月者,完全缓解率可高达 61%。其中首次足量激素治疗时间对预后可能起更重要的作用。因为局灶性节段性肾小球硬化患者激素治疗 8 周获得完全缓解期患者不到 1/3,达到完全缓解所需时间的中位数是 $3\sim4$ 个月,绝大多数患者需要 $5\sim9$ 个月。因此,有学者提出成人局灶性节段性肾小球硬化患者激素抵抗的定义为 1 mg/(kg·d)泼尼松治疗 4 个月无效者。

隔天大剂量激素治疗可减少激素的不良反应,但治疗效果欠佳,尤其是年轻患者。Bolton 等观察了 10 名平均年龄为 29 岁的患者,泼尼松 60～120 mg/d 治疗,隔天口服,随访 9～12 个月,结果没有一例获得完全缓解。Nagai 等对一组≥60 岁的表现为肾病综合征的局灶性节段性肾小球硬化患者进行了观察,隔天顿服泼尼松 1.0～1.6 mg/kg(最大剂量 100 mg),随访 3～5 个月,有 44% 的患者获得完全缓解。其可能原因是老年人对激素的清除率下降,血药浓度相对较高和(或)激素效果更持久。

一个回顾性研究比较了足量泼尼松治疗[始量 1 mg/(kg·d)至少服用 4 个月,然后逐渐减量]与低剂量泼尼松[始量 0.5 mg/(kg·d)]联合环孢素 A[始量 3 mg/(kg·d),逐渐减量至 50 mg/d]或硫唑嘌呤治疗[始量 2 mg/(kg·d),逐渐减量至 0.5 mg/(kg·d)]。低剂量泼尼松主要用于合并肥胖、骨病或轻度糖尿病的患者。平均治疗 20 个月。结果显示:足量泼尼松治疗缓解率为 63%;低剂量泼尼松联合硫唑嘌呤治疗缓解率为 80%;低剂量泼尼松联合环孢素 A 治疗缓解率为 86%。提示对足量长疗程激素可能不耐受的患者,改用低剂量激素联合免疫抑制剂治疗同样有效。

KDIGO 指南建议的局灶性节段性肾小球硬化患者肾病综合征治疗方案如下:足量激素如泼尼松 1 mg/(kg·d)治疗至少 4 周,如果肾病综合征未缓解且患者能耐受,则可继续足量用药达 4 个月,肾病综合征完全缓解后,再用半年以上时间缓慢减量。对激素相对禁忌或不能耐受的患者,可选用钙调磷酸酶抑制剂(包括环孢素 A 及他克莫司)。此建议可供参考。

(四)局灶性节段性肾小球硬化复发患者的治疗

既往的研究资料证实,局灶性节段性肾小球硬化患者治疗后缓解期越久,其复发率越低。缓解期长达 10 年甚至更久的患者预后好,很少复发。大多数(>75%)复发的局灶性节段性肾小球硬化患者经合理治疗后仍能获得缓解。

KDIGO 指南建议,局灶性节段性肾小球硬化患者肾病综合征复发的治疗与成人微小病变肾病复发的治疗相同。具体如下:口服环磷酰胺 2～2.5 mg/(kg·d),共 8 周;使用环磷酰胺后仍复发或希望保留生育能力的患者,建议使用钙调磷酸酶抑制剂如环孢素 A 3～5 mg/(kg·d)或他克莫司0.05～0.1 mg/(kg·d),分次口服,共 1～2 年;不能耐受糖皮质激素、环磷酰胺和钙调磷酸酶抑制剂的患者,可以使用吗替麦考酚酯每次 0.75～1.0 g,每天 2 次,共 1～2 年。此指南建议可予参考。

1.环磷酰胺

研究发现环磷酰胺与激素联用可使 30%～60% 的肾病综合征患者完全缓

解,降低复发率,并可减少激素用量及其不良反应。近年来多项研究认为环磷酰胺的治疗疗效往往与患者本身对激素的敏感程度相关,对频繁复发及激素依赖的局灶性节段性肾小球硬化常有效,而对激素抵抗型则疗效有限。

2.环孢素 A

环孢素 A 的疗效也取决于患者对激素治疗的敏感程度,在激素治疗敏感的患者中,应用环孢素 A 治疗后获得完全缓解、部分缓解和无效的患者比例分别为 73%、7% 和 20%。应用环孢素 A 治疗原发性局灶性节段性肾小球硬化的多中心前瞻性随机对照研究显示,环孢素 A 治疗局灶性节段性肾小球硬化的缓解率明显优于单用激素治疗或环磷酰胺治疗。尽管环孢素 A 在复发的局灶性节段性肾小球硬化患者的治疗中显示出良好的疗效,但其治疗的最大问题仍是停药后复发。Ponticelli 等比较了激素加环磷酰胺 2.5 mg/(kg·d)和激素加环孢素 A 5~6 mg/(kg·d)治疗的疗效,随访 2 年,结果显示,环孢素 A 治疗组的复发率是 75%,而环磷酰胺治疗组的复发率是 37%。因此,如何在获得良好治疗效果的同时,减少或避免局灶性节段性肾小球硬化复发是临床医师需要解决的问题。

3.他克莫司

目前已有多项关于他克莫司治疗局灶性节段性肾小球硬化的临床研究,提示他克莫司联合激素治疗儿童及成人局灶性节段性肾小球硬化都可诱导肾病综合征缓解,在短期内可减少蛋白尿,延缓肾病进展。有研究表明他克莫司与环磷酰胺在诱导局灶性节段性肾小球硬化缓解以及预后方面无明显差异,但他克莫司联合激素治疗可以有效控制难治性肾病综合征。目前国内应用他克莫司治疗原发性局灶性节段性肾小球硬化推荐剂量为 0.05~0.1 mg/(kg·d),维持血清谷浓度在 5~10 ng/mL。

4.吗替麦考酚酯

吗替麦考酚酯是用于治疗原发性肾病综合征的新型抗代谢类免疫抑制剂。有报道用吗替麦考酚酯治疗难治性局灶性节段性肾小球硬化能增加肾病综合征缓解率、降低复发率、减少不良反应,但多为小样本研究,治疗效果亦不一致。有限的临床数据显示吗替麦考酚酯能使对激素和环孢素 A 抵抗的局灶性节段性肾小球硬化患者得到部分和全部缓解。有研究表明在环孢素 A 抵抗型局灶性节段性肾小球硬化患者中,联合应用环孢素 A 和吗替麦考酚酯治疗 12 个月能使部分患者蛋白尿减少,但未能阻止肾功能恶化。目前还不清楚吗替麦考酚酯停药后的复发率。

(五)激素抵抗患者的治疗

KDIGO 指南建议,对激素抵抗型局灶性节段性肾小球硬化患者采用环孢素 A 治疗,3～5 mg/(kg·d),分次服用,疗程≥4 个月。如果获得了部分或完全缓解,则继续用环孢素 A 治疗超过 12 个月,然后逐渐减量。若患者对环孢素 A 不能耐受,则应用吗替麦考酚酯与大剂量地塞米松联合治疗。此建议也可供参考。

已有的临床研究结果发现,应用环孢素 A 治疗成人和儿童激素抵抗的局灶性节段性肾小球硬化有较高的缓解率,并对患者的肾功能有保护作用。约有 48％激素抵抗型局灶性节段性肾小球硬化患者能获得缓解,儿童患者的疗效比成人好。低剂量泼尼松和环孢素 A 联合治疗能增加激素抵抗型局灶性节段性肾小球硬化患者的缓解率。目前使临床医师困惑的最大问题仍然是环孢素 A 减量或停药后的复发。Cattran 等发现 60％的患者于停药 1 年后复发,而 Ponticelli 等则发现 75％的患者 1 年后复发。因此,如何在取得较好疗效的同时减少肾病综合征的复发是亟待解决的重要问题。

对激素抵抗的局灶性节段性肾小球硬化儿童患者,有报道采用大剂量甲泼尼龙冲击加烷化剂治疗缓解率可达 60％以上,但更多的临床研究并没能支持上述结论。相反在唯一的一个评价环磷酰胺对激素抵抗局灶性节段性肾小球硬化患儿疗效的前瞻性随机试验中,泼尼松(40 mg/m²,隔天口服共 12 个月)加与不加环磷酰胺[2.5 mg/(kg·d),治疗 90 天]的完全和部分缓解率并无统计学差别(分别为 56％和 50％)。因而对激素抵抗的局灶性节段性肾小球硬化患者加用细胞毒性药物的作用似乎并不太大,尤其是儿童患者。

近年来,有一些小标本的研究结果显示,吗替麦考酚酯或他克莫司在激素抵抗的局灶性节段性肾小球硬化患者取得较好的疗效,能较好地减少蛋白尿和延缓肾功能的恶化,且不良反应轻微,但仍需增大样本数继续观察验证。

(六)其他治疗及展望

利妥昔单抗是抗 CD20 抗原的单克隆抗体,它与 B 淋巴细胞表面的 CD20 抗原结合后,能通过补体依赖性细胞毒作用及抗体依赖细胞的细胞毒作用,而导致 B 细胞溶解,此药原用于抵抗性 B 淋巴细胞型非霍奇金淋巴瘤的治疗,但是它也能作为免疫抑制剂治疗某些难治性免疫介导性疾病,包括难治性局灶性节段性肾小球硬化。迄今,用利妥昔单抗治疗局灶性节段性肾小球硬化的临床试验病例数都很少,初步观察显示它能提高局灶性节段性肾小球硬化缓解率,对激素有效患者它的治疗效果较好,但对激素抵抗患者治疗效果较差。其确切治疗疗效尚需多中心前瞻性随机对照试验验证。

鉴于循环因子很可能是移植肾局灶性节段性肾小球硬化的重要致病因素,局灶性节段性肾小球硬化患者肾移植前和移植后复发时都可进行血浆置换或免疫吸附治疗。而原发性局灶性节段性肾小球硬化患者血浆置换疗效欠佳,一般不推荐采用。

另外,近年对家族性局灶性节段性肾小球硬化的认识在逐渐深入,*NPHS2*基因突变甚至还能见于散发性局灶性节段性肾小球硬化病例,这些病例用激素及免疫抑制剂治疗疗效均差。所以如何从局灶性节段性肾小球硬化患者中筛选出这些基因变异病例,是临床医师的一个重要任务,这可避免对这些患者盲目应用激素及免疫抑制剂治疗,甚至引起严重不良反应。

目前还有一些新治疗药物正在研究中,①半乳糖:有研究认为循环因子与肾小球血管内皮表面糖萼中的糖起反应,而导致血管通透性增加,因此口服或静脉投给半乳糖即可能拮抗循环因子的这一致病作用。初步临床观察显示,此药单独应用或与免疫抑制剂联合应用都能减少尿蛋白排出。进一步评估其疗效的临床试验正在进行中。②吡非尼酮:为抗纤维化制剂,动物试验显示它能拮抗肺及肾纤维化。少数临床试验已观察了它对原发性局灶性节段性肾小球硬化及移植肾局灶性节段性肾小球硬化的治疗疗效,发现它能显著延缓肾小球滤过率下降。进一步评估其疗效的临床试验也在进行中。③脱氧精胍菌素衍生物:能调节 T 淋巴细胞功能,发挥免疫抑制作用。动物试验用 LF15-0195 治疗 Buff/Mna 大鼠的自发性局灶性节段性肾小球硬化及移植肾局灶性节段性肾小球硬化均显示出良好效果,能使尿蛋白正常,肾损害减轻。但是这类药物尚未进入临床试验。

局灶性节段性肾小球硬化的预后主要与其临床-病理表现和病理类型有关。进行性发展的危险因素包括:血清肌酐水平$>115\ \mu mol/L(1.3\ mg/dL)$、大量蛋白尿$(>3.5\ g/d)$、肾间质纤维化$>20\%$。在局灶性节段性肾小球硬化亚型中塌陷型疗效及预后最差,顶端型比较好。

第四节　特发性膜性肾病

膜性肾病为一病理学诊断名词,其病理特征为弥漫性肾小球基底膜增厚伴上皮细胞下免疫复合物沉积。膜性肾病可分为特发性膜性肾病和继发性膜性肾病两大类，继发性者多由自身免疫性疾病、感染、肿瘤、药物等引起，病因未明者称之为特发性膜性肾病。特发性膜性肾病是中老年人原发性肾病综合征的最常见疾病，国外报道占成人原发肾病综合征的 20％～40％，在我国，特发性膜性肾病发病率稍低，占原发性肾小球疾病的 10％～15％，但是近年其发病率已显著增高。

特发性膜性肾病多在 40 岁后发病，男性居多（男女比例约为 2∶1），儿童少见。本病临床上起病缓慢，以蛋白尿为主要表现，60％～80％患者呈现肾病综合征，少数患者（约占 40％）伴随镜下血尿，无并发症时不出现肉眼血尿。特发性膜性肾病的自然病程差别较大，约 25％患者可自发缓解，也有 30％～40％的患者能在起病 5～10 年内进展至终末期肾病。

一、特发性膜性肾病发病机制的研究现状

目前认为，特发性膜性肾病是一个器官特异性自身免疫性足细胞病。循环中的自身抗体与足突上的靶抗原结合形成免疫复合物沉积在上皮下，激活补体系统，诱发肾小球毛细血管壁损伤，出现蛋白尿。

（一）足细胞靶抗原成分

1956 年，Mellors 和 Ortega 首次报道：通过免疫荧光技术检查，在膜性肾病患者肾组织切片中，发现免疫复合物出现在肾小球毛细血管壁。从此开启了对膜性肾病发病机制的探索历程。人们对膜性肾病致病抗原认识过程大致经历了如下几个阶段。

1959 年 Heymann 等利用带有近端肾小管刷状缘的组织成分 Fx1A 的免疫大鼠成功制作人类特发性膜性肾病模型，即 Heymann 模型，并在血液中找到含有 Fx1A 的免疫复合物，所以当时认为特发性膜性肾病是由循环中的 Fx1A 抗原与抗体形成免疫复合物沉积于肾小球致病。1978 年 Couser 等运用抗 Fx1A 的 IgG 抗体灌注分离的大鼠肾脏，重复出 Heymann 模型的病理表现，免疫荧光检查见 IgG 沿肾小球毛细血管壁呈细颗粒样沉积，电镜检查可见电子致密物广泛沉积于肾小球上皮细胞下及足突裂孔上，提示 Fx1A 在肾小球中形成的原位免疫复合物也能致病。

1983 年 Kerjachki 等发现存在于大鼠足细胞表面及近端肾小管刷状缘上的致病抗原成分是糖蛋白 megalin（原称为 GP330）。megalin 为跨膜糖蛋白，由 4 600 个氨基酸组成，其胞外区 N 端的小糖化片断可能是其抗原决定簇。1990 年

又发现第二个抗原成分,即受体相关蛋白,它能结合在 Magalin 上。试验显示当循环抗体与足细胞表面的 Megalin 及受体相关蛋白结合后,即能形成上皮下原位免疫复合物致病。但是遗憾的是,Megalin 在人类足细胞上并不表达,甚至与 Megalin 结构相似的抗原也未能发现。

对于人类膜性肾病致病抗原研究的重大进展起始于 2002 年 Debiec 等对同种免疫新生儿膜性肾病的研究,患此病的新生儿出生时即出现肾病综合征,肾活检证实病理类型为膜性肾病。Debiec 等在患儿足细胞的足突上发现了中性肽链内切酶,并首次证实它是导致人类膜性肾病的一个自身抗原。研究发现,此类患儿的母亲均为先天性中性肽链内切酶缺乏者,而其父亲正常,故母亲在妊娠过程中即会产生抗中性肽链内切酶抗体,该抗体可以透过胎盘与胎儿肾小球足细胞上的中性肽链内切酶结合,形成原位免疫复合物,激活补体生成 C_5b-9,损伤足细胞,导致膜性肾病发生。但是此抗原是否也参与成人特发性膜性肾病的发病,并不清楚。

2009 年 Beck 等通过检测特发性膜性肾病患者的血清,发现 $75\% \sim 80\%$ 的患者血清 M 型磷酸酯酶 A2 受体(PLA2R)抗体阳性,而在继发性膜性肾病、其他肾小球疾病和正常人的血清中此抗体皆阴性。后来,又有学者从特发性膜性肾病患者肾小球沉积的免疫复合物中分离出了 PLA2R 抗体,而 V 型狼疮性肾炎和 IgA 肾病患者的肾组织却无此抗体。上述研究均表明抗 PLA2R 抗体为特发性膜性肾病所特有。PLA2R——这一人类肾小球足细胞上具有丰富表达的蛋白成分,目前已备受关注,已明确它是人类膜性肾病的另一个重要自身抗原。

有学者提出醛糖还原酶、超氧化物歧化酶-2 和 α-烯醇化酶,也可能是导致人类特发性膜性肾病的足细胞抗原成分,但它们在疾病发生与进展过程中的作用尚未明确。

(二)致病抗体分子

应用免疫荧光或免疫组化方法检查人特发性膜性肾病患者肾小球毛细血管壁上沉积的 IgG 亚类,发现主要是 IgG_4,但是常同时并存较弱的 IgG_1、IgG_2 或(和)IgG_3。已知 IgG_4 分子具有"半抗体交换"特性,交换后重组的 IgG_4 分子的两个 Fab 臂即可能结合不同的抗原,致使此 IgG_4 抗体-抗原复合物不能与补体结合,失去激活补体能力。那么,特发性膜性肾病患者的补体系统是如何被激活的呢?一种解释是,抗 PLA2R 抗体虽然主要由 IgG_4 构成,但是常伴随其他 IgG 亚型,补体系统即可能通过伴随的 IgG_1、IgG_2 或(和)IgG_3 激活。对同种免疫新生儿膜性肾病的研究显示,母亲血清只存在抗中性肽链内切酶的 IgG_4 抗体时,新生儿不发病,只有同时存在抗中性肽链内切酶的 IgG_1 和 IgG_4 抗体,新生儿才会出现蛋白尿,此观察似支持这一观点。另一种解释是,IgG_4 虽然不能从经典途径及旁路途径激活补体,但是近年发现它仍可能从甘露糖结合凝集素途径激活补体系统,特别是其糖类侧链结构发生变化而导致其免疫活性改变时。

检测患者血清 PLA2R 抗体,不但对特发性膜性肾病诊断及鉴别诊断有帮助,而且研究显示血清 PLA2R 抗体滴度还与疾病活动性密切相关。特发性膜性肾病发病时血清 PLA2R 抗体滴度升高,病情缓解时 PLA2R 抗体滴度下降直至转阴(有的患者在蛋白尿消失前数月血清抗 PLA2R 抗体就已转阴),复发时其滴度再次上升。所以,临床上可监测血清 PLA2R 抗体滴度,来判断特发性膜性肾病的疾病活动性。尽管 PLA2R 抗体滴度与疾病病情相关,但是有时仍能发现某些患者的血清抗体滴度与蛋白尿程度并不相关,血清抗 PLA2R 抗体已转阴,但是蛋白尿仍持续在 $2\sim3$ g/d 水平。对这种现象的解释是:尽管促使特发性膜性肾病发病的免疫反应已缓解,但是长时间病程导致的肾小球硬化(局灶节段性硬化及球性硬化)和肾小管间质纤维化致使蛋白尿不消失。

(三)补体系统激活

在肾小球上皮下的免疫复合物(循环免疫复合物沉积或原位免疫复合物形成),要通过激活补体形成膜攻击复合体 C_5b-9,才能损伤足细胞致病。在被动 Heymann 肾炎大鼠模型中,予以抗 Fx1A 抗体后,再予眼镜蛇毒因子耗竭补体,可显著减少 C_5b-9 在肾脏的沉积,蛋白尿减轻;另外,给予具有固定补体作用的绵羊抗大鼠 Fx1A 抗体 γ1 亚类,大鼠将发生蛋白尿;而给予无固定补体作用的抗 Fx1A 抗体 γ2 亚类,即使在肾小球足细胞上沉积了大量免疫复合物,但是无 C_3 沉积,大鼠不出现蛋白尿,由此说明足细胞上沉积的免疫复合物必须通过激活补体才能致病。

补体有 3 条激活途径,包括经典途径、旁路途径及甘露糖结合凝集素途径。由于肾小球毛细血管壁上很少有补体 C_1q 沉积,故目前认为特发性膜性肾病主要是从旁路途径而非经典途径激活补体,其具体机制为:一方面抗 Fx1A 抗体可增强 C_3b 在肾小球足细胞下沉积,促进 C_3 转化酶(C_3bBbP)形成;另一方面,抗 Fx1A 抗体还可拮抗补体调节蛋白如 H 因子的调节作用,延长 C_3 转化酶(C_3bBbP)半衰期,维持旁路途径活化。但是,正如前述,少数特发性膜性肾病患者的补体系统是否是由甘露糖结合凝集素途径激活? 很值得研究。

补体激活形成的终末产物即膜攻击复合体 C_5b-9 可在细胞膜上形成非选择性亲水跨膜通道,或在其周围形成"膜漏网",即在细胞膜上"打孔"。溶解量的

C_5b-9可使细胞穿孔坏死,而亚溶解量的C_5b-9则可作为人肾小球足细胞的一种刺激剂,插入细胞膜活化细胞,产生多种活性介质,损伤足细胞,产生蛋白尿。

(四)足细胞损伤

足细胞处于肾小球滤过膜最外层,它不仅参与构成滤过膜的机械屏障和电荷屏障,而且在维持肾小球毛细血管袢的正常开放、调节静水压、合成肾小球基底膜基质及维持其代谢平衡上起着重要作用。其结构与功能的完整性对于维护滤过膜的正常功能具有重要意义。足细胞在肾小球基底膜上稳定附着和发挥正常功能需要一组足细胞相关蛋白来维系。根据蛋白的分布部位将其分为裂孔隔膜蛋白、顶膜蛋白、骨架蛋白和基底膜蛋白。特发性膜性肾病发病时无论是原位免疫复合物形成及循环免疫复合物沉积,或是补体膜攻击复合体C_5b-9产生,都与足细胞有着密切联系,而其也是最终的受损靶细胞。

目前研究认为,膜攻击复合体C_5b-9插入足细胞膜后,破坏了裂隙素与足细胞膜的锚定结构,使裂孔隔膜蛋白复合体结构解离,同时还导致骨架蛋白结构松散,顶膜蛋白丢失,负电荷屏障受损,这些足细胞相关蛋白的异常均加速了足细胞结构与功能的损伤。还有研究指出,C_5b-9可通过转换生长因子-β(TGF-β)/Smad 7通路及活性氧产生导致足细胞损伤,促使足细胞凋亡与脱落。脱落的足细胞产生的蛋白酶能够进一步加重肾小球滤过膜损伤。裸露的肾小球基底膜能与肾小囊壁粘连,启动肾小球硬化机制。还有研究发现C_5b-9还参与了足细胞细胞周期的调节,上调了细胞周期抑制蛋白p21及p27,阻止了足细胞增殖,同时C_5b-9通过损伤DNA加速了足细胞死亡。

综上所述,目前对于人特发性膜性肾病的研究已经取得了重要进展。肾小球上皮下的免疫复合物沉积或原位形成,以及由此引起的补体系统活化、膜攻击复合体C_5b-9产生,最终造成足细胞损伤,这是特发性膜性肾病的重要发病机制。但是对特发性膜性肾病发病机制的认识仍存在不少未明之处,需要更进一步深入研究澄清。

二、肾脏病理表现

(一)光镜检查

早期光镜下仅能见肾小球上皮下嗜复红蛋白沉积,而后肾小球基底膜弥漫增厚,"钉突"形成,甚至呈"链环状"改变。晚期系膜基质增多,毛细血管袢受压闭塞,肾小球硬化。通常肾小球无细胞增殖及浸润,系膜区和内皮下也无嗜复红蛋白沉积。如果出现明显的系膜细胞增殖,炎细胞浸润和坏死性病变,则需考虑继发性膜性肾病可能。另外,在一些大量蛋白尿持续存在、肾功能异常的特发性膜性肾病患者中,发现伴发局灶节段性肾小球硬化病变,此类患者往往对免疫抑制治疗反应差,预后不良。近年来,一些伴发新月体肾炎的病例也屡见报道,其中部分患者的血清可检出抗肾小球基底膜抗体或抗中性粒细胞胞质抗体,但其发病机制不清。

肾小管间质病理改变主要包括肾小管上皮细胞颗粒及空泡变性,肾小管灶状萎缩,肾间质灶状炎性细胞浸润及肾间质纤维化。肾小管间质的病变程度往往与蛋白尿的严重程度和持续时间相关。

(二)免疫荧光检查

免疫球蛋白 IgG 呈弥漫性细颗粒状沉积于肾小球毛细血管壁,是特发性膜性肾病特征性的免疫病理表现,在个别早期病例或免疫复合物已进入消散期的患者,IgG 可呈节段性分布。大部分患者伴有 C_3 沉积。此免疫荧光检查十分敏感,有助于疾病的早期诊断。特发性膜性肾病一般无多种免疫球蛋白及补体 C_1q 沉积,而且也不沉积于肾小球毛细血管壁以外区域,若有则需排除继发性膜性肾病可能。

(三)电镜检查

可于肾小球基底膜外侧(即上皮细胞下)见到排列有序的电子致密物,肾小球基底膜增厚,并常能在电子沉积物间见到"钉突"。此外,足细胞足突常弥漫融合。

(四)疾病分期

目前公认的 Ehrenreich-Churg 分期法,是以电镜表现为主,光镜表现为辅的特发性膜性肾病分期,共分为如下 4 期。

Ⅰ期:肾小球基底膜无明显增厚,肾小球基底膜外侧上皮细胞下有少数电子致密物。

Ⅱ期:肾小球基底膜弥漫增厚,上皮细胞下有许多排列有序的电子致密物,它们之间可见"钉突"。

Ⅲ期:电子致密物被增多的肾小球基底膜包绕,部分电子致密物被吸收,而呈现出大小不等、形状不一的透亮区。

Ⅳ期:肾小球基底膜明显增厚,较多的电子致密物被吸收,使肾小球基底膜呈虫蚀状。系膜基质逐渐增多,直至肾小球硬化。

另外,还有 Gartner 的五期分法,除上述 4 期外,将特发性膜性肾病自发缓解、肾小球病变已恢复近正常(可能遗留部分肾小球硬化)的阶段称为Ⅴ期。

起初大多学者认为特发性膜性肾病患者随着发病时间的延长,肾脏病变分期会升高。但是近年的大量研究并未发现分期与病程间存在明确的对应关系,因此,上述病理分期对临床病程、治疗疗效及疾病预后的评估到底具有多大意义,仍待今后进一步研究去澄清。

三、临床表现与并发症

特发性膜性肾病大多隐匿起病,以水肿为首发症状,病程进展缓慢。多数患者(约80%)有大量蛋白尿(>3.5 g/d),呈现肾病综合征;少数患者(约20%)为无症状的非肾病范畴蛋白尿(<3.5 g/d)。尿蛋白量可随每日蛋白质摄入量及活动量而波动。20%~55%的患者存在轻度镜下血尿,不出现肉眼血尿,当患者存在显著的镜下血尿或肉眼血尿时,临床上要注意继发性膜性肾病或特发性膜性肾病出现并发症的可能。17%~50%成年患者起病时伴随高血压。早期肾功能多正常,4%~8%的患者在起病时即存在肾功能不全,预后常较差。

特发性膜性肾病的自然病程差距较大,约20%的患者可自发完全缓解,也有30%~40%的患者起病5~10年后进展至终末期肾病。有研究发现,蛋白尿的程度和持续时间与患者预后密切相关。此外,男性、高龄患者、伴随高血压或(和)肾功能不全、肾脏病理检查可见较多硬化肾小球和较重肾小管间质病变者预后较差。

肾病综合征的各种并发症均可在本病中见到,但血栓和栓塞并发症发生率明显高于其他病理类型的肾小球疾病,其中肾静脉血栓、下肢静脉血栓、肺栓塞最为常见。有报道在肾病综合征持续存在的特发性膜性肾病患者肾静脉血栓的发生率可高达50%。当患者存在大量蛋白尿、严重低清蛋白血症(<20~25 g/L)、过度利尿、长期卧床等诱因时,患者突然出现腰痛、肉眼血尿、急性肾损害(肾静脉主干血栓)、双下肢不对称性水肿(下肢静脉血栓)、胸闷、气促、咯血(肺栓塞)等症状,均应考虑到血栓及栓塞性并发症可能,并给予及时检查及治疗。

如下情况还能导致特发性膜性肾病患者出现急性肾损害:肾前性氮质血症(严重低清蛋白血症致血浆胶体渗透压降低,水分外渗,肾脏有效血容量减少而诱发),并发急性肾静脉主干(双侧或右侧)大血栓,出现抗肾小球基底膜抗体或抗中性粒细胞胞质抗体小血管炎性新月体肾炎,以及药物性肾损害(包括肾小管坏死及急性过敏性间质性肾炎)。

四、诊断与鉴别诊断

依据患者典型的临床实验室表现及肾活检病理改变,诊断膜性肾病并不困难,但需除外继发性膜性肾病才能确诊特发性膜性肾病。

继发性膜性肾病有时呈现"非典型膜性肾病"病理改变,免疫荧光检查常见IgG伴其他免疫球蛋白、补体 C_3 及 C_1q 沉积,沉积于肾小球毛细血管壁及系膜区;光镜检查毛细血管壁增厚,有或无"钉突"形成,常出现"假双轨征",并伴系膜细胞增生和基质增多;电镜检查于上皮下、基底膜内、内皮下及系膜区多部位见到电子致密物。

另外,近年开展的血清 PLA2R 抗体监测及肾切片上 IgG 亚型及 PLA2R 的免疫荧光或免疫组化检查,对鉴别继、原发性膜性肾病极有意义。IgG 亚型的免疫荧光或免疫组化检查显示,特发性膜性肾病患者肾小球毛细血管壁上沉积的IgG 以 IgG₄ 亚型为主,伴或不伴较弱的其他 IgG 亚型,而继发性膜性肾病常以其他亚型为主。另外,PLA2R 的免疫荧光或免疫组化检查显示,特发性膜性肾病患者肾小球 PLA2R 染色阳性,细颗粒状高表达于肾小球毛细血管壁,而已检测的一些继发性膜性肾病(如狼疮性肾炎及乙肝病毒相关性肾炎等)阴性。血清PLA2R 抗体的检测结果也与此相同。

常见的继发性膜性肾病有如下 4 类。①自身免疫性疾病:常见于狼疮性肾炎,并可见于类风湿关节炎、慢性淋巴细胞性甲状腺炎、干燥综合征等。②感染:常见于乙型肝炎病毒感染,其次为丙型肝炎病毒感染及梅毒等。③肿瘤:包括实体肿瘤及淋巴瘤等。④药物及重金属:常见汞、金制剂、D-青霉胺等。现简述于下。

(一)膜型狼疮性肾炎

常见于青中年女性,常有系统性红斑狼疮的多器官受累表现,肾病常表现为大量蛋白尿及肾病综合征,伴或不伴镜下血尿。肾组织免疫荧光检查常呈"满堂亮"现象(各种免疫球蛋白和补体 C_3 及 C_1q 均阳性),光镜检查常为"非典型膜性肾病",电镜检查于上皮下、基底膜内、系膜区及内皮下均可见电子致密物。需要注意的是,有少数膜型狼疮性肾炎患者起病时仅肾脏受累,无其他系统表现,还不能完全达到系统性红斑狼疮诊断标准。对这类患者应严密追踪观察,其中一些患者随后能表现出典型的系统性红斑狼疮。

(二)乙型肝炎病毒相关性膜性肾病

本病多见于青中年,有乙型肝炎病毒感染的临床表现及血清标志物(抗原、抗体）。肾组织光镜检查可呈特发性膜性肾病或非典型膜性肾病改变，免疫荧光多呈"满堂亮"，诊断的关键是能在患者肾小球中检测到乙肝病毒抗原（如 HBcAg、HBsAg）存在。

（三）肿瘤相关性膜性肾病

本病见于各种恶性实体瘤（常见于肺癌、乳腺癌、消化道恶性肿瘤及前列腺癌）及淋巴瘤，其病理表现常与特发性膜性肾病无明显区别。此病好发于老年人，有统计表明，60 岁以上膜性肾病患者中恶性肿瘤相关性肾病可达 20%。因此，对于老年患者，尤其是肾小球中 IgG 沉积物并非以 IgG_4 为主且 PLA2R 染色阴性的患者，一定要严密随访，观察病程中是否出现肿瘤。

肿瘤相关性膜性肾病目前尚无公认的诊断标准，有学者认为在诊断膜性肾病前后 1 年内发现肿瘤，患者蛋白尿的缓解及复发与恶性肿瘤的治疗缓解及复发密切相关，并能除外其他肾脏病即能诊断。有的诊断标准更严格，需在肾小球的上皮下沉积物中发现肿瘤相关抗原或抗体，这一严格标准较难普及。

（四）药物及重金属所致膜性肾病

金制剂、D-青霉胺等药物可以引起膜性肾病，但是近代这些药物已经少用。而由含汞增白化妆品引起的膜性肾病国内近年却屡有报道。汞所致膜性肾病的病理改变与特发性膜性肾病无法区分，可是肾小球内沉积的 IgG 亚类并非 IgG_4 为主，可助鉴别。至于这些药物及重金属所致继发性膜性肾病的 PLA2R 检测结果目前尚无报道。

五、特发性膜性肾病治疗方案的探索、抉择与思考

特发性膜性肾病的自然病程差距较大，存在自发缓解和肾功能逐渐恶化两种结局，且药物治疗时间长、疗效不一、不良反应多，因此在过去的几十年中对于临床治疗方案存在较大争议，人们对其研究的探索也从未停止。

（一）病情进展评估与风险分层

正如前述，特发性膜性肾病的自然进程存在较大差异，那么哪些患者可能是进展至终末期肾病的高危人群？哪些指标能帮助医师对患者病情进展进行评估？对症治疗与免疫抑制治疗的时机该如何选择？这些都是我们在确定初始治疗方案前需要明确的问题。

1992 年，Pei 及 Cattran 等创建了一种根据尿蛋白排泄量及持续时间，以及肌酐清除率（CCr）起始水平和变化率来评估特发性膜性肾病疾病进展风险的模

型,其阳性预测值及敏感性为 66%。其后,Cattran 利用此模型将特发性膜性肾病疾病进展风险分成了如下 3 级:①低风险,患者在 6 个月的观察期内,尿蛋白量持续低于 4 g/d 且 CCr 正常;②中等风险,患者在 6 个月的观察期内,CCr 正常无变化,但尿蛋白含量处于 4~8 g/d;③高风险,患者的尿蛋白持续大于 8 g/d,伴或不伴有 CCr 下降。

2005 年 Cattran 及 2007 年 Lai 相继在美国肾脏病学会期刊和国际肾脏病学会期刊上发表文章,建议根据上述低中高风险分级来分层地制订治疗方案:对于低风险患者推荐应用血管紧张素转化酶抑制剂(ACEI)或血管紧张素 AT_1 受体阻滞剂(ARB)治疗,并限制蛋白质入量;对中、高风险患者应结合患者具体情况采取免疫抑制剂治疗。这一风险评估在很大程度上避免了有可能自发恢复或(和)稳定低水平蛋白尿的患者被过度治疗,减少了不良反应。

KDIGO 指南对特发性膜性肾病患者进行免疫抑制治疗的适应证及禁忌证作了明确阐述。指南推荐只有表现为肾病综合征且具备如下之一条件者,才用免疫抑制剂作初始治疗:①经过至少 6 个月的降血压和降蛋白治疗,尿蛋白仍然持续大于 4 g/d 和超过基线水平 50% 以上,并无下降(证据强度 1B)。②出现肾病综合征引起的严重的、致残或威胁生命的临床症状(证据强度 1C)。③明确诊断后 6~12 个月内血清肌酐(SCr)升高≥30%,但肾小球滤过率(eGFR)不低于 25~30 mL/(min·1.73m²),且上述改变并非由肾病综合征并发症所致(证据强度 2C)。而对于 SCr 持续>309 μmol/L(3.5 mg/dL)或 eGFR<30 mL/(min·1.73m²),或超声显示肾脏体积明显缩小者(例如长度小于 8 cm),或并发严重的或潜在危及生命的感染,建议避免使用免疫抑制治疗(无证据强度分级)。

(二)免疫抑制药物的选择与证据

1.糖皮质激素

半个多世纪以来,已有极多的用糖皮质激素治疗特发性膜性肾病的报道,结果十分不同。1979 年一个多中心对照研究显示,给予泼尼松治疗(125 mg 隔日口服,共 8 周)能显著降低肾功能恶化的发生率。1981 年美国的一个协作研究组用泼尼松 100~150 mg 隔日口服 8 周治疗特发性膜性肾病,得到了相似结果,能降低患者蛋白尿至 2 g/d 以下,并降低 SCr 倍增风险。这些研究结果曾鼓励临床医师用糖皮质激素治疗特发性膜性肾病。

但是,1989 年加拿大学者 Cattran 等的一项前瞻性研究按泼尼松 45 mg/m² 剂量隔日给药治疗特发性膜性肾病(包括尿蛋白≤0.3 g/d 的患者),结果显示泼尼松对降低蛋白尿和改善肾功能均无效。1990 年英国学者 Cameron 等也用类似方案治疗特发性膜性肾病,观察 3~9 个月,结果也未发现治疗能改善肾功能,而尿蛋白和血浆清蛋白的改善也只是暂时的。

2004 年 Schieppati 等对免疫抑制剂治疗成人特发性膜性肾病疗效进行了系统评价,纳入了 18 个随机对照研究,包含 1 025 例患者,结果显示,与安慰剂对照组比较,单用糖皮质激素并不能提高蛋白尿缓解率,也不能提高患者肾脏长期存活率。

所以近代研究结果多不支持单独应用糖皮质激素治疗特发性膜性肾病。

2.细胞毒性药物

(1)苯丁酸氮芥。在 20 世纪 80 年代意大利学者 Ponticelli 进行了一项设计严谨的前瞻随机对照试验治疗特发性膜性肾病,后被称为"意大利方案"。试验共入选了 81 例表现为肾病综合征而肾功能正常的特发性膜性肾病患者,被随机分为免疫抑制治疗组[42 例,第 1、3、5 个月用甲泼尼龙 1g 静脉输注连续 3 天,余 27 天每日顿服甲泼尼龙 0.4 mg/(kg·d);第 2、4、6 个月仅口服苯丁酸氮芥 0.2 mg/(kg·d),交替使用,总疗程 6 个月]和对症治疗组(39 例),进行了为期 10 年的随访观察,结果显示:存活且未发生终末期肾病的患者试验组占 92%,对照组仅 60%($P=0.0038$);疾病缓解率试验组为 61%(40% 完全缓解),对照组为 33%(5% 完全缓解)($P=0.000$)。随后,Ponticelli 等在另一项随机对照试验中,又将这一方案与单独口服泼尼松龙 0.5 mg/(kg·d)进行对比,为期 6 个月。结果显示,与单用泼尼松龙组比较,联合苯丁酸氮芥治疗组的疾病缓解率高及持续缓解时间长。

2002 年西班牙学者 Torres 等发表了他们的回顾性研究结果。他们将 1975 年至 2000 年已出现肾功能不全的 39 例特发性膜性肾病患者,分成免疫抑制治疗组[19 例,口服泼尼松 6 个月,并在治疗初 14 周里联合口服苯丁酸氮芥 0.15 mg/(kg·d)]和保守治疗组(20 例),进行比较分析。治疗前两组患者的肾功能和肾脏病理改变并无差异,但是其后保守治疗组肾功能逐渐恶化,而大部分免疫抑制治疗组患者尿蛋白下降,肾功能改善或稳定。因此有学者认为,对早期肾功能损害的特发性膜性肾病患者仍应给予糖皮质激素联合苯丁酸氮芥进行免疫抑制治疗。

由此可见,用糖皮质激素配合苯丁酸氮芥治疗特发性膜性肾病出现肾病综合征但肾功能正常的患者,乃至轻度肾功能不全的患者,均有疗效。

(2)环磷酰胺。1998 年 Ponticelli 等对肾功能正常的特发性膜性肾病患者,进行了甲泼尼龙联合苯丁酸氮芥 0.2 mg/(kg·d)口服(50 例),或甲泼尼龙联合环磷酰胺 2.5 mg/（kg·d）口服（45 例）的对比治疗观察。治疗 6 个月,结果显示两者都能有效缓解蛋白尿,延缓肾功能损害进展,但是苯丁酸氮芥不良反应较大,不良反应停药的患者占 12%,而环磷酰胺治疗组仅占 4%。

2004 年有学者等给 65 例肾功能不全（SCr＞135 μmol/L）的特发性膜性肾病患者,给予糖皮质激素（泼尼松 0.5 mg/kg,隔日口服,共 6 个月,并于第 1、3、5 个月静脉滴注甲泼尼龙 1 g/d,连续 3 天）及环磷酰胺[1.5～2.0 mg/（kg·d）口服,共 12 个月]治疗,随访 51 个月（5～132 个月）,发现糖皮质激素联合环磷酰胺治疗能有效延缓肾损害进展。随访结束时,16 例（24.6%）完全缓解,31 例（47.7%）部分缓解;患者 5 年肾脏存活率是 86%,显著高于历史对照 32%。但是仍有 28% 的患者 5 年内疾病复发,而且如此长期地服用环磷酰胺不良反应大,约 2/3 患者出现了治疗相关性并发症,主要为骨髓抑制及感染,2 例出现了癌症。

由此看来,环磷酰胺与苯丁酸氮芥相似,与糖皮质激素联合治疗时,对特发性膜性肾病呈肾病综合征的肾功能正常患者,乃至轻度肾功能不全患者均有效。而且与苯丁酸氮芥比较,环磷酰胺的不良反应较轻。不过长期服用时仍能出现骨髓抑制、感染及癌症等不良反应。

（3）硫唑嘌呤。1976 年加拿大西部肾小球疾病研究组报道,表现为肾病综合征的特发性膜性肾病病患者应用硫唑嘌呤治疗无效。Ahuja 等用泼尼松联合硫唑嘌呤治疗特发性膜性肾病患者,也得到同样结论。2006 年 Goumenos 等发表了一项 10 年随访观察资料,33 例患者接受泼尼松龙（初始量 60 mg/d）及硫唑嘌呤[初始量 2mg/（kg·d）]治疗,治疗（26±9）个月,17 例患者不接受任何免疫抑制剂治疗。随访结束时,治疗组 14 例（42%）、对照组 6 例（35%）出现 SCr 翻倍（P＞0.05）;治疗组 7 例（21%）、对照组 3 例（18%）进展至终末期肾病（P＞0.05）;二组肾病综合征的缓解率分别为 51% 及 58%（P＞0.05）。所以认为对于呈现肾病综合征的特发性膜性肾病患者用泼尼松龙联合硫唑嘌呤治疗无益。

KDIGO 指南关于细胞毒性药物的应用作了如下推荐及建议:推荐在开始治疗时,口服或静脉滴注糖皮质激素与口服烷化剂每月交替治疗,共治疗 6 个月（证据强度 1B）;初始治疗建议应用环磷酰胺而非苯丁酸氮芥（证据强度 2B）。指南并未推荐或建议使用非烷化剂的细胞毒性药物硫唑嘌呤治疗特发性膜性肾病。

3.钙调磷酸酶抑制剂

（1）环孢素 A。2001 年 Cattran 等报道了北美 11 个中心完成的前瞻单盲随机对照研究结果,将 51 例伴有肾病综合征范畴蛋白尿泼尼松治疗失败的特发性膜性肾病患者分为如下两组:治疗组用环孢素 A[起始量 3.5 mg/（kg·d）]联合低剂量泼尼松［剂量 0.15 mg/(kg·d)，最大剂量为 15 mg］治疗；对照组用安慰剂联合低剂量泼尼松治疗。26 周治疗结束时，治疗组的完全及部分缓解率为 75%，而对照组为 22%（$P<0.001$）；随访 78 周结束时，两组缓解率分别为 39% 和 13%（$P=0.007$）。在 52 周时治疗组中 9 例患者（43%）及对照组中 2 例患者（40%）病情复发。因此有学者认为，对糖皮质激素抵抗的特发性膜性肾病患者仍可考虑给予环孢素 A 治疗，尽管有一定复发率，但仍能提高疾病总疗效。

2006 年希腊学者 Alexopoulos 等将表现为肾病综合征的特发性膜性肾病患者分为两组，其中 31 例给予泼尼松龙联合环孢素 A，20 例单独应用环孢素 A，环孢素 A 的起始量均为 2~3 mg/(kg·d)，治疗时间为 12 个月。结果显示，联合用药组的 26 例（83.9%）患者、单一用药组的 17 例（85.0%）患者尿蛋白都均获得了完全或部分缓解，两组患者肾功能无明显变化，单一用药组患者的复发率为 47%，联合用药组为 15%。因此有学者认为对表现为肾病综合征的特发性膜性肾病患者单用环孢素 A 或联合糖皮质激素治疗均有效，但联合用药组可减少复发率。另外，有学者还给治疗 12 个月时达到完全或部分缓解的患者，继续用低剂量环孢素 A 维持治疗，联合用药组服环孢素 A（1.3±0.4）mg/(kg·d)共（26±16）个月，单一用药组服用环孢素 A（1.4±0.5）mg/(kg·d)共（18±7）个月，结果显示两组在维持缓解上均获得了良好疗效。

2010 年 Kosmadakis 等对比研究了甲泼尼龙（12.5 mg/d 口服）联合环孢素 A［3.0~3.5 mg/(kg·d)］及甲泼尼龙［0.75 mg/(kg·d)］联合环磷酰胺［2 mg/(kg·d)］治疗特发性膜性肾病呈现肾病综合征患者的疗效。治疗 9 个月，两组尿蛋白均减少，血清清蛋白均增高，但是环磷酰胺组肾功能显著改善，而环孢素 A 组肾功能却显著减退。治疗结束时，环磷酰胺组 4/8 例完全缓解，4/8 例部分缓解，而环孢素 A 组 1/10 例完全缓解，5/10 例部分缓解。有学者认为环孢素 A 为基础的治疗疗效不如环磷酰胺为基础的治疗。

（2）他克莫司。此药与环孢素 A 同属钙调磷酸酶抑制剂，其免疫抑制作用是环孢素 A 的 10~100 倍。作为一种新型免疫抑制剂，其相关研究数据相对较少。2007 年 Praga 等完成了一项治疗特发性膜性肾病的随机对照试验，患者均呈现肾病综合征而肾功能正常，治疗组（$n=25$）使用他克莫司单药治疗［0.05 mg/(kg·d)，治疗 12 个月，6 个月后逐渐减小剂量］，对照组（$n=23$）采用保守疗法。18 个月后，他克莫司组患者疾病缓解率为 94%，对照组仅为 35%；他克莫司组有 1 例（4%）而对照组有 6 例（26.1%）患者 SCr 升高 50%。不过，治疗组在停用他克莫司后有一半以上患者疾病复发。

2010 年国内一项多中心随机对照试验对特发性膜性肾病呈现肾病综合征的患者用糖皮质激素联合他克莫司或环磷酰胺治疗进行对比观察。他克莫司治疗组($n = 39$)用 0.05 mg/(kg·d)剂量口服 6 个月,再 3 个月逐渐减量至停;环磷酰胺组($n = 34$)以 100 mg/d 剂量口服 4 个月,累积量达 12 g 停药。治疗 6 个月时,他克莫司组在疾病缓解率及尿蛋白减少上均优于环磷酰胺组($P < 0.05$);而随访至 12 个月时两组患者的疗效基本相当,但是他克莫司组不良反应较多,如糖代谢异常、感染及高血压。两组都有约 15% 患者复发。此试验结果提示糖皮质激素联合他克莫司可以作为治疗特发性膜性肾病患者的一个替代方案,但是需要注意药物不良反应。

KDIGO 指南关于钙调磷酸酶抑制剂治疗特发性膜性肾病作了如下推荐及建议:推荐用环孢素 A 或他克莫司作为特发性膜性肾病初始治疗的替代治疗方案,用于不愿接受烷化剂或应用烷化剂有禁忌证的患者,至少治疗6个月(证据强度 1C)。尽管目前他克莫司治疗特发性膜性肾病的临床研究证据远不如环孢素 A 多,但是 KDIGO 指南仍将他克莫司提到了与环孢素 A 并列的重要地位。

4.吗替麦考酚酯

2007 年 Branten 等的一项研究入选了 64 例肾功能不全的特发性膜性肾病患者,一组($n = 32$)口服吗替麦考酚酯 2 g/d 及糖皮质激素;另一组($n = 32$)口服环磷酰胺 1.5 mg/(kg·d)及糖皮质激素。两组均治疗 12 个月,结果显示两组 SCr、尿蛋白排泄量及尿蛋白缓解率均无统计学差异,两组患者不良反应发生率相似,但吗替麦考酚酯组复发率较高。

2008 年 Dussol 等发表了一个治疗特发性膜性肾病呈肾病综合征患者的前瞻随机对照试验结果,治疗组($n = 19$)每日口服 2 g 吗替麦考酚酯,不并用糖皮质激素;对照组($n = 19$)仅用保守治疗。治疗 12 个月后,结果显示两组的疾病完全及部分缓解率相似,提示单用吗替麦考酚酯治疗特发性膜性肾病疗效不佳。

KDIGO 指南建议不单用吗替麦考酚酯作为特发性膜性肾病的初始治疗(证据强度 2C)。其联合激素治疗是否能取得较好疗效,还需要更多的随机对照研究去评估。

5.利妥昔单抗

目前有关利妥昔单抗(抗 B 细胞抗原 CD20 的单克隆抗体)用于特发性膜性肾病患者的治疗尚无随机对照研究证据,仅有一些规模较小的研究提供了一些鼓舞人心的结果。2003 年 Ruggenenti 等用利妥昔单抗(375 mg/m^2,每周静脉输注 1 次,共 4 次)治疗了 8 例呈大量蛋白尿的特发性膜性肾病患者,并进行了为期1年的随访。随访结束时所有患者的尿蛋白均显著减少,血清清蛋白显著上升,肾功能稳定,而且并无明显不良反应发生。此后又有几篇小样本的治疗观察报道,显示部分特发性膜性肾病患者经利妥昔单抗治疗后病情确能获得完全或部分缓解。

KDIGO指南认为,尽管上述初步结果令人鼓舞,但是利妥昔单抗的确切疗效(包括长期复发情况)尚需随机对照试验来肯定。基于此,KDIGO指南尚不能对其治疗特发性膜性肾病作出推荐。

(三)免疫抑制治疗方案与思考

1.初始治疗方案

KDIGO指南关于特发性膜性肾病初始治疗方案作了如下推荐或建议:①推荐口服和静脉滴注糖皮质激素与口服烷化剂每月1次交替治疗,疗程6个月(证据强度1B)。②建议首先选用环磷酰胺而非苯丁酸氮芥(证据强度2B)。③根据患者的年龄和eGFR水平调整环磷酰胺及苯丁酸氮芥的剂量(证据强度未分级)。④可以每日连续(并非周期性)服用烷化剂治疗,此治疗也有效,但有增加药物毒性作用风险,尤其是使用药物>6个月时(证据强度2C)。⑤不推荐单独应用糖皮质激素(证据强度1B)或吗替麦考酚酯(证据强度2C)做初始治疗。

由于目前对于肾功能不全的特发性膜性肾病患者用免疫抑制剂治疗的前瞻对照研究较少,因此该指南未对这类患者的治疗提出推荐意见或建议,今后需要进行更多高质量的随机对照临床研究来提供循证证据。而且,目前对预测特发性膜性肾病治疗疗效及疾病结局有价值的指标(包括临床病理表现、血和尿生物学标志物如PLA2R抗体等)的研究还很不够,今后也需加强,若能更准确地判断哪些患者能从治疗中获益,哪些难以获益,这对避免过度治疗及减少药物不良反应均具有重要意义。这些都应该是未来的研究内容。

2.初始治疗的替代治疗方案

KDIGO指南对特发性膜性肾病初始治疗的替代治疗方案作了如下推荐及建议:①对于符合初始治疗标准但不愿接受激素及烷化剂治疗或存在禁忌证的患者,推荐应用环孢素A或他克莫司,至少治疗6个月(证据强度1C)。②用钙调磷酸酶抑制剂治疗6个月而未获得完全或部分缓解时,建议停用钙调磷酸酶抑制剂(证据强度2C)。③若达到持续缓解且无钙调磷酸酶抑制剂治疗相关肾毒性出现时,建议钙调磷酸酶抑制剂在4~8周内逐渐减量至起始剂量的50%,并至少维持12个月(证据强度2C)。④建议在开始治疗期间及SCr异常增高(大于基线值20%)时要规律地检测药物血浓度(无证据强度分级)。

指南也给出了钙调磷酸酶抑制剂为基础的治疗方案中药物的参考剂量，环孢素 A 3.5～5.0 mg/(kg·d)，每 12 小时口服 1 次，同时给予泼尼松 0.15 mg/(kg·d)，共治疗 6 个月；他克莫司 0.05～0.075 mg/(kg·d)，每 12 小时口服 1 次，不并用泼尼松，共治疗 6～12 个月。为避免急性肾毒性反应发生，建议两药均从低剂量开始应用，然后逐渐加量。

治疗期间应定期检测钙调磷酸酶抑制剂的血药浓度及肾功能，宜将患者环孢霉素 A 的血药谷浓度维持 125～175 ng/mL 或峰浓度维持在 400～600 ng/mL 水平；将他克莫司的血药谷值浓度维持在 5～10 ng/mL 水平。

钙调磷酸酶抑制剂在特发性膜性肾病治疗中最突出的问题是停药后疾病的高复发率，由于尚缺令高水平证据，因此 KDIGO 指南并未对此复发问题提出具体推荐意见和建议，已有学者应用低剂量环孢素 A 进行较长期维持治疗来减少复发，但目前尚缺乏高水平的随机对照试验来评价长期应用钙调磷酸酶抑制剂（尤其是他克莫司）对减少复发的确切效果及安全性。

3.对初始治疗抵抗病例的治疗方案

KDIGO 指南建议如下：对烷化剂及激素为基础的初始治疗抵抗者，建议使用钙调磷酸酶抑制剂治疗（证据强度 2C）；对钙调磷酸酶抑制剂为基础的初始治疗抵抗者，建议应用烷化剂及激素治疗（证据强度 2C）。

4.肾病综合征复发的治疗方案

2012 年 KDIGO 指南建议如下：肾病综合征复发的特发性膜性肾病患者，建议使用与初始诱导缓解相同的治疗方案（证据强度 2D）；对于初始治疗应用糖皮质激素与烷化剂交替治疗 6 个月的患者，疾病复发时建议此方案仅能重复使用 1 次（证据强度 2B）。

应用烷化剂治疗的特发性膜性肾病患者，治疗后 5 年内的疾病复发率为 25%～30%；应用钙调磷酸酶抑制剂治疗者，治疗后 1 年内疾病复发率为 40%～50%。一些低级别证据提示，再次使用与初始诱导缓解相同的治疗方案仍然有效，但是较长期地使用烷化剂有增加肿瘤、机会性感染和性腺损害的风险。文献报道，环磷酰胺累积量超过 36 g（相当于 100 mg/d，持续 1 年）时，可使韦格纳肉芽肿病患者膀胱癌风险增加 9.5 倍，烷化剂疗程的延长同样也增加了淋巴组织增生病和白血病的风险。因此指南强调初始治疗用糖皮质激素与烷化剂交替方案治疗 6 个月的患者，疾病复发时最多再使用此方案 1 次。也有报道利妥昔单抗对一些钙调磷酸酶抑制剂依赖的复发患者有较好疗效，但是证据尚欠充分，指南还未推荐。

关于重复使用免疫抑制治疗的大多数资料,均来自肾功能正常的复发患者,几乎没有资料指导如何治疗肾功能不全的复发患者。另外,今后还应进行随机对照试验来评估其他药物如吗替麦考酚酯及利妥昔单抗对治疗特发性膜性肾病复发患者的疗效。

综上所述,基于循证医学证据而制订的 KDIGO 指南为临床合理治疗特发性膜性肾病提供了指导性意见,但是目前绝大部分循证医学证据都来自国外。高质量的前瞻性、大样本随机对照研究尚缺乏,研究随访期限普遍偏短,对于治疗的远期预后评估不足,不同免疫抑制剂方案之间尚缺乏大样本的对比性研究。这些问题依然存在,因此尚需继续努力来解决。另外,在临床实际应用指南内容时,切忌盲目教条地照搬,要根据患者的具体情况具体分析进行个体化治疗。

最后还要指出,在实施免疫抑制治疗的同时,还应配合进行对症治疗(如利尿消肿,纠正脂代谢紊乱、服用 ACEI 或 ARB 减少尿蛋白排泄等)及防治并发症,其中尤其重要的是预防血栓、栓塞等并发症。KDIGO 指南建议,对伴有肾病综合征且血清蛋白<25 g/L 的特发性膜性肾病患者,应预防性地应用抗凝药物,予口服华法林治疗。

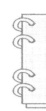

第四章　肾小管-间质疾病

第一节　肾小管性酸中毒

参照肾小管酸中毒(renal tubular acidosis，RTA)的临床表现与其生理基础，一般将其分为四大类：①远端肾小管酸中毒(Ⅰ型 RTA)，是由远端肾小管泌氢障碍所致；②近端肾小管酸中毒(Ⅱ型 RTA)，是由于近端小管重吸收碳酸氢根障碍，而远端酸化功能则完好无损；③Ⅲ型肾小管酸中毒则同时具有近端和远端肾小管酸中毒的特点；④合并高血钾的肾小管酸中毒(Ⅳ型 RTA)，可能继发于醛固酮不足或肾小管对醛固酮不敏感。其中Ⅰ～Ⅲ型均合并低钾血症。

一、近端肾小管酸中毒

(一)病因与病理生理

近端肾小管酸中毒(Ⅱ型 RTA，pRTA)是近端肾小管重吸收碳酸氢根障碍所致，表现为肾脏碳酸氢根重吸收阈值的下降(正常肾脏的碳酸氢根阈在婴儿约为 22 mmol/L，在年长儿及成人为 24～27 mmol/L)，而远端酸化功能则完好无损。

pRTA 的病因比较复杂。凡是累及到肾小管功能的各种原发病均能导致pRTA。如多发性骨髓瘤、肝豆状核变性、甲状旁腺功能亢进、奥尔波特综合征等，这些疾病均能通过损害肾小管-肾间质而诱发本病。此外，某些药物的不良反应也可损伤肾小管-间质而诱发本病。但因为近端肾小管的功能损伤很少只选择性的累及重吸收碳酸氢根的能力，所以多数情况下还合并有近端肾小管的其他功能障碍，若伴发氨基酸尿、肾性糖尿和磷酸盐尿，则称范科尼综合征。

它还可以原发孤立存在，称为孤立性 pRTA，按其基因基础可分为 3 个亚类:常染色体显性 pRTA,推测病因是编码 NHE3 的基因 *SLC9A3* 的突变导致钠氢交换障碍;合并眼疾的常染色体隐性 pRTA,源于编码 kNBC1 的基因 *SLC4A4* 的突变造成 kNBC1 活性的下降和丧失,从而影响近端肾小管基侧膜对碳酸氢根的转运;散发性孤立性 pRTA 机制未明,可能与 NHE3、H^+ 泵功能不成熟有关。

(二)临床表现

两型均表现为阴离子间隙正常的高血氯性代谢性酸中毒。当酸负荷使血浆 HCO_3^- 浓度降到足够低时,远端肾小管能够排泌足够的 NH_4^+ 使尿液 pH 值下降到 5.5 以下,然而一旦碱化治疗使血浆 HCO_3^- 正常化以后,远端肾单位就无力挽回 HCO_3^- 的大量流失,因此尿液呈高度碱性,含有大量的碳酸氢根(高达滤过负荷的 $10\%\sim15\%$)。这种 HCO_3^- 流失只是暂时现象,当血浆碳酸氢根水平维持在酸血症范围时,又能达到稳态。此外低血钾常较明显。

骨病发生率在 20% 左右,主要为骨软化症或骨质疏松,儿童可有佝偻病,原因除酸中毒外可能还与活性维生素 D_3 抵抗有关。尿路结石和肾脏钙化较少见。

由于 RTA 本身的隐匿性,此类患者往往是因其他合并的症状来首诊,比较常见的有婴幼儿期生长迟缓、眼部疾病、智力低下等。在合并眼病的常染色体隐性 pRTA 中普遍表现为严重的身材矮小和随年龄进展的眼部疾病如青光眼、白内障和带状角膜病等,另外往往合并有恒牙釉质缺损、精神运动迟缓和智力低下。头颅 CT 可能发现基底节钙化。同时酸中毒也较严重。而散发性的孤立性 pRTA 则表现较轻,多起病于婴儿早期,首发表现为生长迟缓和反复的呕吐,是由于肾脏和小肠的原发性 HCO_3^- 重吸收障碍,一般不合并其他异常。

继发的 pRTA 在原发病表现的基础上合并近端肾小管酸中毒。其中非选择性 pRTA 除肾小管酸中毒表现外,还合并低磷血症、糖尿、氨基酸尿和小分子蛋白尿。

(三)诊断

出现:①阴离子间隙正常的高血氯性代谢性酸中毒;②低钾血症,尿钾排出增多;③尿中碳酸氢根增多,HCO_3^- 排泄分数大于 15%,酸中毒不严重时尿液呈碱性,酸中毒严重时尿液呈酸性,则近端肾小管酸中毒诊断即可成立。疑似病例可行碳酸氢盐重吸收试验,即让患者口服或静脉滴注碳酸氢钠,如 HCO_3^- 排泄分数大于 15% 即可确诊。

$$HCO_3^- 排泄分数 = HCO_3^- 尿 \times Cr 血 / HCO_3^- 血 \times Cr 尿$$

此外对于非选择性 pRTA 可有高尿磷、低血磷、高尿尿酸、低尿酸血症、高尿钙、葡萄糖尿和氨基酸尿等。

(四)治疗

能进行病因治疗者应行病因治疗(如对果糖不耐受症应限制果糖摄入)。

针对 RTA 的治疗原则是持续给予合适剂量的碳酸氢盐或枸橼酸盐来补碱,所补充的量须考虑以下两部分的需要:①补偿尿液中碳酸氢根的流失;②平衡蛋白质分解和骨骼生长所产生的酸。

对于 pRTA,由于每日从尿中流失的碳酸氢根量极大,因此所需补充的碱量也很大(每 24 小时 10～20 mmol/kg 体重)。目前推荐使用枸橼酸钠、枸橼酸钾混合物,因为枸橼酸代谢可产生碳酸氢根,需注意每日剂量应分多次服用,尽可能保持日夜负荷均衡。值得指出的是,补碱治疗的药物量大且口感差,因此长期依从性不满意。合用噻嗪类利尿药可以减少碱的用量,但缺点是可能使低钾血症加剧。

由于在近端肾小管中 HCO_3^- 的重吸收通过 NBC 与 Na^+ 的重吸收相耦联,因此患者尚须限钠饮食,以减少细胞外容积,促进肾小管对 HCO_3^- 的重吸收。

为控制骨病,部分患者可予补充活性维生素 D_3,特别是儿童患者。

(五)预后

pRTA 的疗程视其类型而不同。常染色体显性 pRTA 和合并眼疾的常染色体隐性 pRTA 通常是永久性疾病,需终生服碱。散发性孤立性 pRTA 则是暂时性的疾病,肾小管缺陷随生长发育而自行改善,因此早期补碱的目的在于改善生长,一般 3～5 年以后可以撤药,不再复发。

二、远端肾小管酸中毒

(一)病因与病理生理

dRTA 是由于远端肾小管酸化功能障碍,特征表现为管腔液与管周液之间无法形成高 H^+ 梯度,在全身酸血症的刺激下仍然不能最大限度地降低尿 pH 值(到 5.5 以下)。导致此障碍的可能机制:①肾小管细胞氢泵衰竭;②非分泌缺陷性酸化功能障碍。

1.肾小管细胞氢泵衰竭

主动泌氢减少,常为先天性肾小管功能缺陷,在儿童多为原发,在成人则常常继发于高球蛋白血症、慢性肝脏疾病和某些自身免疫性疾病,如干燥综合征等,但这方面研究仍欠完善,目前已在数名干燥综合征患者的肾活检标本中,发现α型闰细胞上氢泵的缺失,然而在两名狼疮性肾炎合并高钾性 dRTA 的患者的α型闰细胞上,氢泵的表达并未发现异常。

原发性 dRTA 在家系研究上可呈常染色体显性遗传、常染色体隐性遗传和散发性。常染色体显性遗传的 dRTA 被认为是与编码 Cl^--HCO_3^- 交换子的基因 *SLC4A1* 突变有关。在常染色体隐性遗传的 dRTA 和散发性 dRTA 中,有相当一部分病例并发有神经性耳聋,称为 rdRTA1,耳聋的发病时间不等;另有一部分不合并神经性耳聋的称为 rdRTA2,是临床上比较常见的原发性 dRTA 类型。Karet 等的研究表明,rdRTA1 患者存在编码氢泵 β1 亚基的基因 *ATP6B1* 的突变,而 rdRTA2 可能是源于编码氢泵 116 000 辅助 α 亚基(α4 亚型)的基因 *ATP 6N1B* 的突变。

2.非分泌缺陷性酸化功能障碍

包括:①肾小管细胞膜通透性变化,泌于腔内的氢离子又被动扩散到管周液,使 H^+ 梯度无法维持(梯度缺陷型)。这常由各种肾小管间质疾病继发,尤常见于慢性间质性肾炎和两性霉素 B 肾脏损害。②肾小管尤其是其远端的管腔负电位无法维持(电压依赖型),使泌氢入管腔的速率减慢,常见于梗阻性肾病、镰状细胞贫血和长期服用锂盐等所致的远端肾小管钠转运损害。这类病变往往同时合并钾分泌的障碍,形成高钾性 dRTA。③从近端肾小管到肾髓质间质传递 NH_4^+ 的障碍导致远端肾小管泌 NH_4^+ 减少,见于肾钙化和各类慢性间质性肾病患者。

(二)临床表现

明显的临床征象有生长发育迟缓、多尿,在隐性遗传的 dRTA1(recessive distal RTA1,rdRTA1)还并发有神经性耳聋,耳聋的发病时间不等。Soriano 等认为即使是 rdRTA2 患者,仍有可能在 20 岁以后发生神经性耳聋。如 dRTA 继发于其他疾病则还有原发病的表现。

1.正常阴离子间隙的高血氯性代谢性酸中毒

患者尿中可滴定酸和铵离子减少,尿 pH 值上升(>6.0),血 pH 值下降,称为反常性碱性尿。通常碳酸氢根的重吸收保持正常范围,但由于尿液的 pH 值较高,不可避免地带走一部分碳酸氢根,一般总量小于滤过的碳酸氢根负荷的 5%,可与 pRTA 区分。

2.低钾血症

小管腔内氢离子减少,因而 K^+ 代替氢离子与 Na^+ 交换,使得大量 K^+ 从尿液中排出,形成低钾血症,严重者可致低钾性麻痹、心律失常和低钾血症性肾病,低钾的程度一般不如 pRTA 明显,但在电压依赖型 dRTA 则表现为高钾血症。

3.钙磷代谢障碍

酸中毒除直接引起骨质溶解外,还能抑制肾小管对钙离子的重吸收,并减少 $1,25(OH)_2D_3$ 的生成,因此患者呈现高尿钙、低血钙,进而继发甲状旁腺功能亢进,出现高尿磷、低血磷。严重的钙磷代谢障碍常引起骨病、肾结石和肾钙化。肾钙化的进展可导致慢性肾衰竭,但早期持续的补碱干预能够阻止肾钙化的进展从而保护残肾功能。

目前远端肾小管酸中毒还包含了不完全性 dRTA 的概念。这类患者虽然远端肾小管酸化功能受损,但铵离子排泄率很高,代偿了可滴定酸排泄的不足,因此并不存在代谢性酸中毒。但他们与普通 dRTA 一样有肾钙化和尿路结石。

(三)诊断

实验室检查发现典型的正常阴离子间隙的高血氯性代谢性酸中毒、低钾血症、尿钾高、尿液中可滴定酸和(或)铵离子减少、尿 pH 值始终 >6.0,则远端肾小管酸中毒诊断成立。低血钙、低血磷、骨病、尿路结石和肾钙化的发现则进一步支持该诊断。

不完全性远端肾小管酸中毒患者,正常情况下没有如此典型的实验室检查结果,可以进行以下一些特殊检查。

1.氯化铵负荷试验

有肝病的患者可用氯化钙代替,方法与氯化铵相同。停用碱性药物 2 天后给予 NH_4Cl 0.1 g/kg,分 3 次口服,连续 3 天以后测尿 pH 值。也可采取一天法,即将上述剂量在 3~5 小时内服完,以后每小时测尿 pH 值一次,共测 5 次。如不能降到 5.5 以下,则不完全性 dRTA 诊断成立。

2.尿 PCO_2/血 PCO_2 值

正常情况下当尿液碱化时,远端肾小管分泌的氢离子与管腔中的碳酸氢根相结合成 H_2CO_3,由于该部分管腔中缺乏碳酸酐酶,新形成的碳酸要到较远的部位,特别是到肾盂后才形成 CO_2,因此从尿中测得的 PCO_2 较血中的 PCO_2 可高过 20~30 mmHg。在电压依赖型 RTA 或氢泵自身障碍引起的 RTA 时,由于氢离子在管腔内不能充分增加,因此即使尿液已经碱化,尿 PCO_2/血 PCO_2 值仍不能上升,表示远端肾小管有泌氢障碍。反之,如果酸中毒是由梯度障碍引起的,则该值仍正常。

3.呋塞米试验

使用呋塞米后,抑制了髓袢对钠的重吸收,到达远端的钠大量增加,它们在皮质集合管可以被大量重吸收从而使管腔电负性明显增加,泌氢增加,排钾也明显增加。因此正常人应用后尿 pH 值明显下降,尿钾增加。有广泛氢泵障碍者,排氢仍不能增加,因而尿 pH 值仍不能下降,但由于主细胞功能仍能重吸收钠,故尿钾仍增加;如果氢泵障碍仅限于髓质集合小管,由于皮质集合管仍能泌氢,因此用呋塞米后尿 pH 值可下降,尿钾增加,但基础状态下排氢仍少,酸中毒时尿 pH 值仍大于 5.5;在电压依赖性或钠重吸收障碍的 RTA 中,由于病变在皮质集合管,用呋塞米后钠仍不能重吸收,尿 pH 值不下降,排钾也不增加。

4.中性磷酸钠或硫酸钠试验

注射中性磷酸钠或硫酸钠后,由于远端肾小管对该阴离子不吸收,管腔电负性增加,促进泌氢,尿 pH 值下降,PCO_2 上升。如果不出现上述变化,表明 dRTA 由泌氢障碍,而非已分泌的 H^+ 倒流引起。本试验目前应用较少,大多可用测尿 PCO_2/血 PCO_2 值所代替。

(四)治疗

有明确病因的继发性 dRTA 应尽量去除病因。针对肾小管酸中毒的治疗目标不仅仅在于尽可能纠正生化指标的异常,更重要的是改善儿童的生长发育,治疗骨病,防止肾脏钙化的进展和慢性肾功能不全的发展。

1.纠正酸中毒

与 pRTA 不同,补碱量较少,但仍需补充足够的碱以平衡酸的产生,常用枸橼酸铋钾,也可用碳酸氢钠,但钠盐有可能加剧低钾血症。由于骨骼生长过程中有大量 H^+ 释放,因此儿童体内的每日产酸率(2 mmol/kg)比成人高(1 mmol/kg),每日每公斤体重所需的碱量从婴儿到成人也相应地减少,婴儿患者每日枸橼酸或碳酸氢盐用量需达 5~8 mmol/kg 体重之多,儿童需 3~4 mmol/kg 体重,成人的用量则减少到 1~2 mmol/kg 体重。若单用枸橼酸钾,儿童推荐剂量为每日 4 mmol/kg。

2.补充钾盐

多服用枸橼酸铋钾(常与枸橼酸或枸橼酸钠配成合剂)。

3.防治肾结石、肾钙化和骨病

充分补充枸橼酸盐可以有效纠正高钙血症,同时尿中枸橼酸排出增多,结合大量的钙,从而减小了草酸钙结石形成的危险性,但尿枸橼酸盐的增加伴随有尿 pH 值的升高,而后者则增加了尿磷酸钙的饱和度,因此需防止补碱过量,除上述原因外尚为防止水、钠潴留。有必要监测尿的 Ca/Cr 和 Citrate/Cr 比值以评价补碱的充分性。对已经发生骨病而未出现肾钙化的患者,可小心试

用钙剂和 $1,25(OH)_2D_3$ 治疗。

(五)预后

原发性远端肾小管酸中毒是终生疾病,需永久性治疗。补碱治疗能有效改善患儿的生长发育并阻止各年龄段患者肾钙化的进展,因此如果在发病早期即给予有效干预并持之以恒,预后仍能相当理想。但如果初始治疗延误到 3 岁以上小儿乃至成人期,一般均不能避免终末期肾功能不全的出现。继发性 dRTA 的预后视原发病而不同。

三、混合型肾小管酸中毒

有些患者同时具有远端及近端 RTA 的表现,尿中可滴定酸及铵离子均减少,伴有碳酸氢根的增多、尿 PCO_2/血 PCO_2 比值的降低,并且在严重酸中毒的情况下也不能将尿液最大限度的酸化,临床症状较重,因此被称为混合型肾小管酸中毒(Ⅲ型 RTA)。

此型 RTA 可以在原发性 dRTA 患者的婴幼儿期一过性出现而没有独立的基因基础,也可以作为遗传性 CAⅡ缺陷的产物。编码 CAⅡ的基因位于 8 号染色体 q22 上,有 7 个外显子和 6 个内含子,其突变导致常染色体隐性遗传的综合征,表现为骨硬化病、肾小管酸中毒、大脑钙化和智力低下。目前已发现的突变方式有 12 种之多。所有临床表现均可归咎于不同器官内 CAⅡ功能的缺陷。CAⅡ广泛存在于近端肾小管和远端肾小管的细胞质内,其功能障碍抑制了细胞内 CO_2 和 H_2O 结合成碳酸,再解离为氢离子和碳酸氢根的反应。在近段小管主要表现为碳酸氢根转运入血的障碍,在远端肾小管则表现为泌氢的减慢,因此出现混合型 RTA。骨硬化症可以合理地解释为破骨细胞的泌酸障碍,以致不能有效溶解骨质。

混合型肾小管酸中毒的治疗同远端及近端肾小管酸中毒的治疗。

四、高血钾型肾小管酸中毒

(一)病因与发病机制

一般认为醛固酮分泌减少或远端肾小管对醛固酮反应减弱在高血钾型肾小管酸中毒(Ⅳ型 RTA)中可能起重要致病作用,这将损害肾小管钠的重吸收、氢、钾的排泄和氨的生成,因而导致酸中毒和高钾血症。

此型 RTA 在成人多为获得性。醛固酮绝对不足可以是由于原发的肾上腺功能异常,也可继发于各种轻、中度肾功能不全[(常见有糖尿病肾病、系统性红斑狼疮肾病和艾滋病肾病等,GFR>20 mL/(min·1.73m^2)]所致的低肾素血症;醛固酮相对的不足往往与梗阻性肾病、移植肾排异和药物损害所引起的慢性间质性肾病有关。

遗传性的 4 型 RTA 常见于儿童,病因大致分为原发性 1 型假性低醛固酮血症和原发性 2 型假性低醛固酮血症,又称 Gordon 综合征。其中前者有 2 种遗传方式:常染色体显性遗传的类型源于编码盐皮质激素受体的基因出现了杂合子突变,其醛固酮抵抗局限于肾脏;而常染色体隐性遗传的类型则表现为多种器官的醛固酮抵抗,其分子基础是编码 ENaC 结构亚基(α、β 或 γ)的基因发生了纯合突变使该亚基丧失功能。Gordon 综合征以常染色体显性方式遗传,肾脏表现为 Henle 袢升支粗段和远端肾小管初始段对 NaCl 重吸收的过度增强(称为 Cl$^-$ 短路)。有发现这种异常可能与编码 WNK1 和 WNK4 激酶的基因发生功能获得性突变有关,从而增强了氯的跨细胞和细胞旁路的转运。

另外还有一种见于婴儿期的亚型,表现为一过性的高血钾和代谢性酸中毒,而不存在肾性失盐,称为幼年期高钾血症。

(二)临床表现

表现为阴离子间隙正常的高血氯性代谢性酸中毒。此类患者在酸负荷后酸化尿液的功能仍在正常范围,因此尿 pH 值一般能达 5.5 以下;但由于肾小管泌铵率很低,净泌酸能力还是低于正常。酸中毒和高钾血症通常较严重,与肾功能不全程度不成比例。严重高血钾可以抑制心肌导致心律失常甚至心脏骤停,影响神经-肌肉复极过程而使四肢松弛性瘫痪、腱反射消失,也可出现动作迟钝、嗜睡等中枢神经症状。肾脏钙化和尿路结石一般很少出现,骨病只作为肾功能不全的并发症存在。

其中见于儿童的遗传性Ⅳ型 RTA 尚有肾性失盐,血浆肾素活性除 Gordon 综合征降低外,其余均升高。而成人的获得型Ⅳ型 RTA 则还合并有钠潴留和高血压等表现,给予盐皮质激素无反应,给予硫酸钠可增加钾排泌,而予 NaCl 则无此作用。

(三)治疗

治疗方法和预后取决于潜在的病因,应了解患者的病史,特别是药物史,了解肾脏排酸、排钾状况、血肾素-醛固酮水平。除此之外,控制血钾是至关重要的一环;需避免任何储钾的药物和高钾饮食,可口服离子交换树脂和呋塞米等排钾利尿药。监测血钾波动和心电图情况,一旦发生严重高血钾(>6.5 mmol/L)或心电图出现明显异常即应及时行透析治疗。纠正酸中毒可用碳酸氢钠每 24 小时 1.5～2.0 mmol/kg 体重的剂量。降低血钾亦将有助于酸中毒的纠正。氟氢可的松替代治疗对肾上腺功能不全或低肾素性低醛固酮血症有显著效果,推荐剂量为每日服 0.1 mg;对于醛固酮抵抗者每日剂量应加大到 0.3～0.5 mg。氟氢可的松治疗的同时可合用呋塞米等袢利尿药以减轻细胞外液容量扩张。

第二节　急性肾小管间质性肾炎

急性肾小管间质性肾炎是由多种病因引起的肾小管间质炎症疾病,临床呈现轻度蛋白尿、血尿、无菌性白细胞尿、管型尿及急性肾衰竭,病理检查见肾间质炎症细胞浸润、水肿及肾小管上皮细胞变性、坏死及再生。

急性间质性肾炎约占肾活检病例的 1%。据报道 67 例不明原因的急性肾衰竭经肾活检发现 9 例(13%)为急性肾小管间质性肾炎,另外 218 例急性肾衰竭经肾活检确诊为急性肾小管间质性肾炎者 29 例(13%)。可见急性肾小管间质性肾炎为急性肾衰竭的重要病因之一。

一、急性肾小管间质性肾炎的认识历程

对于间质性肾炎的认识,最早可追溯到 1792 年。当时一名为 Admiral John 的患者死于肾衰竭、高血压,尸体解剖时发现肾间质有明显炎症改变,推测与饮用船上含铅较高的淡水有关。尽管“急性间质性肾炎”这一术语应用更广泛,但是“急性肾小管间质性肾炎”更能精确地表达这种疾病病变位点,因为该病常同时累及肾间质和肾小管。20 世纪中期后,抗生素及其他可能引起超敏反应的药物使用越来越广泛,药物过敏性急性肾小管间质性肾炎已经成为一个最常见的急性肾衰竭病因。有报道在急性肾衰竭患者中急性肾小管间质性肾炎占 15%～20%。近年,免疫学、分子生物学等新知识、新技术在肾脏病中的广泛应用,更强有力地推动了对急性肾小管间质性肾炎的研究,使得认识更加深入。

二、急性肾小管间质性肾炎的发病机制

急性肾小管间质性肾炎发病机制尚不十分清楚,按病因可以分为免疫介导、感染相关、特发性及恶性肿瘤浸润 4 类。药物和感染仍然是引起急性肾小管间

质性肾炎的最常见病因。Baker 等分析了 1986～2001 年间报道的 128 例急性肾小管间质性肾炎,药物过敏性占 71.1%,其中 1/3 由抗生素引起,15.6% 为感染相关性。

(一)药物过敏性急性肾小管间质性肾炎

引起急性肾小管间质性肾炎的药物种类繁多(表 4-1),近 20 年来,这些药物种类已有所变化。20 世纪 80 年代以前,青霉素、半合成青霉素、磺胺类等抗菌药物是引起急性肾小管间质性肾炎的主要药物;20 世纪 80 年代以后,国内外文献报道最多的诱发急性肾小管间质性肾炎的药物是非甾体抗炎药(NSAIDs)和头孢菌素类抗生素,而利尿药、解热镇痛药、别嘌呤醇、H_2 受体阻滞剂等导致的急性肾小管间质性肾炎也不断增多,而且许多病例是由多种药物混合应用引起。近年来,其他一些新药如质子泵抑制剂、环氧化酶 2(COX-2)抑制剂、新型抗生素泰利霉素等导致的急性肾小管间质性肾炎也不断被报道。

表 4-1　与急性肾小管间质性肾炎相关的常见药物

药物种类	常见药物
抗微生物药	大环内酯类、头孢菌素类、哌拉西林、庆大霉素、万古霉素、四环素、磺胺米隆、呋喃妥因、环丙沙星、诺氟沙星、乙胺丁醇、异烟肼、利福平、阿昔洛韦、茚地那韦
非甾体抗炎药	各种非甾体抗炎药,包括 COX-2 抑制剂
利尿药	呋塞米、噻嗪类、氨苯蝶啶、依他尼酸、氯噻酮
其他药物	别嘌呤醇、硫唑嘌呤、卡托普利、氨氯地平、地尔硫䓬、卡马西平、苯妥英钠、奥美拉唑、法莫替丁、雷尼替丁、氯贝丁酯、5-氨基水杨酸、丙硫氧嘧啶、普仑司特、奎宁、可卡因、苯丁胺

药物已成为导致急性肾小管间质性肾炎最常见的病因,免疫反应是其主要发病机制,但确切的发病机制尚不清楚。大多数研究表明,细胞免疫是其主要的免疫类型,也有研究发现,在少数药物相关性急性肾小管间质性肾炎患者肾活检标本中偶可见到抗肾小管基底膜(TBM)抗体或免疫复合物的沉积,提示体液免疫也可能参与此病的发生。所以不同患者及不同药物的发病机制可能有所不同。

1.细胞免疫

有如下证据提示细胞免疫参与药物所致急性肾小管间质性肾炎的发病:①肾间质广泛单个核细胞、嗜酸性粒细胞和多形核细胞浸润;②免疫组织化学检查显示肾间质浸润细胞以 T 细胞为主;③动物模型支持某些肾小管间质损伤系细胞免疫介导所致;④肾组织中出现非干酪性肉芽肿,提示局部存在迟发性变态反应。

目前认为在急性肾小管间质性肾炎发病过程中,药物引起的细胞免疫主要通过抗原特异性迟发型超敏反应和 T 细胞直接细胞毒作用致病。多数药物过敏性急性肾小管间质性肾炎的肾间质浸润细胞是以 CD4$^+$ 细胞为主,CD4$^+$/CD8$^+$>1,而西咪替丁和 NSAIDs 诱发的急性肾小管间质性肾炎却以 CD8$^+$ 为主,CD4$^+$/CD8$^+$<1。药物(半抗原)与肾小管上皮细胞蛋白(载体)结合形成抗原,经肾小管上皮细胞抗原递呈作用,使肾间质浸润 T 细胞(包括 CD4$^+$ 和 CD8$^+$)致敏,当再次遇到此相应抗原时,CD4$^+$ 细胞就可通过Ⅱ类主要组织相容性复合物(MHCⅡ)、CD8$^+$ 细胞通过Ⅰ类主要组织相容性复合物(MHCⅠ)限制性地识别小管上皮细胞,诱发迟发型超敏反应和 T 细胞直接细胞毒损伤(CD4$^+$ 细胞主要介导前者,而 CD8$^+$ 细胞主要介导后者),损伤肾小管,导致肾间质炎症(包括非干酪性肉芽肿形成)。这些活化的 T 细胞上还可合成大量细胞因子,包括 γ 干扰素、IL-2、IL-4、TNF-α,参与致病。同时细胞毒性 T 细胞所产生的粒酶、穿孔素等物质,也具有细胞毒作用而损伤肾小管。此外,肾间质中激活的单核-巨噬细胞也能释放蛋白溶解酶、活性氧等物质加重肾小管间质损伤,并能分泌生长因子(如转化生长因子 β)活化肾间质成纤维细胞,促进细胞外基质合成,导致肾间质病变慢性化。

NSAIDs 在引起急性肾小管间质性肾炎的同时还能引起类似于微小病变肾病的肾小球疾病,后者发病也与 T 细胞功能紊乱有关:NSAIDs 抑制环氧化酶活性,使前列腺素合成受抑制,花生四烯酸转为白三烯增加,后者激活 T 细胞。激活的辅助性 T 细胞通过释放细胞因子而使肾小球基底膜通透性增加,引起肾病综合征。

2.体液免疫

药物及其代谢产物可作为半抗原与宿主体内蛋白(即载体,如肾小管上皮细胞蛋白)结合形成致病抗原,然后通过如下体液免疫反应致病:①Ⅰ型超敏反应,部分患者血清 IgE 升高,外周血嗜酸性粒细胞增多、出现嗜酸性粒细胞尿,病理显示肾间质浆细胞及嗜酸性粒细胞浸润,提示Ⅰ型超敏反应致病。②Ⅱ型超敏反应,部分患者血中出现抗 TBM 抗体,免疫病理显示 TBM 上有 IgG 及 C$_3$ 呈线样沉积,提示Ⅱ型超敏反应致病。这主要见于甲氧西林所致的急性肾小管间质性肾炎。目前认为在抗 TBM 疾病中靶抗原为 3M-1 糖蛋白,由近曲小管分泌黏附于肾小管基底膜的外表面,分子量 48 000。正常人对此蛋白免疫耐受,但是药物半抗原与其形成一种新抗原时,免疫耐受丧失,即能诱发抗 TBM 抗体产生,导致急性肾小管间质性肾炎。③Ⅲ型超敏反应,此型由循环免疫复合物致病,常见于狼疮性肾炎伴随的间质性肾炎,较少见于药物性急性肾小管间质性肾炎。

(二)感染相关性急性肾小管间质性肾炎

感染曾是急性肾小管间质性肾炎最常见的原因,随着抗生素及特异性疫苗的广泛使用,感染相关性急性肾小管间质性肾炎的发生率已明显下降。细菌是引起感染相关性急性肾小管间质性肾炎最常见的病原体,其他的病原体还包括病毒、螺旋体、寄生虫、真菌、支原体、衣原体等。

感染相关性急性肾小管间质性肾炎就其发病机制可分为如下两大类。

1.病原微生物直接侵袭肾间质所致急性肾小管间质性肾炎

主要见于急性肾盂肾炎。在我国,尤其是卫生条件较差的地区,细菌性肾盂肾炎至今仍是急性肾小管间质性肾炎的一个常见病因。但是,感染性急性肾小管间质性肾炎并不完全等同于急性肾盂肾炎,急性肾盂肾炎并发肾实质感染可导致感染性急性肾小管间质性肾炎,但急性肾盂肾炎不一定都发生感染性急性肾小管间质性肾炎。

微生物直接侵袭所致的急性肾小管间质性肾炎与本文讨论的其他免疫介导急性肾小管间质性肾炎在临床表现及治疗上差别很大,下文不准备再对这一特殊类型的急性肾小管间质性肾炎进行讨论。

2.感染诱发免疫反应所致急性肾小管间质性肾炎

与前者不同之处在于此类急性肾小管间质性肾炎肾间质未被病原体直接侵犯,而是感染诱发免疫反应(主要为细胞免疫反应)导致肾间质炎症。此急性肾小管间质性肾炎可由多种病原体感染诱发,包括细菌、病毒、螺旋体、支原体、衣原体、立克次体及寄生虫等。在早期报道中,由细菌感染引起的急性肾小管间质性肾炎最多,但随着抗生素的广泛应用,细菌感染引起的急性肾小管间质性肾炎发生率明显下降,由病毒感染引起者数量却显著增长。近 10 年来,由人类免疫缺陷病毒(HIV)感染引起的急性肾小管间质性肾炎病例也在日益增多。

(三)肾小管间质性肾炎葡萄膜炎综合征

肾小管间质性肾炎葡萄膜炎综合征(tubulointerstitial nephritis and uveitis syndrome,TIMU),是一个与机体免疫功能紊乱相关的,呈现急性肾小管间质性肾炎并眼色素膜炎的综合征,临床并不多见。TIMU 主要见于特发性急性肾小管间质性肾炎,但是其他急性肾小管间质性肾炎也可能发生。此综合征的病因及发病机制至今尚不完全明确,可能与以下因素有关。

1.细胞免疫

目前较公认的发生机制是细胞介导免疫致病。其主要依据为:①患者的皮肤试验反应能力降低;②外周血中 T 细胞亚群(CD3$^+$、CD4$^+$、CD8$^+$)异常,CD4$^+$/CD8$^+$比值降低,CD56$^+$的 NK 细胞增高;③肾脏病理检查可见肾间质中有大量 CD3$^+$、CD4$^+$、CD8$^+$淋巴细胞浸润,多数报道以 CD4$^+$细胞为主,并长期存在。有关肾间质浸润 T 细胞亚群的分布,有报道以辅助/诱导型 T 细胞为主,也有报道以抑制/细胞毒型 T 细胞为主,似乎前者报道较多。

2.体液免疫

目前有证据表明,TIMU 也可存在体液免疫的异常。其依据为:①患者存在多克隆高丙种球蛋白血症,尤以血 IgG 水平升高明显。②在部分 TIMU 患儿肾组织中检测出抗肾小管上皮细胞抗体成分。Wakaki 等对 1 例 13 岁女孩肾组织匀浆中的 IgG 纯化后测得 125 000 抗体成分,证实为抗肾小管上皮细胞抗体,并通过免疫组化法明确该抗体存在于皮质区近/远端肾小管上皮细胞的胞质中。但尚未见眼部相关自身抗体阳性的报告。③少数病例检测出抗核抗体(ANA)、类风湿因子(RF)、IgM 型抗心磷脂抗体(ACA-IgM)、抗中性粒细胞胞质抗体(ANCA)、抗肾小球基底膜抗体等自身抗体及循环免疫复合物(CIC),提示体液免疫异常在部分 TIMU 中起作用,可能是一种自身免疫性疾病。

3.遗传因素影响

有关单卵双生兄弟、同胞姐妹共患 TIMU,以及 TIMU 患者母亲患有肉芽肿病的报道,均强烈显示出本症具有遗传倾向。已有报道证实 TIMU 与人类白细胞抗原(HLA)系统有着密切关联,主要集中在 *HLA-DQA1* 和 *DQB1* 以及 *DR6*、*DR14* 等等位基因。

三、急性肾小管间质性肾炎的诊断

出现不明原因的急性肾衰竭均要考虑急性肾小管间质性肾炎可能,感染或药物应用史、典型临床表现及实验室、影像学检查有助于诊断,但是肾脏病理检查仍是诊断的金标准。

(一)临床表现

急性肾小管间质性肾炎因病因不同,临床表现各异。典型的药物过敏性急性肾小管间质性肾炎均有用药史,常有药物过敏表现(约 75% 患者出现药物热,

30％～50％患者出现药疹,15％～20％患者出现关节痛),并在药物过敏后的一至数天内出现少尿性(病情较重者)或非少尿性(病情较轻者)急性肾衰竭。感染-免疫相关性急性肾小管间质性肾炎常首先出现与感染相关的全身表现,而后才出现急性肾衰竭。

(二)实验室表现

1.尿常规

常表现为轻度蛋白尿(<1～2 g/d,以小分子性蛋白尿为主)、镜下血尿(甚至肉眼血尿)、无菌性白细胞尿(早期尚能见嗜酸性粒细胞尿),以及管型尿(包括白细胞管型)。

2.血常规

一般无贫血,偶尔出现轻度贫血。30％～60％的药物过敏性急性肾小管间质性肾炎患者外周血嗜酸性粒细胞增多。

3.肾小管损伤指标及肾小管功能检查

患者尿 N-乙酰-β-氨基葡萄糖苷酶(NAG)、γ-谷氨酰转肽酶(γ-GT)及亮氨酸氨基肽酶(LAP)增多,提示肾小管上皮细胞损伤。尿 β_2-微球蛋白、α_1-微球蛋白、RBP 及溶菌酶常增多,提示近端肾小管重吸收功能障碍;尿比重和尿渗透压减低,提示远端肾小管浓缩功能减退。患者有时还能出现肾性糖尿,甚至出现范科尼综合征(呈现肾性糖尿、氨基酸尿及磷酸盐尿等),以及肾小管酸中毒。

4.肾小球功能检查

患者出现急性肾衰竭时,血肌酐及尿素氮水平将迅速升高。

(三)影像学表现

B超等影像学检查示肾脏大小正常,而发生急性肾衰竭时常提示肾脏体积增大。

(四)^{67}Ga 核素扫描

20 年前有人报道 3 例急性肾小管间质性肾炎病例肾脏摄取^{67}Ga 明显增多,提示^{67}Ga 核素扫描有助于急性肾小管间质性肾炎诊断。Linton 等报道了 11 名急性肾小管间质性肾炎患者,于起病 48 小时内肾脏摄取^{67}Ga 均增多。但是,此后其他一些文献报道,^{67}Ga 诊断急性肾小管间质性肾炎的敏感性仅为 58％～68％,特异性也不高。因此,^{67}Ga 同位素扫描并非一个理想的诊断指标。然而,文献报道急性肾小管坏死患者极少出现^{67}Ga 同位素扫描阳性,因此,有学者认为该检查对鉴别急性肾小管间质性肾炎与急性肾小管坏死仍有一定意义。

(五)病理表现

病理检查是诊断急性肾小管间质性肾炎的金标准,然而,具有典型临床及实验室表现的病例并不一定需要肾穿刺病理检查。

1.光学显微镜检查

急性肾小管间质性肾炎的病理特点主要是肾间质炎症细胞浸润伴水肿。药物过敏性急性肾小管间质性肾炎、感染-免疫相关性急性肾小管间质性肾炎及特发性急性肾小管间质性肾炎患者,肾间质中的浸润细胞均以单核细胞、淋巴细胞和浆细胞为主,并可伴不同程度的嗜酸性粒细胞(药物过敏性急性肾小管间质性肾炎最明显)。恶性血液肿瘤肾脏浸润时肾间质见大量形态单一的肿瘤细胞。此外,在部分药物过敏性急性肾小管间质性肾炎、特发性急性肾小管间质性肾炎及结节病患者,肾间质中还可见上皮样细胞肉芽肿。肾小管亦可有不同程度的退行性变,可见刷状缘脱落,细胞扁平,甚至出现上皮细胞坏死、基底膜断裂。肾小球及肾血管正常。

2.电子显微镜检查

肾小管基底膜不连续,部分增厚,基底膜分层。非甾体抗炎药引起的急性肾小管间质性肾炎,可伴随出现肾小球微小病变,此时可见肾小球脏层上皮细胞足突广泛融合。

3.免疫荧光检查

检查结果多呈阴性,但由某些药物引起者(如甲氧西林等),有时可见 IgG、C_3 沿肾小管基底膜呈线样沉积。

(六)诊断标准

1.药物过敏性急性肾小管间质性肾炎的诊断

若有明确用药史、典型药物变态反应表现(药疹、药物热、血嗜酸性粒细胞计数增多等)、典型肾间质病表现(轻度蛋白尿、血尿、无菌性白细胞尿及管型尿),以及肾小管和肾小球功能损伤,临床即可诊断为药物过敏性急性肾小管间质性肾炎。如果上述表现不典型(尤其是无全身药物过敏表现),则必须进行肾穿刺病理检查才能确诊。

2.感染-免疫相关性急性肾小管间质性肾炎的诊断

若有明确感染史、典型肾间质病表现及肾小管和肾小球功能损伤即应疑及此病,确诊必须靠肾穿刺病理检查。

3.特发性急性肾小管间质性肾炎的诊断

必须在肾穿刺病理检查肯定急性肾小管间质性肾炎存在后,再仔细除外药物过敏性急性肾小管间质性肾炎及感染-免疫相关性急性肾小管间质性肾炎才能诊断。

四、急性肾小管间质性肾炎的治疗

大多数急性肾小管间质性肾炎患者预后较好,而病理损害较重或治疗不及时,也可遗留肾功能不全,尤其易见于老年患者。

(一)去除病因

控制感染、及时停用致敏药物是急性肾小管间质性肾炎治疗的第一步。许多患者在感染控制或停用相关药物后病情可以自行好转。

(二)糖皮质激素

一些较小型的非随机对照分析认为糖皮质激素治疗急性肾小管间质性肾炎疗效明显,药物相关性急性肾小管间质性肾炎、感染-免疫相关性急性肾小管间质性肾炎及特发性急性肾小管间质性肾炎均应使用激素治疗(感染-免疫相关性急性肾小管间质性肾炎需在感染控制后才应用)。一些回顾性研究也表明,使用糖皮质激素能改善肾功能,重复肾活检也发现病理改变减轻。其他一些分析则认为是否使用激素与患者病情改善程度及转归无关。有学者对60例急性肾小管间质性肾炎患者进行回顾性分析发现,使用激素治疗和不使用激素治疗的急性肾小管间质性肾炎患者在随访12个月中,其临床表现和血肌酐水平差异均无统计学意义,但是对特发性急性肾小管间质性肾炎及免疫性疾病引起的急性肾小管间质性肾炎激素疗效肯定。

应用激素的指征:①肾功能急剧恶化;②肾活检提示肾间质炎症细胞浸润严重,或肉芽肿形成;③需透析治疗患者;④停药后肾功能恢复延迟者。若肾活检显示严重肾间质纤维化,激素则不宜使用。

激素治疗一般采用 $0.5\sim1.0$ mg/(kg·d)剂量口服,在 $4\sim6$ 周内减量至停用。若治疗4周仍无效则停用。

(三)免疫抑制剂

急性肾小管间质性肾炎治疗一般无需使用免疫抑制剂。也有报道认为,若激素治疗 $2\sim3$ 周仍无效,可考虑加用免疫抑制剂如环磷酰胺,但是时间不宜过长。

(四)血液净化

1.血液透析

当急性肾小管间质性肾炎引起急性肾衰竭时,患者若合并高分解则应立即进行透析。若无高分解但有如下任何一个指征时也应进行透析:①无尿或少尿超过2天;②血肌酐>442 μmol/L(5 mg/dL);③血尿素氮>21 μmol/L(60 mg/dL);④二氧化碳结合力<13 μmol/L;⑤血清钾>6.5 μmol/L;⑥有肺水肿或脑水肿先兆;⑦尿毒症症状极重。采用血液透析或腹膜透析皆可。

2.血浆置换

有学者认为,由抗 TBM 抗体引起的急性肾小管间质性肾炎及自身免疫性疾病(如系统性红斑狼疮)引起的重症急性肾小管间质性肾炎,血浆置换可能是一个有效的治疗方法,但其有效性还有待更多临床试验证实。

(五)其他探索

近年,许多学者已对急性肾小管间质性肾炎的治疗作了一些新的探索。

1.清除肿瘤坏死因子

因为肿瘤坏死因子(TNF)在急性肾小管间质性肾炎中具有介导组织损伤作用,故已有学者试用抗 TNF 药物来治疗急性肾小管间质性肾炎。目前抗 TNF 的药物可分成如下3类:①磷酸二酯酶,抑制 TNF 合成,如皮质激素、前列腺素、腺苷类和 IL-10;②TNF 金属蛋白酶抑制剂,抑制 TNF 前体的生成;③可溶性 TNF 受体或抗 TNF 抗体,可以拮抗已经释放的 TNF 的作用。在动物实验中,用抗 TNF 药物治疗 TNF 介导的疾病已获得了预期疗效。临床已有用抗 TNF-α抗体英利昔单抗治疗激素治疗无效的结节病间质性肾炎的个例报道,取得了良好疗效。

2.氧自由基清除剂

动物实验证明,氧自由基在多种病因引起的急性肾小管间质性肾炎中具有致病作用,而某些氧自由基清除剂如去铁胺、人参皂苷、三七皂苷等对实验性肾损伤已显示了一定的保护效应。

第三节 慢性肾小管间质性肾炎

慢性肾小管间质性肾炎(chronic tubulointerstitial nephritis,CTIN)是由多

种病因引起、临床表现为肾小管功能异常及进展性慢性肾衰竭、病理以不同程度的肾小管萎缩、肾间质炎性细胞浸润及纤维化病变为基本特征的一组临床病理综合征。通常其早期肾小球和肾血管不受累或受累相对轻微,晚期病变累及肾小球,可出现肾小球硬化及小血管壁增厚或管腔闭塞。

由于 CTIN 临床过程隐匿,其导致肾间质纤维化的程度也不一致,患者常至出现显著肾功能下降才会就诊。因此,目前对 CTIN 的发病率缺乏确切统计资料。来自世界不同地区的数据显示其在终末期肾病的患者中所占比例差异很大,在苏格兰地区为 42%,而在美国则仅为 3%。根据国内大样本因肾脏病而行肾活检患者的资料,CIN 的检出率约为 0.9%;而在因慢性肾功能不全而行肾活检的患者中,慢性肾小管间质病变者占 11.7%。无论其发病率究竟如何,CTIN 确实是导致进展性慢性肾脏病不可忽视的重要原因之一。

慢性间质性肾炎的病因多样化,随病因的不同其临床表现各异。本节将重点介绍药物相关 CTIN,并简要介绍常见的代谢性异常相关 CTIN。

一、药物相关的慢性间质性肾炎

药物相关慢性间质性肾炎(drug associated CIN,DCIN)是药物相关肾损害中最常见的类型之一,其确切发病率尚不清楚。因其临床表现不特异,服药史与临床发病的关系常难以判定,患者大多已失去肾活检时机,故临床容易误诊、漏诊。根据文献报告,DCIN 最常见致病药物是解热镇痛药(包括 NSAIDs)、含马兜铃酸类中草药、环孢素或他克莫司等免疫抑制剂以及锂制剂。

(一)镇痛药肾病

镇痛药引起的肾损害被称为镇痛药肾病(analgesic nephropathy,AN),即指因长期服用镇痛药所致的慢性间质性肾炎,常伴有肾乳头坏死,临床多表现为慢性肾衰竭。

1.发病情况

镇痛药肾病在人群中的发病情况目前尚不完全清楚,主要与不同国家的统计方法、观察人群及对药物不良反应的监测系统是否完善有关。据欧洲统计资料,镇痛药肾病在不同国家的患病率差别很大,其中,在瑞士、比利时、奥地利、德国和苏格兰等国家的终末期肾病患者中可高达 20%,而在其他欧洲国家仅为 1%~3%。在美国,终末期肾病患者中 1%~3% 为镇痛药肾病,其地区差异很大,在北卡罗来纳地区此比例高达 10%,而在费城地区仅占 1.7%。目前国内尚缺乏有关镇痛药肾病发病情况的确切统计资料,这与我国对此类药源性疾病的认识不足、对肾小管间质疾病的诊断水平有限和药物不良反应监测尚未完善等因素有关。

2.镇痛药的种类及致病剂量

广义的解热镇痛药包括酸类和非酸类两大类，均具有解热、镇痛作用。酸类药物包括水杨酸类、邻氨基苯甲酸类、乙酸类和丙酸类等，常用药物包括阿司匹林、吲哚美辛、感冒通、布洛芬等。非酸类药物主要包括吡唑酮类、苯胺类、昔康类和昔布类等，常用药物包括保泰松、含有对乙酰氨基酚成分的药物（如对乙酰氨基酚、百服宁、泰诺等）、吡罗昔康、尼美舒利等。由于此类药物中除苯胺类以外的药物同时具有较强的抗炎、抗风湿的作用，其化学结构和抗炎作用的机制又不同于甾体激素，故又被称为非甾体抗炎药（NSAIDs）。狭义的解热镇痛药常特指苯胺类药物，主要因其临床被作为解热镇痛治疗常用药。

根据 20 世纪 60～80 年代国外的流行病学资料，罹患镇痛药肾病的危险性通常与滥用药物所致的用药时间过长、累积剂量过多相关，大多为联合服用两种以上药物所致，其致病累积剂量常需为 1～3 kg。有一些回顾性研究资料显示，某些解热镇痛药单独应用也可能导致镇痛药肾病或可增加慢性肾衰竭的风险。近年来的研究发现，服用正常剂量的解热镇痛药也可能引起肾损害。根据对瑞典 530 万人的一项随机抽样调查，在控制了各种混杂因素后，对 929 例确诊为肾实质疾病所致慢性肾衰竭（chronic renal failure，CRF）患者和 998 例正常人的应用解热镇痛药情况进行比较，结果发现，在 CRF 患者中有 37％定期（指每周至少 2 次，连续 2 个月）服用阿司匹林，较对照组的 19％高 2.0 倍，有 25％定期服用对乙酰氨基酚，较对照组的 12％高 2.1 倍。其中，定期服用任一种药物者发生 CRF 的危险性较非服药者增高 2.5 倍，相对危险性随终生累积剂量的增加而增高，而对原有 CRF 者则导致其加重的危险性增高。2004 年美国的一项护士健康调查结果显示，在 1 700 名健康女性中，在 11 年间应用对乙酰氨基酚累积量超过 3 000 g者，其肾功能减退的危险性较用药量低于 100 g 者明显增高。这些结果提示，间断长期服药者也是发生镇痛药肾病的危险人群。然而，来自美国的一项长期健康状况研究显示，在男性健康白种人中，服用中等剂量的阿司匹林、对乙酰氨基酚或 NSAIDs 并未增加患肾脏病的风险。由于这些研究均存在不同的研究方法或人群偏倚，故目前对于较小或中等剂量的不同解热镇痛药应用与慢性肾损害发生之间的关系尚无定论。根据现有的资料，治疗心脑血管疾病的小剂量阿司匹林，治疗关节炎的单一种类治疗剂量 NSAIDs，以及常用于对症治疗的对乙酰氨基酚制剂在大多数情况下可能是安全的，其肾脏损害可能只发生于少部分人,尤其是具有易感因素的人群。但无论如何,这些药物均应避免习惯性使用,在必须长期应用者一定要在医师的监测下指导应用。

近年来,随着对镇痛药应用的限制,在西方国家,镇痛药肾病的发生率已显著下降。然而,由于此类药物常被用于各种原因导致的发热、头痛、慢性骨关节疾病、其他慢性疼痛等疾病的治疗,我国许多地区的用药人群十分广泛,而且因无需就医,购买方便,故人群中用药的随意性很大。

3.发病机制及易感因素

镇痛药肾病的发病机制尚不完全清楚。目前认为可能主要包括以下几个方面:①肾毒性损伤,药物肾毒性代谢产物在肾髓质浓聚所致,如非那西汀在体内转化为对乙酰氨基酚,后者可耗竭细胞的谷胱甘肽,并进而产生氧化或烷化代谢产物,直接造成组织损伤;阿司匹林可抑制组织内谷胱甘肽的合成而使反应性氧代谢产物的毒性增加。②缺血性损伤,不同类型的解热镇痛药可分别抑制花生四烯酸-前列腺素类物质(PGs)代谢途径中的不同类型环氧化酶,如小剂量阿司匹林可特异性抑制 COX-1,昔布类 NSAIDs 可特异性抑制 COX-2,酸类 NSAIDs 均具有抑制 COX-2 的倾向性,而其他类型的 NSAIDs 也可能对环氧化酶具有非特异的抑制作用。上述抑制作用导致前列腺素类活性代谢产物中的扩血管性PGs 产生减少,从而致使肾髓质缺血。由于正常情况下肾髓质即处于相对缺氧状态,故解热镇痛药的长期作用可导致其慢性缺血性损伤。此外,病理情况下,当 PGs 异常时,由于血流动力学的变化,可进一步激活肾素-血管紧张素系统,进一步加重缺血性肾损伤。③免疫性损伤,在镇痛药肾病中免疫机制可能不起主要作用,但某些解热镇痛药可通过免疫机制导致以细胞免疫为主的急性间质性肾炎,由于尚不完全明确的机制其病变不能完全恢复,最终转变为慢性间质性肾炎。在不同的情况下,不同的解热镇痛药可能通过一种或几种机制而导致肾脏损伤。

在正常人群中,由于机体的代偿和调节机制正常,服用解热镇痛药较少引起肾脏损害。在存在某些诱因的情况下肾损害发生的易感性大大增加,包括有效血容量不足导致肾脏血流灌注不足(包括高热、腹泻、脱水、心功能不全等)、合并使用同类药物或利尿药、血管紧张素Ⅱ受体拮抗剂、高龄或不同程度的动脉硬化性肾脏病变、已有肾功能不全或肾功能受损、酗酒等。

4.病理变化

双侧肾脏体积缩小,肾皮质明显萎缩。光镜下可见典型的慢性间质性肾炎病理特征,即弥漫性肾小管萎缩及间质纤维化,伴有弥漫或多灶状淋巴细胞和单核细胞浸润。由于其致病机制涉及缺血性损伤,因而常可见肾小球缺血性萎缩,肾小动脉内膜增厚,管腔狭窄。除上述特征之外,镇痛药肾病的典型病理改变是肾髓质损伤,由于肾活检的深度有限,故在一般肾活检标本中不易见到。肾髓质损伤的病理特点是肾小管细胞内可见黄褐色脂褐素样色素,穿过萎缩皮质部的髓放线呈颗粒状肥大。髓质的间质细胞核异常、细胞减少、细胞外基质积聚。肾乳头坏死的早期表现为肾小管周微血管硬化及片状肾小管坏死,晚期易见灰黄色坏死灶,部分坏死部位萎缩并形成钙化灶。

5.临床表现

镇痛药肾病多见于女性患者,男女比例为 1:5～7。与用药相关的肾外病史(如慢性疼痛、关节炎等)对了解用药史具有提示意义。近年来的病例多见于45 岁以上者,表明长期间断用药者可能是罹患本病的易感人群。

本病起病隐匿,早期常无症状或可有非特异的肾外表现,如乏力、食欲减退、消化不良、消化性溃疡、体重下降等,部分患者可有神经精神系统异常,如抑郁、焦虑、血压波动等。

最早出现的症状可能是与尿浓缩功能受损相关的夜尿增多,尿比重及尿渗透压降低。随后逐渐出现肾小管源性蛋白尿(常低于 1 g/d)、无菌性白细胞尿、肾小管功能损害(如尿酶及尿内微量蛋白增高以及肾小管酸中毒等)和进行性肾小球功能减退。60％～90％患者有不同程度的贫血,常与肾功能损害程度不平行。随病变进展可逐渐出现高血压,并逐渐进展为慢性肾衰竭。25％～40％患者伴有肾乳头坏死,可表现为突发性肉眼血尿及肾绞痛,重症者出现急性肾衰竭,尿中可检出坏死的肾乳头组织,病理学检查可助诊断。

10％～20％患者可伴发泌尿道移行上皮癌或其他类型肿瘤,多见于滥用药物者。

6.影像学检查特征

静脉肾盂造影的早期表现为肾盂增宽、肾盏杯口变钝或呈杵状;晚期可因肾乳头坏死而出现肾盂、肾盏充盈缺损,造影剂包围肾乳头形成环形影。部分患者除上述异常外还可见肾乳头邻近部位的钙化影。由于此方法对发现早期病变不敏感,且又有导致造影剂肾损害的风险,故目前已较少应用。

近年来,无造影剂的 CT 扫描已成为镇痛药肾病的重要诊断方法。其特征是可见肾脏体积缩小、形状凸凹不平及肾乳头钙化影。

7.诊断与鉴别诊断

凡临床表现为慢性间质性肾炎、具有长期滥用或间断反复解热镇痛药用药史的患者,均应考虑镇痛药肾病的可能性。伴有突发血尿、肾绞痛或尿中发现脱落的坏死组织,提示伴有肾乳头坏死,有助于临床诊断。根据欧洲镇痛药肾病协作组(Analgesic Nephropathy Network of Europe,ANNE)制订的诊断标准,CT扫描若发现肾脏体积缩小加形状凸凹不平或肾乳头钙化影任意一项即可明确诊断,其特异性可达100%,敏感性可达92%。然而,美国镇痛药肾病研究组的研究发现,CT扫描所见的上述"SICK"(small,intended,calcific,kidney)征象在终末期肾病患者中并不常见,提示其诊断镇痛药肾病的敏感性尚不足。

值得注意的是具有肾乳头坏死表现者还可见于糖尿病肾病、急性感染性肾盂肾炎、尿路梗阻、肾结核等疾病,少部分反流性肾病患者也可有类似表现,需注意根据上述疾病本身的特点加以鉴别。

此外,本病还应注意与其他药物或其他原因导致的CIN鉴别,如含马兜铃酸中药或植物相关的肾小管间质肾病、不完全梗阻性肾病、高血压或动脉粥样硬化所致的肾损害、自身免疫性肾脏疾病等。详细询问患者病史、进行相关检查有助于鉴别,肾活检也可提供鉴别依据。

8.防治及预后

对于患有慢性疼痛、关节炎等疾病需要长期或反复用药的易感人群需要加强监测,定期检查尿常规、肾小管功能和血清肌酐,发现异常及时停药有助于防止肾功能恶化,或可使肾功能不全逆转。

解热镇痛药引起的慢性肾损害至今尚无良好疗法,关键在于早期确诊,立即停服所有可疑药物。同时应予纠正水、电解质及酸碱平衡紊乱,控制感染,对症治疗高血压及贫血等疾病。对肾乳头坏死组织堵塞尿路者,应给予解痉、补液及利尿措施,无效时可通过腔镜手术取出坏死组织。按照慢性肾衰竭非透析疗法积极采取保护肾功能的措施。

停药后少数轻症患者肾功能可相对稳定或有一定程度好转,但多数患者肾功能可能持续进展,直至进入终末肾衰竭需进行透析或肾移植。原有肾功能损害或患病后肾功能损害程度过重、伴有高血压者以及伴有尿路移行上皮肿瘤者远期预后不良。

(二)马兜铃酸肾病

马兜铃酸肾病(aristolochic acid nephropathy,AAN)是一类因服用含马兜铃酸类成分的植物或中草药导致的肾小管间质疾病,其临床表现多样化,主要类型为慢性肾小管间质病,多呈进展性慢性肾衰竭。

(三)钙调素抑制剂相关肾病

环孢素和他克莫司均为钙调素抑制剂,常用于治疗器官移植排异及治疗自身免疫相关疾病。此类药物具有急性和慢性肾毒性,其慢性毒性作用与药物剂量相关。由于器官移植(包括肾脏、心脏、肝脏或胰腺等移植)受者常需长期用药,由此可产生慢性间质性肾炎,统称为钙调素抑制剂相关肾病,其中由环孢素导致者又被称为环孢素肾病。骨髓移植患者因用药量小且时间短暂,较少发生此类疾病。

1.发病机制

钙调素抑制剂具有很强的缩血管和致纤维化效应。这一作用的发生机制包括两方面:其一,药物可通过使循环及肾脏局部的肾素-血管紧张素系统明显激活而使血管强烈收缩,进而导致肾血流量持续减少,造成急性及慢性缺血性肾损伤,乃至诱发血管增生硬化性病变;其次,药物还可通过刺激肾小管上皮细胞活化并发生向肌成纤维细胞的转分化,使肾脏局部组织产生促纤维化因子 TGF-β 增多,进而导致肾间质纤维化的发生。

2.临床及病理表现

钙调素抑制剂相关肾病的临床特征为肾功能损害伴高血压、高尿酸血症及高钾血症,同时可出现低镁血症。部分患者还可出现血栓性微血管病的表现。

钙调素抑制剂相关肾病的病理特征为灶状或片状分布的肾小管萎缩和肾间质纤维化,同时伴有条带状分布的肾小球缺血性硬化。血管病变包括小动脉壁的玻璃样变及增厚、管腔闭塞,可见内皮细胞肿胀和玻璃样蛋白沉积以及血管平滑肌层的细胞损伤或坏死等。

3.防治及预后

由于钙调素抑制剂相关肾病的发生与环孢素或他可莫司的药物剂量密切相关,因此其预防的关键环节在于对器官移植的患者密切监测药物血浓度,目前倾向于在尽量减少钙调素抑制剂的用量和血中目标浓度的情况下制订患者的个体化治疗方案。此类疾病的一般治疗原则与其他 CTIN 的治疗原则相同。有研究认为应用钙通道阻滞剂可能通过扩张入球小动脉、改善肾脏血流量而减轻肾脏损伤,但其临床有效性尚待评价。

(四)锂相关肾病

锂制剂是一类治疗精神抑郁躁狂疾病的常用药物,此类药物既可导致急性肾毒性损伤,又可导致肾性尿崩症及慢性肾毒性损伤,由其慢性肾毒性作用导致的 CTIN 被称为锂相关肾病。

1.流行病学

此类 CTIN 在接受长期锂制剂治疗的患者中比较常见。国外学者总结了 1957～2004 年 155 个关于尿崩症患者的研究资料,显示在所有致病危险因素中锂所占比例高达 54％。据 20 世纪 80 年代后期的一项对 1172 例用药患者的资料分析,其中肾小球滤过功能减退者占 15％,提示本组人群属于药物相关 CTIN 的高度易感者。在 13 项长达 1～10 年的对锂制剂用药前后的纵向肾功能比较研究中,发现若用药时间短于 5 年,患者的 Scr 或 GFR 水平并无明显变化;只有当用药时间超过 5 年(甚至长达 17 年)者,才有 6％～20％的患者出现肾功能不全;另有 10 项与未用药者或健康对照者比较的队列研究也显示,只有当用药时间超过 7 年以上时才有 10％～42％的患者出现轻、中度肾功能减退。

2.发病机制

关于锂制剂导致肾性尿崩症的机制研究较多,目前认为主要是由于锂通过肾小管腔面膜的钠通道进入肾脏集合管细胞内并蓄积,其一方面可抑制腺苷酸环化酶活性而使 cAMP 产生减少,另一方面可减少集合管水通道蛋白-2(AQP-2)的表达,在动物实验中,锂制剂除可使 AQP-2 水平减低外,还可降低 AQP-3 增高 AQP-6 而 AQP-1 和 AQP-4 的水平保持不变。此外,锂尽管并不影响精氨酸血管升压素(AVP)的 V2 型受体的亲和力,但却可能使其密度减低。这些作用导致 AVP 的抗利尿作用减弱,从而导致了尿崩症的发生。锂还可以通过影响尿素转运的受体 $UT-A_1$、$UT-A_2$ 和 UT-B,干扰肾小管上皮细胞钠通道的调节功能等途径影响髓质高渗状态的形成及钠在近端肾小管的重吸收,进而导致溶质性利尿。关于锂制剂如何导致 CIN 的发生机制至今尚不完全清楚。有研究发现,由于尿浓缩功能受损严重,锂制剂常导致继发性高钙血症和甲状旁腺激素水平增高,由于过多的钙可通过不同机制损伤肾脏,故其长期作用可能参与 CIN 的发生。此外,由于部分患者可能为治疗尿崩症而应用噻嗪类利尿药,而此类药物因导致肾小管腔内容量减少,可加速锂和钠在近端肾小管的重吸收,进一步加重锂的肾损伤作用,锂还可导致远端肾小管酸中毒,这可能也是 CIN 进展的原因之一。还有研究发现,锂可耗竭细胞内的肌醇并可通过诱导 p21 表达而抑制细胞周期。这些细胞生物学作用与锂制剂慢性肾毒性之间的关系有待进一步深入研究。

3.临床及病理表现

锂制剂肾毒性的常见临床表现为肾性尿崩症,可见于约 20％长期应用锂制剂治疗的患者。其临床特征为多尿及烦渴,对抗利尿激素 AVP 试验缺乏反应。此外,此类患者常伴有不同程度的高钙血症,并有因此产生的伴发症状(如恶心、呕吐、头痛等)。部分患者可出现 >1 g/d 的蛋白尿。约 50% 患者可具有尿浓缩功能受损,其严重程度与锂制剂的用药时间相关,用药时间越长,其损伤越严重,并逐渐出现不可逆的肾功能下降。根据国外的研究资料,锂相关肾病的进展比较缓慢,对法国 74 例用药患者的研究发现从开始用药至患者出现终末期肾病的时间大约为 20 年。

锂相关肾病的病理特征为局灶性肾小管萎缩或管腔扩张、灶状或片状分布的肾间质纤维化,肾间质炎性细胞浸润通常不明显。病理损伤程度与用药时间长短及累积剂量相关。锂相关肾病的慢性间质性病变与其他原因所致的 CIN 在病理上难以区分,唯一有特征性的是锂制剂所致者有时在远端肾小管或集合管部位可见囊样结构形成。有研究显示部分患者可伴有轻中度肾小球硬化或小血管病变。

4.防治及预后

预防锂相关肾病的主要措施是对长期用药患者的监测,需定期检测药物血浓度保证其维持在治疗窗的安全限范围内(通常为 0.6~1.25 mmol/L)。导致锂相关肾损害的肾毒性剂量可能为 1.5~2.0 mmol/L(轻度)、2.0~2.5 mmol/L(中度)、>2.5 mmol/L(重度),应随时根据其变化调整用药剂量。

对于肾性尿崩症患者应注意避免应用噻嗪类利尿药,给予排钾利尿药可抑制集合管钠通道对锂的摄取,进而使患者的多尿显著减轻,尿量减少 50% 以上。一旦发现患者的 Scr 升高,则应尽量减少患者的锂制剂用药剂量,在可能的情况下换用其他药物,以防止进一步肾损害的发生。当患者的 Scr 持续增高时,应考虑做肾活检评价病变程度,并与精神科医师讨论确定患者的个体化治疗方案,对停药后精神病发作的风险及肾脏保护的益处需双重兼顾、综合分析。

多数锂制剂导致的肾性尿崩症或轻度肾功能不全者在停药后病情可恢复、肾功能可完全或部分逆转。有研究显示,超过 10 年的长期用药者中部分患者呈不可逆的慢性肾衰竭,最终可发展为终末期肾衰竭。

二、代谢异常相关的慢性间质性肾炎

代谢异常相关的慢性间质性肾炎是因不同原因引起的体内代谢物质或电解质长期代谢失调所致。最常见的类型为高尿酸血症、低钾血症和高钙血症。

(一)慢性尿酸肾病

慢性尿酸肾病是慢性高尿酸血症所致,又称为痛风性肾病。慢性高尿酸血症可见于先天性或获得性尿酸代谢异常,前者可见于家族性常染色体显性遗传性青少年高尿酸血症,后者常见于代谢综合征、高血压、血管疾病、铅中毒等疾病。尽管单纯高尿酸血症与 CIN 之间的关系还存在争议,但近年来的研究仍提示慢性高尿酸血症与慢性肾脏病关系密切,不容忽视。

1.发病机制

体外及体内研究均已证实,慢性高尿酸血症所致的高尿酸尿可在肾小管内形成尿酸盐结晶,堵塞肾小管;这些结晶还可能破坏肾小管管壁而进入肾间质,沉积在局部引起肉芽肿样反应性变化并导致肾间质纤维化发生,其主要的沉积部位是在肾髓质。尿酸在组织沉积与否与其本身的浓度及溶液的酸碱度密切相关,如在酸性的肾小管腔液中,尿酸呈双折射石棱镜样结构的结晶而沉积,而在肾间质的碱性环境下,则以不定形的尿酸盐形式沉积。近年来的研究发现,慢性间质性肾炎的发生并不完全是由于局部沉积的尿酸的作用,其发生机制可能还涉及肾脏局部组织肾素-血管紧张素系统(RAS)的激活、COX-2 的活化及因内皮源性一氧化氮合酶(eNOS)减少所导致的一氧化氮(NO)合成抑制等。缩血管物质增多及扩血管物质减少、内皮功能紊乱引发的组织缺血缺氧,以及 RAS 活化诱发非血流动力学的促纤维化效应,最终导致肾间质纤维化的发生。

2.临床及病理表现

慢性尿酸肾病的患者多见于成年人,男性相对多见。多为隐匿起病,部分可有急性高尿酸血症所致“痛风性关节炎”反复发作的病史。患者临床表现大多不典型,高血压同时伴有轻度蛋白尿,尿沉渣改变不明显,30%～50%的患者伴有轻至中度的肾小球功能异常。患者常主诉夜尿增多或多尿,多数患者伴有不同程度的肾小管功能异常,尤其以尿浓缩功能异常最为突出,可见低比重尿或尿渗透压降低。化验检查常可见与肾功能不全不平行的血清尿酸水平增高,部分患者还可见高尿酸尿症。

对慢性肾功能不全伴有高尿酸血症的患者应考虑到慢性尿酸肾病的可能性,但因患者的肾功能减退本身可因尿酸排泄减少而继发高尿酸血症,或因高血压肾损害患者伴发代谢综合征而出现高尿酸血症,临床诊断中不易鉴别。因此,对怀疑慢性尿酸肾病的患者可进行尿酸与尿肌酐比值(UA/Cr)的测定辅助鉴别诊断:当尿 UA/Cr≥1 时提示尿酸合成过多,可能存在原发高尿酸血症;若尿 UA/Cr<1 则可能为肾脏排泄尿酸障碍,提示是高尿酸血症可能由肾功能不全所致。此外,在确诊慢性尿酸肾病之前还需特别注意与遗传性高尿酸血症及慢性铅中毒所致的 CIN 相鉴别。前者多见于青少年,详细询问家族史有助于鉴

别;后者的临床表现特点也是高血压、高尿酸血症及肾功能不全的三联征,但患者常有特殊职业史或特定的铅接触史,若铅接触史不明确时可进行驱铅实验加以鉴别。

在罹患痛风多年的患者中,90%具有慢性尿酸肾病的病理改变。通常表现为典型的慢性肾小管间质纤维化,同时可伴有肾小动脉硬化和肾小球硬化。其特征是在经酒精固定或冰冻的病理标本中可在偏振光显微镜下观察到肾小管或肾间质内的尿酸结晶,由于此特征以肾髓质部位更为常见,而通常的肾活检标本仅限于肾皮质,故在一般病理检查中不易见到。

3.防治及预后

预防的关键环节之一是限制高嘌呤饮食,应用碳酸氢钠碱化尿液有助于减少尿酸沉积。对于高尿酸血症患者血尿酸水平过高的治疗常用黄嘌呤氧化酶抑制剂别嘌呤醇以抑制尿酸合成,由于少数患者可能对此类药物过敏而出现急性间质性肾炎,从而可能加重其肾功能不全,故通常可从 50 mg/d 或 100 mg/d 开始用药,若患者能够耐受再逐渐增加到 200 mg/d 或 300 mg/d。用药的维持剂量应根据患者的肾功能情况、同时服用的其他药物情况等综合考虑。近年来的一项前瞻性、随机、对照的临床研究显示,在轻中度慢性肾脏病患者中应用小剂量的别嘌呤醇有助于保护肾功能。此外,对慢性尿酸肾病的患者,应用促进尿酸排泄的药物苯溴马隆或氯沙坦可能有助于防治慢性间质性肾炎的持续进展。

(二)低钾性肾病

低钾性肾病是不同病因导致的长期低钾血症所致,低血钾持续 3.5~9 年即可出现低钾性肾病。理论上任何遗传性或获得性疾病所致的低钾血症均可能导致本病,但实际上由于大多数患者均能得到比较及时的治疗,故低钾性肾病临床上并不常见。

1.发病机制

持续低血钾可引起肾血管收缩导致缺血性改变;受其刺激的肾脏局部氨产物增多可诱发补体活化导致肾损害;持续低血钾还可导致肾集合管的 AQP-2 表达下降、集合管对 AVP 的反应性减低,因此致使尿浓缩功能障碍;此外,低钾性肾病时肾囊肿的发生可能与持续低血钾继发细胞内酸中毒并进一步刺激肾小管上皮细胞异常增生有关。

2.临床及病理变化

低钾性肾病患者的主要临床特征是在长期低钾血症未得到良好控制的情况下出现慢性间质性肾炎表现,并伴有肾囊肿形成及进行性的肾功能减退。当血清钾水平持续＜3.0 mmol/L 达数月或数年时,患者即可出现尿浓缩功能异常的表现,如夜尿增多、多尿及烦渴等。

低钾血症超过 1 个月即可导致近端肾小管的空泡变性,若及时补钾其病变可逆。但若低血钾持续时间过长,则病变主要累及肾髓质部,出现广泛分布的肾小管严重空泡变性并萎缩,肾间质纤维化,部分患者还可伴有肾囊肿形成。

3.防治与预后

防治的关键在于及时纠正低钾血症,通常给予口服制剂治疗即可。由于临床上确诊的患者多为发现本病不及时而延误治疗,故即使在低钾血症纠正之后仍会遗留部分肾小管空泡样变的病变,少数病变持续时间过长者可遗留慢性肾功能不全。

(三)高钙性肾病

高钙性肾病因不同病因导致的高钙血症所致,其病因包括原发性或继发性甲状旁腺功能亢进、恶性肿瘤、维生素 D 中毒、内分泌疾病、药物性或家族遗传性高血钙等。

1.发病机制

高血钙可抑制近端肾小管对 K^+、Na^+ 的重吸收,使尿中上述离子的排出增加,并可通过抑制肾小管上皮细胞膜上的 ATP 酶活性,使肾髓质溶质梯度下降而导致集合管对 AVP 反应性下降。高血钙的水平与肾功能的损伤程度相关:当血钙水平＜3.0 mmol/L 时,通常肾小球滤过率不受影响;若血钙水平＞3.25 mmol/L时,血管收缩显著影响肾血流量,肾功能则出现异常。高钙性肾病时的慢性间质性肾炎相对较少见,通常与高血钙导致的肾小管细胞坏死及肾小管阻塞、钙质在肾间质沉积导致肾钙化、肾结石、刺激肾间质结缔组织增生和瘢痕形成有关。

2.临床及病理表现

高钙性肾病的临床表现包括两个方面:其一是高血钙导致的肾外表现,包括神经肌肉系统异常(记忆力减退、抑郁、精神错乱、肌无力)、消化系统紊乱(恶心、呕吐、腹痛、便秘、消化性溃疡)、心血管系统异常(心律失常、高血压)及血液系统的血栓形成等;其二是肾脏受累的表现,包括早期出现的多尿、烦渴、多饮及尿浓缩功能障碍,可因此继发低血钠、低血钾、低血镁、低血磷等电解质紊乱和肾小管酸中毒;若高血钙持续不能被纠正,则患者可出现肾小球滤过功能不全,同时经肾脏超声或 X 线检查可见肾结石或肾钙化征象。

高钙性肾病的病理特征是肾小管多灶状萎缩,部分肾小管上皮细胞变性、坏死或钙化,肾间质可见炎性细胞浸润,呈多灶状钙化及纤维化。肾钙化的征象以肾髓质出现较早,也较为严重。通常肾小球和小动脉无明显异常。

3.防治及预后

防治的关键在于及时纠正高钙血症。若治疗及时,高钙血症造成的肾功能异常是可逆的,很少遗留慢性肾功能不全。高钙性肾病临床通常仅见于未能及时发现病因,或疾病治疗不完全的部分患者,常因就诊过晚而遗留轻中度慢性肾功能不全。

三、免疫相关的慢性间质性肾炎

免疫相关的慢性间质性肾炎的病因包括:各类自身免疫性疾病、肾移植慢性排异以及抗 TBM 病,部分 TINU 综合征患者的 AIN 病情慢性化也可进展为 CIN。临床上引起 CIN 的常见自身免疫性疾病为干燥综合征、系统性红斑狼疮、血管炎、Wegner 肉芽肿、结节病等。

(一)干燥综合征

干燥综合征是以侵犯唾液腺、泪腺等外分泌腺体为主要表现的慢性系统性自身免疫性疾病,可累及多种内脏器官,其肾脏受累的主要表现为慢性肾小管间质病。原发性干燥综合征累及肾脏的发生率国外各家研究报告不一,为 2%～67%;国内北京协和医院对 330 例患者的研究资料显示肾脏受累者占 29.7%。

1.病因及发病机制

病因至今尚不清楚,可能与遗传因素、各种病毒感染、性激素水平等因素相关,但最主要的还是与细胞及体液免疫反应异常有关。

2.临床及病理表现

干燥综合征患者多见于女性,其主要临床特征包括肾外症状及肾脏受累的表现。肾外症状通常表现为各种外分泌腺体的分泌减少后的黏膜干燥症(如口干燥症、干燥性角膜炎等)及其继发的组织损伤或感染,部分患者还可出现系统性损害,如紫癜样皮疹,呼吸系统(肺间质纤维化)、消化系统(萎缩性胃炎、小肠吸收不良、肝胆管炎)或神经系统(周围神经或中枢神经病变)受累等症状。值得注意的是相当多的患者具有淋巴结肿大,部分患者在患病多年后发展为淋巴瘤。肾脏受累的表现通常比较隐匿,患者可出现不同程度的肾小管功能异常,伴轻度的肾小球功能减退,尿常规检查通常正常或可有轻度蛋白尿,部分患者可表现为范科尼综合征、Ⅰ型肾小管酸中毒(RTA)、低钾血症或肾性尿崩症。成年人的干燥综合征表现为低钾血症伴Ⅰ型 RTA 者十分多见。近年来陆续有病例报告发现少数干燥综合征患者可同时伴有不同病理类型的肾小球肾炎。

化验检查可见贫血、血沉增快、高丙球蛋白血症,血清中可检出多种自身抗体或循环免疫复合物。

干燥综合征患者的 CIN 病理表现通常是以淋巴细胞及浆细胞在肾间质的弥漫浸润为特点,偶可见肉芽肿形成,常伴有肾小管损伤。随着病变逐渐进展,可出现不同程度的肾小管萎缩和肾间质纤维化。部分患者可见肾小球肾炎或小血管炎表现。免疫荧光检查常可见 IgG 和 C_3 沿肾小管基底膜呈颗粒状沉积。

3.治疗及预后

包括局部对症治疗及针对脏器损害的治疗。通常对临床表现为单纯的肾小管酸中毒或肾性尿崩症者可给予口服碳酸盐及对症治疗。若肾脏病理显示肾间质淋巴细胞浸润及肾小管损害,可考虑给予小剂量肾上腺皮质激素治疗,有利于保护肾功能。干燥综合征患者的肾功能不全通常呈缓慢进展,进展至终末期肾衰竭者较罕见。

(二)系统性红斑狼疮

系统性红斑狼疮(systemic lupus erythematosus,SLE)是一种多脏器受累的系统性自身免疫性疾病,临床突出表现为患者体内产生多种自身抗体,并通过体液免疫途径造成全身多系统受累。狼疮性肾炎(lupus nephritis,LN)是 SLE 常见的并发症,可见于半数以上的 SLE 患者,既可与其他临床表现同时出现,也可首先累及肾脏。SLE 导致的肾间质损害多表现为狼疮性肾炎伴发的肾小管间质病变,仅有极少数患者表现为单纯 CIN。

(三)结节病

结节病是一种原因不明、以非干酪样坏死性上皮细胞肉芽肿为病理特征的全身性肉芽肿病,主要累及肺和淋巴系统。其临床表现多样化,既可能无任何症状,又可有少数病例呈进行性进展并累及多个脏器,甚至导致脏器的功能衰竭。通常结节病累及肾小球、肾小管或肾血管者罕见,但尸检资料表明其结节累及肾间质者占 15%～30%,故其也成为导致 CIN 的疾病之一。结节病在我国相对较少见,临床易被忽视。

1.病因及发病机制

结节病的病因至今尚未明确,以往研究认为可能与微生物感染(如疱疹病毒、EB 病毒、柯萨奇病毒、巨细胞病毒、伯氏疏螺旋体、痤疮丙酸杆菌、结核分枝杆菌或其他分枝杆菌、肺炎衣原体等)、某些职业或环境因素(如铝、滑石粉、枫树粉、黏土)等有关,还有研究发现某些免疫调节及免疫细胞功能的差异所造成的遗传易感性的不同可能与发病有关。目前认为其发病机制主要与体液免疫及细胞免疫过度活跃有关,由于持续的抗原刺激,活化的 Th 细胞和其他炎症细胞作用使淋巴细胞及单核细胞被募集到病变部位,后者活化为巨噬细胞吞噬抗原,上皮样细胞和多核巨细胞等在黏附因子的作用下形成肉芽肿。

结节病导致慢性肾间质病变的发生机制主要涉及两类因素：①与钙调节紊乱相关，在此类患者中，其肾脏的 $1,25(OH)_2D_3$ 的水平常过度增高，导致肠道和骨吸收钙增加，可能出现高钙血症及尿钙增加，致使钙质在肾脏的局部刺激及沉积，其导致肾间质病变的机制同高钙性肾病。②部分患者可发生肉芽肿性间质性肾炎，此类患者大多同时伴有结节病的其他脏器损害。

2.临床及病理表现

尽管临床资料显示不同性别患者差别不大，但报告的病例似以男性更多见。患者常可有非特异的发热、乏力和体重下降，肾外受累可包括多个不同器官或部位，轻重程度不等。结节病伴有肉芽肿性间质性肾炎者临床表现多不典型，且常常缺乏皮肤、眼及肺脏受累的表现。

肾脏结节病的典型病理表现为肾间质内散在或弥漫分布的非干酪样坏死性上皮细胞肉芽肿，主要由单核巨噬细胞（上皮样细胞和巨噬细胞）和淋巴细胞组成，巨噬细胞内有时可见细胞质包涵体，偶可见肉芽肿部位出现灶状凝固性坏死。此外，常可见局灶性淋巴细胞浸润、肾小管结构异常及肾小球周的纤维化。免疫荧光及电镜检查通常无免疫复合物沉积。

结节病的诊断应参考风湿病学的诊断标准，其要点是应注意排除结核病、淋巴瘤及其他肉芽肿性疾病。血清 ACE 活性增高、结核菌素皮肤试验为阴性或弱阳性。部分患者化验发现高血钙、高尿钙、碱性磷酸酶增高、免疫球蛋白含量增高。必要时可做支气管灌洗液中的 T 细胞亚群检查，有助于评价病变的活动性。

3.治疗及预后

部分轻症结节病患者可自行缓解，应密切观察病情变化并给予对症及并发症的治疗。但对于具有多个脏器受累或病情呈进展状态者应给予特殊治疗，首选应用糖皮质激素，通常应用中等剂量治疗 3 个月，随后应用小剂量维持并逐渐减量，总疗程 1～1.5 年。多数患者对激素的治疗反应良好，肾活检显示治疗后其肉芽肿可消失，淋巴细胞浸润可减轻，高钙血症以及肾功能不全多可获得改善。部分复发者再用激素仍可有效。对激素治疗反应不好者或对累及皮肤、神经系统为主者可考虑应用甲氨蝶呤、氯喹、环磷酰胺、硫唑嘌呤、雷公藤等免疫抑制药物，也能获得一定疗效。

结节病的死亡率为 1%～4%，主要与肺、心脏和中枢神经系统受累有关。部分肾脏结节病的患者可因治疗不及时或疗效不佳逐渐进展为慢性肾衰竭。

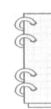

第五章 肾衰竭

第一节 急性肾衰竭

一、急性肾衰竭的病理生理

急性肾衰竭(acute renal failure,AFR)的发病机制至今尚未完全清楚,其中心环节是肾内血流动力学改变和 GFR 下降。近年关于急性肾衰竭在细胞分子水平上肾脏细胞损伤、修复和增生方面的研究取得重大进展。

(一)肾小管作用

AFR 的病理改变以肾小管损害和肾间质水肿为特征,因此肾小管损害是急性肾衰竭的基本病变。

1.肾小管返漏

即肾小管渗透性增加。用微穿刺技术将^{14}C-菊粉直接注入受损一侧肾脏的肾小管腔中,在对侧肾尿液中可检测到高放射性菊粉,证实受损侧肾小管上皮细胞通透性增高。有学者等发现缺血性 AFR 鼠近端肾小管有解剖结构破损,使菊粉和辣根过氧化物酶通过。有趣的是两性霉素致 AFR 模型在形态上肾单位完整,但有对抗生素多烯通透性异常。对返漏持不同观点者认为,这些实验研究有人为因素,如微穿刺针尖周围渗漏或高压灌注损伤肾小管上皮细胞。在缺血性或肾毒性 AFR 微灌注^{14}C-亚铁氰化剂和^{3}H-菊粉的最大返漏量约为 11%。因此目前较为普遍看法认为肾小管返漏在轻度肾毒性或缺血性 AFR 中是可以忽略的,而在严重 AFR 则有关。这同样不难解释菊粉清除率在 AFR 早期的明显降低。

2.肾小管阻塞

Donohoe 等使用组织学技术革新在鼠肾动脉钳夹后观察到 90% 近端肾小管

被脱落的微绒毛所阻塞。如予以再灌注 24 小时后,肾小管这些改变恢复,管腔通畅。然而阻塞的管型在远端肾小管管腔内仍可见到。推测可能为细胞碎屑和Tamm-Horsfall 蛋白作为基质构成的管型。这表明肾小管阻塞在缺血性 AFR的发病中有其重要作用。在去甲肾上腺素诱发狗 AFR 和鼠氨基苷类抗生素、甘油诱发的 AFR 模型中均有肾小管内压升高。但在缺血性或肾毒性 AFR 多数模型中未能发现肾小管内压升高和 AFR 的肯定关系。因为只有肾小管阻塞使其静水压达到与肾小球滤过压一样高,方使 GFR 降低。事实上急性肾小管阻塞后,肾小管压升高,此时管球反馈激活,压力旋即下降。人类 AFR 中肾小管阻塞仍有待进一步阐明。

3.肾小管损伤的非均一性

实验性缺血性 AFR 发现肾单位损害呈多样性。如将鼠肾动脉阻塞 60 分钟,AFR 可能是少尿性,也可能为非少尿性。非少尿性肾表面外观表现为非均一性,主要有阻塞性和非阻塞性两种肾单位,阻塞性肾单位有肾小管肿胀和肾小管管腔内压升高;而少尿型均为阻塞性。这种肾小管损伤多样性的产生,是肾小管对肾缺血和毒素损害的不同反应的结果,但给分析微穿刺结果带来很多困难。

(二)肾血管作用

人类急性肾衰竭有肾血流量(renal blood flow,RBF)下降,且以肾皮质为著。用甘油或肾内输注去甲肾上腺素阻塞肾动脉后诱发实验性急性肾衰竭初期发现 RBF 减少 50% 以上。

RBF 下降的可能机制为:①血管内皮细胞肿胀阻止 RBF 恢复,出现不能重新灌流现象;②小叶间动脉和入球小动脉外膜增厚和纤维素沉着;③收缩血管的体液因子如肾内肾素和血栓素增加;④肾上腺素能系统呈现超敏状态。有些学者还发现急性肾衰竭发生和 RBF 失去自我调节作用有关。在肾损害后肾小管阻塞或体循环压下降不能通过自身调节活动诱发肾血管舒张,肾缺血持续而发生急性肾衰竭。

实验性急性肾衰竭见到 RBF 呈中度降低时 GFR 下降最为明显,提示肾小球超滤系数在急性肾衰竭发生中的作用,既往认为这是选择性出球动脉扩张的结果,然而临床未有足够的证据。肾小球超滤系数的降低可能有多种因素所致,如缺血或嘌呤霉素、氨基糖苷类抗生素、硝酸盐等使肾小球发生毒性损伤,使肾小球毛细血管通透性改变。

远端肾小管和致密斑受损可能是 GFR 下降的原因。Mason 认为管球反馈发生急性肾衰竭有 3 个条件:①肾小球对致密斑传来的信息能保留反应;

②Henals裆转运功能受损;③致密斑处 NaCl 浓度升高。

管球反馈活化是肾脏的一种容量保存机制,以免在肾小管重吸收功能损害时造成尿液大量排出。但这种急功近利使 GFR 下降。实验性肾损害管球反馈持续存在,急性肾衰竭模型发现有升支粗段功能受损伴有尿浓缩和稀释功能受损和远端肾小管 NaCl 浓度升高。

管球反馈由肾素-血管紧张素系统调节。通过减少容量加重急性肾衰竭,而NaCl 负荷可改善急性肾衰竭,这与肾素活性有关。氯化钾负荷仅部分抑制肾素活性不扩容,有部分保护作用,但用碳酸氢钠有扩容但无肾素抑制则无保护作用,说明低肾素的保护作用与容量无关。最近的研究发现血管紧张素拮抗剂和血管紧张素转换酶抑制剂能抑制管球反馈。

(三)急性肾衰竭细胞水平的病理生理

现已发现有几种细胞损伤的模式是急性肾衰竭发病的基础,但这些细胞损伤和器官衰竭的确切关系仍有待澄清,在其细胞损伤中有以下变化受到重视。

1.能量耗竭

缺血性或中毒性急性肾衰竭早期肾组织 ATP 和腺苷二磷酸(ADP)降低。腺苷一磷酸(AMP)和磷酸浓度升高,ATP 耗竭使能量依赖细胞功能,如主动转运和容量调节障碍,致细胞膜损害。AMP 进一步分解先转变为腺苷,这是一种强有力肾血管收缩物质,继而成为次黄嘌呤和黄嘌呤,并有氧自由基产生。然而ATP 耗竭和细胞损伤缺乏必然联系。现发现肾髓质外层少量细胞损害也可以使 ATP 消耗。可惜这种局部缺陷在完整的组织上测定难以证实。在数种急性肾衰竭模型中使用 ATP 和氯化镁有保护作用。应用呋塞米和哇巴因对急性肾衰竭的保护作用可能是通过减少了缺氧细胞的能量需求。

2.细胞肿胀

除了 ATP 耗竭阻碍细胞容量调节使肾小管上皮细胞肿胀外,细胞膜对钠通透性升高,加速钠内流超过其主动泵出使细胞肿胀更为显著。细胞肿胀阻塞了管腔或增加了毗邻毛细血管的阻力,出现不能重新灌注现象。但当损害终止时细胞肿胀恢复。急性肾衰竭模型使用甘露醇或聚乙二醇对肾功能有益。然而肾功能不能恢复正常,对肾小管细胞坏死也无法预防。

有些学者认为,急性肾衰竭的很多生化改变与细胞损伤有关,包括细胞内酸中毒、线粒体功能障碍、磷脂降解、细胞内游离钙增加、Na^+-K^+-ATP 酶活性降低、溶酶体变化和氧自由基产生等。但这些改变是原因还是细胞严重损伤的后果尚不清楚。

3.多肽生长因子的作用

多肽生长因子(polypepticle growth factor,PGF)和肾脏病关系的研究是20世纪90年代肾脏病研究中十分活跃的课题。无论缺血性还是肾毒性急性肾衰竭初期肾脏组织中表皮生长因子(epidermal grower factor,EGF)都明显减少,但当肾小管上皮细胞出现再生时,肾组织中 EGF 开始回升,尿中 EGF 的排泄量也呈类似改变。在急性肾衰竭恢复期肾小管再生和肾功能恢复时肾小管上皮细胞 EGF 和 EGF 受体量明显增高。

血浆内皮素(ET)是血管内皮分泌的一种活性因子,体外实验证实注射 ET后肾素分泌增多,交感神经兴奋,急性肾衰竭早期肾脏血流动力学改变包括肾血管阻力增加,肾小球超滤系数下降,肾皮质和髓质血流重新分布,都可能和 ET有关。关于 ET 和急性肾衰竭的关系以下一些重要发现:①各种急性肾衰竭血浆 ET 水平明显升高,其增高程度和血清肌酐上升一致。②急性肾衰竭的肾组织内 ET 水平过高。③注射 ET 抗体入肾动脉分支,可减轻动脉供血区域肾单位GFR 下降。④注射内毒素可使 ET 水平明显上升,同时伴有 GFR 下降。⑤在缺血、低灌注情况下肾脏和心脏等细胞膜 ET 受体对 ET 结合率明显上升。这些结果提示 ET 在急性肾衰竭发病机制中的重要性。

有研究表明心钠素、抗利尿激素、血小板活化因子、肿瘤坏死因子和白细胞介素-1 等参与不同病因急性肾衰竭的发病过程。

4.肾素-血管紧张素系统

急性肾衰竭尤其是急性肾小管坏死时,机体对钠的重吸收功能减退,使肾小管内液的钠浓度升高,从而刺激球旁装置分泌肾素,激活了肾素-血管紧张素系统,使血管紧张素 II 浓度升高,引起入球小动脉痉挛,使 GFR 下降。肾皮质外层肾素含量最高,故肾皮质缺血最为严重。

5.肾内儿茶酚胺和前列腺素

在休克和创伤所致的急性肾衰竭,肾皮质缺血与儿茶酚胺大量释放有关。儿茶酚胺可以使肾血管收缩,导致肾血流量减少和肾小球滤过率降低。肾前列腺素系统失调可能在急性肾小管坏死初期和持续期起作用。肾内引起血管收缩作用的血栓素 A_2(TXA_2)产生增多,而具有扩血管作用的前列腺素 I_2(PGI_2)合成明显减少,二者失衡使肾血管收缩、GRF 下降。

二、急性肾衰竭的病理改变

急性肾衰竭既往强调肾功能性变化,对病理组织变化注意甚少,现已确认急性肾衰竭的结构损害和功能损害是一致的。

缺血性急性肾衰竭病理可见肾皮质血管痉挛收缩,肾皮质表面苍白。肾小管因缺血其上皮细胞混浊肿胀、脂肪和空泡变性、管腔缩小。近端和远端肾小管均有退行性变,远端肾小管坏死。这种远端肾小管的严重病变可能与髓质外带微血管功能不全有关。重金属所致的急性肾衰竭,可见葡萄糖尿、重碳酸尿和肾小管酸化功能不全,但多数其他原因缺血和中毒性急性肾衰竭则较为少见。

急性肾衰竭肾直血管内有炎症细胞浸润和不同程度的有核细胞浸润,这是对髓质外带局部损伤的反应。浸润的程度反映了肾小管、间质病变的严重性和广泛性。

远端肾小管阻塞多见,目前认为在缺血、缺氧性损害下,使远端肾小管Tamm-Horsfall蛋白产生增多,形成管型基质,使远端肾小管浓缩功能减退、部分有钾和镁离子丢失。现已证实远端肾小管坏死程度与尿量呈负相关。

急进性肾炎所致急性肾衰竭,半数以上的肾小球毛细血管外细胞增生和浸润,致肾小囊腔消失,新月体形成,毛细血管袢受挤压和闭塞。急性肾小球肾炎则病变较轻,电镜下除内皮细胞和系膜细胞增生外,上皮下可见"驼峰"样电子致密物沉淀。继发于结缔组织病,感染、恶性肿瘤等的血管炎和部分病因未明的血管炎肾小球毛细血管有炎症细胞浸润、内皮损伤和纤维素样坏死,也可表现为局灶节段坏死伴新月体形成。溶血尿毒综合征致毛细血管内皮增生、肿胀,伴有纤维素沉积,内皮下及系膜区可见颗粒样电子致密斑,血管内可见红细胞和血小板碎片。

三、急性肾衰竭的临床表现

急性肾衰竭按其发病机制分起始、持续和恢复 3 个阶段,又因病因不同临床表现变化颇多,习惯上将其分成以下 5 期。

(一)早期

早期以原发病的症状和体征为主要表现。如肾前性脱水有血容量不足和心力衰竭的临床症状。这一期从数小时到几天不等。如能及时合理治疗可以避免急性肾衰竭的发生。

(二)少尿或无尿期

24 小时尿量<400 mL 称少尿,<100 mL 称无尿。完全性无尿多由于急性双侧肾皮质坏死和完全性尿路梗阻。此期肾小球滤过率急骤下降,见体内水潴留、电解质紊乱和氮质潴留一系列症状。少尿期短的仅数小时,直至数周以至数

月,平均 10～14 天。急进性肾炎、肾血管炎、肾动脉梗死和双侧肾皮质坏死少尿期长。

1.电解质和酸碱平衡失调症状

(1)高钾血症:高钾血症是急性肾衰竭第 1 周内主要死亡原因。由于肾脏排钾障碍,大量 K^+ 从细胞内转到细胞外和组织分解代谢产生钾。在无并发症情况下血钾每日上升<0.5 mmol,但在高分解代谢的情况下如高热、败血症、创伤和继发性横纹肌溶解每日可上升 1～2 mmol/L(表 5-1)。

表 5-1　急性肾衰竭生化异常的范围

	非高分解代谢非少尿型	高分解和少尿型
BUN 每日上升值(mmol/L)	0.6～1.1	1.1～5.6
Cr 每日上升值(mmol/L)	0.03～0.06	>0.1
血钾每日上升值(mmol/L)	<0.5	1～2
血碳酸氢钠下降(mmol/L)	<1	>2

(2)低钠血症:急性肾衰竭有 2 种类型低钠血症,即稀释性低钠和缺钠性低钠。前者由水潴留所致,后者往往在急性肾衰竭前有呕吐、腹泻,摄入减少或原有失盐性肾病。急性肾衰竭低钠血症常伴有低氯血症。低钠和低氯临床上除一般胃肠道症状外,常伴有神经系统症状如淡漠、嗜睡、视力模糊、晕厥、抽搐和昏迷。

(3)低钙血症:多数急性肾衰竭有低钙血症,通常发生于少尿后 1～2 天,但血钙降低程度较慢性肾衰竭轻,与高磷血症、甲状旁腺激素的抵抗性、$1,25(OH)_2D_3$ 代谢异常有关。由于血浆清蛋白降低和酸中毒减少了钙和蛋白质结合,游离钙不减少,所以低钙抽搐较为少见,补充碱性药物易出现低钙抽搐。

低钙常伴有高磷血症,组织分解增加和横纹肌溶解时血磷可达 6.46 mmol/L。急性肾衰竭在利尿期可出现高钙血症。高钙和高磷可致广泛的肺和心等实质脏器转移性钙化。

(4)高镁血症:急性肾衰竭少尿期镁离子排出障碍有高镁血症。如同时服有导泻药或抗酸剂者血镁显著升高,影响神经、肌肉功能,可出现反射迟钝、肌力减弱,甚至呼吸肌麻痹和心律失常。

庆大霉素和顺铂所致急性肾衰竭由于肾小管分泌镁离子增加可出现低镁血症。

(5)代谢性酸中毒:是体内酸性代谢产物积聚所致。尿酸化功能不全,其发展速度依据组织破坏程度和少尿期而定。血浆碳酸氢钠下降反映了蛋白质分解产生的硫酸和磷酸等内源性结合酸和肾小管排酸能力降低。轻度酸中毒一般无明显临床症状,重度酸中毒 $CO_2CP<25$ vol% 时出现乏力、厌食、恶心、呕吐以至出现呼吸缓慢等症状。偶尔使用过多的碱性药物或胃液抽取过多,肾脏酸碱调节障碍可出现代谢性碱中毒。

2.体液潴留

主要由于肾脏排泄水分障碍,部分是急性肾衰竭少尿期摄入液体或输液过多所致。心力衰竭和肺水肿常发生于少尿初期,这是少尿期主要死亡原因。患者气急、端坐不能平卧、咳嗽、咯粉红色泡沫样痰、口唇青紫、颈静脉怒张、心动过速、听诊有舒张期奔马律、两肺满布湿啰音、肝大、肝颈回流阳性。由于少尿,水分摄入和内生水积聚使细胞外液容量急骤上升,体液呈低渗状态,水分进入细胞内致细胞水肿、脑水肿。患者头疼、恶心、呕吐、表情淡漠、定向障碍、意识模糊、抽搐和昏迷,称急性水中毒。

3.尿毒症

代谢产物积聚产生氮质血症,在少尿或无尿时肌酐每日增高约 $44.2\ \mu mol/L$。如严重创伤、烧伤或感染等高分解代谢时,血清尿素氮和肌酐迅速升高,血清肌酐每日增加达 $177\ \mu mol/L$,临床有多系统功能障碍表现。

(1)消化系统症状:胃肠道病变是尿毒症最常见的特征,早期有厌食、恶心和呕吐。腐蚀性溃疡发生于胃肠道任何部分。产生溃疡以后易致消化道出血,也是急性肾衰竭重要的死亡原因。

(2)心血管症状:充血性心力衰竭是急性肾衰竭最常见的心血管症状。主要由于液体负荷过度,其次是电解质紊乱、酸中毒、毒性物质的作用和高血压的影响。急性肾衰竭易使洋地黄蓄积和敏感性增高,使洋地黄治疗时易致心律失常。

急性肾衰竭可发生急性纤维性心包炎、肺栓塞。有 7%~8% 的急性肾衰竭患者发生心肌梗死。约 1/3 急性肾衰竭合并容量依赖性高血压,严重的高血压常为肾炎所致。

(3)神经系统症状:嗜睡和共济失调是尿毒症早期的神经系统特征。如尿毒症未得到控制可进展至昏睡、木僵、昏迷、肌阵挛和抽搐。精神症状从不安发展至严重精神障碍称代谢性脑病。伴有脑电图异常,透析可以逆转精神状态。实验性急性肾衰竭的神经系统症状与脑内钙离子浓度相对增高有关。

(4)血液系统:急性肾衰竭血液系统常有显著的变化。贫血是由于促红细胞生成素障碍。水肿时血液稀释、红细胞寿命缩短和出血的血液丢失为附加因素。

血栓性血小板减少性紫癜、溶血性尿毒综合征和急进性肾炎常有微血管病性溶血性贫血。由弥散性血管内凝血产生的急性肾衰竭常伴有消耗性低凝血症和继发性纤维蛋白溶解。急性肾衰竭常伴有血小板质与量的异常,这也是急性肾衰竭出血倾向的原因。急性肾衰竭如用大剂量青霉素等抗生素易致血小板功能异常。

(5)皮肤:干燥脱屑,皮下水肿。有出血倾向者有瘀斑和紫癜。

(6)合并感染:51%～89%急性肾衰竭合并各种感染。部分急性肾衰竭死于感染并发症。呼吸系统、尿路和创口是最常见的感染部位。少尿患者如留置导尿管,尿路感染发生率尤其高。尿毒症巨噬细胞功能和抗体产生异常,为急性肾衰竭易感染的原因。

(7)内分泌系统:急性肾衰竭常有多种激素异常和内分泌病变。PTH 的增加和维生素 D 下降导致钙代谢紊乱和骨骼病变。低三碘甲状腺原氨酸(T_3)状态作为机体的一种保护性反应,同样见于急性肾衰竭。糖尿病患者合并急性肾衰竭胰岛素用量可减少。在急性肾衰竭不管是起始期还是维持期肾素-血管紧张素系统都被激活。

少尿期长短不一,短者只有数小时,长者达数周,一般持续 1～2 周。如少尿期超过 4 周则预后差。

(三)利尿早期

患者度过了少尿期后,尿量每日达 400 mL,称利尿期,这是肾功能开始恢复的信号。典型病例每日增加 200～300 mL 尿量,最终可达 4 000～6 000 mL。利尿期开始由于肾小球滤过率仍低,且由于氮质分解代谢增加,尿素氮和肌酐并不下降,而且可持续增加,但上升速度极其缓慢。当肾小球滤过率增加时,尿持续在 1 000 mL 以上数天以后,尿素氮和肌酐方下降。当尿素氮降至正常水平,只能意味着 30%肾单位得到恢复。部分病例利尿开始时便出现多尿。

(四)利尿后期

随着尿量的增加,患者水肿消退,血压、尿素氮、血肌酐和血钾水平趋于正常。尿毒症和酸中毒的症状也随之消失。多尿期一般持续 1～3 周。多尿期 3～4 天后,由于大量水分、钠和钾的丢失,患者发生脱水、低血钾、低血钠。患者四肢麻木、恶心和肌无力。严重的出现肢体瘫痪、腹胀、肠鸣音和肌腱反射减弱。心电图出现 Q-T 间期延长,T 波平坦倒置或增宽,有 u 波出现,如未及时控制可出现心律失常以至心脏停搏。

利尿期尿量多寡与体内细胞外容量、尿素氮积聚有关。如有梗阻则梗阻解除后利尿更为明显,可能与近髓质的近端肾小管和髓袢升支薄壁段浓缩功能损害有关。文献报告多尿期循环利钠因子升高。

(五)恢复期

机体消耗、软弱无力、淡漠、肌肉萎缩多数在半年以内得以恢复。3～12个月后患者肾功能逐渐改善,绝大多数最终能恢复到健康人水平。约2/3的患者在1年或更长时间内肾小球滤过率仍低于正常人的20%～50%,肾脏酸化功能和肾浓缩功能缺陷也可持续存在。

由横纹肌溶解所致急性肾衰竭,在恢复期可出现高钙血症。这是由于损伤的肌组织释放,也可能与继发性甲状旁腺功能亢进或$1,25(OH)_2D_3$增高等因素有关。

四、急性肾衰竭的诊断

因急性肾衰竭住院通常为内科住院原因的1‰左右,而心脏体外循环和腹主动脉手术后高达25%,平均为5%左右。临床有少尿或无尿、水及钠潴留、代谢性酸中毒和迅速发生氮质血症称急性肾衰竭综合征。非少尿性肾衰竭尿量可维持在正常范围。

(一)实验室检查的诊断意义

1.尿的检查

根据尿量将急性肾衰竭分成少尿和非少尿型急性肾衰竭。无尿提示双侧肾皮质坏死、肾血管阻塞、严重的急性增殖性肾小球肾炎和完全性尿路梗阻。急性肾小管坏死也可产生无尿。尿量变化不定提示不完全性梗阻。急性肾衰竭尿比重<1.020,但尿中有大量葡萄糖、蛋白质、造影剂、甘露醇、右旋糖酐和羧苄西林对其影响,此时尿比重可略上升。测尿渗透压(Uosm)较有意义,急性肾衰竭Uosm<350 mOsm/L,尤其对髓质缺血十分敏感。

急性肾小管坏死尿液常有含色素的颗粒管型,尿中有红细胞和红细胞管型见于增殖性肾炎或小血管炎,偶尔也可见于急性间质肾炎。严重的肾盂肾炎和肾脓肿可有白细胞和白细胞管型。结晶尿可见于肿瘤溶解综合征、甲氧氟烷等中毒。尿隐血阳性,镜检无红细胞则为血红蛋白尿或肌红蛋白尿。血红蛋白尿离心后常有粉红色血浆。肌红蛋白尿离心后尿呈橙色。肌红蛋白和蛋白质结合成大分子物质。

2.血尿素氮和肌酐增高的鉴别

血尿素氮和肌酐增高是重要的实验室检查根据,但下列情况可出现假性增高。①使用头孢菌素族等;②肾小管肌酐分泌减少;③肌酐产生增多;④家族性氮质血症;⑤尿素氮产生增多,蛋白质摄入过多,氨基酸输注,分解代谢增加,四环素和肾上腺皮质激素使用。上述因素在一定范围内影响尿素氮和肌酐的结果。尽管尿素氮和肌酐升高,肌酐清除率并不真正下降,内生肌酐清除率和菊粉清除率仍可正常。

3.尿化学指数

尿液的化学分析是一种非创伤性方法,了解肾功能变化,可提供急性肾衰竭时肾小管功能变化。一些不同的诊断指标有助于急性肾衰竭的鉴别诊断,特别是和肾前性氮质血症的鉴别(表5-2)。

表 5-2 尿化学指数的应用

	肾前性氮质血症	急性肾小管坏死
尿比重	>1.020	<1.015
尿渗透压(mOsm/L)	>500	<350
尿/血渗透压	>1.5	<1.2
尿/血肌酐	>30	<20
尿/血尿素氮	>7	<5
血尿素氮/血肌酐	>10	<10
尿钠浓度(mmol/L)	<30	>30
排泄钠/滤过钠	<1%	>2%
肾衰指数	<1	>1
自由水清除率	负值	渐升至1
肌酐清除率	稳定	下降
尿沉渣	透明管型或细颗粒管型	肾小管上皮细胞管型或粗颗粒管型
蛋白尿	0～(＋)	(＋)～(＋＋)

(1)滤过钠分数(FE_{Na}):是测定肾小球和尿排泄钠的百分率,即肾小球滤过而未被肾小管重吸收钠的百分率。其计算方式如下。

FE_{Na}＝尿钠/滤过钠×100＝尿钠×尿量×100/GFR×血钠或钠的清除率/肌酐清除率＝尿钠×血浆肌酐/血钠×尿肌酐

肾前性氮质血症 FE_{Na}<1%,而急性肾衰竭>2%,二者之间为一空白区。但因大面积烧伤、使用造影剂、败血症、肝衰竭、心力衰竭和急性间质性肾炎发生的急性肾衰竭,由于肾小管损伤轻和钠重吸收增加,尿钠排泄减少,FE_{Na} 可 <2%。非少尿型肾衰竭和肾前性氮质血症可重叠。

(2)肾衰竭指数(renal failureindex,RFI):其计算公式为 RFI＝尿钠×血浆肌酐/尿肌酐。RFI 的意义与 FE_{Na} 相似。肾前性氮质血症 RFI<1。而少尿型急性肾衰竭 RFI>1。

(3)尿/血浆渗透压比(Uosm/Posm):急性肾衰竭肾脏浓缩和稀释功能丧失,肾小管重吸收的能力和肾小管从血浆中排泄纯水的能力丧失。Uosm/Posm 降低,接近或等于 1,急性肾衰竭<1.2。

(4)尿/血肌酐(U/P_{Cr})、尿/血尿素氮(U/P_{BUN}):据临床使用经验,这两项指标在肾前性氮质血症和急性肾衰竭有重叠。尤其尿素氮变异因素多,如高蛋白摄入、创伤、严重感染、高热、上消化道出血可使血尿素氮上升较快。相反,肝功能不全和蛋白摄入不足,则血尿素氮下降。

(5)尿尿酸/尿肌酐(单位:mmol/L):如>0.5 常提示急性尿酸肾病所致急性肾衰竭。

此外肾实质损害 NAG、LDH、LAP、碱性磷酸酶(AKP)、溶菌酶、肾小管上皮细胞抗原、TH 蛋白等检查有显著增高,但缺乏特异性,已较少使用。上述尿诊断指数在肾前性氮质血症和急性肾衰竭鉴别中的全或无现象通常是不存在的。只有当肾前性氮质血症病因祛除后,肾小管功能及时恢复才能真正明确。

(二)鉴别诊断

1.肾后性肾衰竭

患者常突然无尿,去除梗阻因素后病情好转,尿量迅速增多。B超检查显示两肾增大和肾盂积水。尿路平片可以发现结石阴影,肾影增大。如肾影缩小应考虑慢性肾病,15 分钟不下降,快速补液和使用甘露醇尿量不增加提示梗阻。

2.肾前性氮质血症

肾脏低灌流可发生肾前性氮质血症和急性肾衰竭。

3.肾实质性

急性肾衰竭主要有急性间质肾炎、急性肾小球病变、肾血管炎和慢性肾衰竭急性加重。

(1)急性间质肾炎:急性小管间质性肾炎所致急性肾衰竭可由多种致病因素产生。在诊断时寻找下列致病因素:①葡萄球菌、肺炎球菌、各种革兰氏阴性杆菌、伤寒杆菌、白喉杆菌、布鲁菌、真菌和病毒引起的感染性疾病。②临床使用的有青霉素 G、青霉素 V、氨苄西林、头孢噻吩、磺胺嘧啶、利福平、萘普生、布洛芬、西咪替丁等。③淋巴瘤、白血病和结节病等浸润性病变。

这类病变临床常有发热、皮疹、关节痛、淋巴结肿大和嗜酸性粒细胞计数增加,尿沉渣有嗜酸性粒细胞。这些特征有助于诊断,肾组织活检可以确定诊断。文献报告非甾体抗炎药、氨苄西林、利福平、干扰素和苯妥英钠可有肾病综合征范围内蛋白尿。

(2)肾小球病致急性肾衰竭:原发性肾小球病非增殖性病变如微小病变、膜性肾病和局灶性肾小球硬化产生的肾病综合征,由于循环动力学改变或代谢并发症可致急性肾衰竭。如严重低蛋白血症、使用非甾体抗炎药产生肾前性氮质血症;低血容量致肾缺血、肾小管坏死;使用利尿药导致肾间质水肿和急性肾静脉血栓形成等。

增殖性病变时由于肾内血管收缩,GFR 降低,主要见于新月体肾炎、急性链球菌、急性或亚急性细菌性心内膜炎等感染后肾炎和分流性肾炎、SLE、IgA 系膜增生性肾小球肾炎。肾小球病临床有水肿、高血压,尿检有红细胞以及管型、蛋白尿等。但确定病理类型需肾活检。

急进性肾炎是肾小球病中急性肾衰竭最常见的病因,有血尿、红细胞管型、蛋白尿、暴发性氮质血症。其病理改变为新月体形成。由血管炎、原发或继发性肾小球病所致占 30%,抗肾基膜抗体所致占 20%,其余 50% 为特发性,特征为肾小球内无或少免疫球蛋白沉积,部分患者伴 ANCA 阳性。血管炎引起的新月体性肾炎大多归于此类。抗肾基膜抗体肾炎 2/3 有肺咯血,称肺出血肾炎综合征,临床应和 Wegeners 肉芽肿、SLE、原发性冷冻球蛋白血症肾病、硬皮病、微血管性结节性多动脉炎、右心内膜炎、肾静脉血栓形成合并肺栓塞等鉴别,因这些病变均有肺肾同病表现。

(3)肾血管病变致急性肾衰竭:相对少见,肾动脉栓塞和血栓形成常伴有其他血管病变。肾动脉栓塞可继发于细菌性心内膜炎,由左心房、左心室壁栓子脱落所致,栓塞也发生于外伤、主动脉和肾动脉外科手术后。肾栓塞患者伴有少尿或无尿,有时腰痛,突然发生高血压。静脉肾盂造影肾影缺如,放射性同位素扫描无肾血流,肾血管造影可以确定诊断。

(4)慢性肾衰竭急骤加重:即急性肾衰竭发生于慢性肾功能不全的基础上。慢性肾功能不全常由于某些原因而忽略了诊断,一直到急性发作时方确定诊断。诊断有赖于临床原有肾功能的状态。下列情况有助于慢性肾功能不全的判断:①病史中是否有夜尿、多尿、水肿和血尿;②尿毒性瘙痒症;③是否有高血压和糖尿病基础病变。体检发现肾性骨病、结膜钙化和 K-F 环,双侧肾缩小。此外低钙、高磷和贫血较少见于急性肾衰竭。原有慢性肾功能不全急性肾衰竭,BUN、Cr 上升快。

(三)非少尿型急性肾衰竭的诊断

非少尿型急性肾衰竭者每日尿量＞600 mL,占急性肾衰竭的 20％～60％,其病因和少尿型相似,常见于外科手术、外伤、烧伤、产科病、横纹肌溶解、败血症,使用麻醉药、抗肿瘤和抗生素后。尤其是甲氧氟烷、氨基糖苷类抗生素和顺铂等肾毒性药物所致为非少尿型急性肾衰竭,诊断时要注意。肾缺血和中毒因素产生肾衰竭不仅取决于缺血和中毒时间,也同样与中毒物质量和宿主对缺血和中毒物质的过敏状态、单侧肾功能等因素有关。

五、急性肾衰竭的治疗

急性肾衰竭的治疗方面已有很多进展,如血液净化疗法、使用静脉高能营养液和高效无毒抗生素,但病死率目前较使用透析疗法前仍没有显著下降,因此积极治疗仍显得十分迫切而重要。因急性肾衰竭通常有原发病和医源性因素,故正确的判断和及时处理直接影响预后。首先纠正水、电解质紊乱和酸中毒,然后进行必要鉴别,继而针对病因治疗和促使肾细胞恢复的药物及血液净化,预防、治疗并发症。

(一)清除原发病因

病因治疗是缓解病情和防止病情恶化的重要环节。如由感染和创伤所致应采用有效抗生素控制感染,对创伤坏死组织和感染灶及时处理。肾毒性物质误服和误食应立即导泻或洗胃,使毒物尽快排泄,如已吸收尽快使用解毒剂。在肾毒药物中氨基糖苷类抗生素和造影剂最为常见。而老年人、潜在性肾功能不全、脱水、糖尿病、呋塞米和头孢菌素合用均可增加其肾毒性。应避免或纠正这些因素。

(二)针对发病机制

治疗作用在于恢复肾血流量,增加肾小管腔内尿量和终止肾细胞受损。

1.及时纠正血容量

急性肾衰竭的肾缺血多由液体和电解质大量丢失、失血和多种原因休克所致,应及时补充血容量,以改善微循环。可采用下列方法。

(1)输入 5％葡萄糖液 500 mL,1 小时内输完。快速补液后 2 小时见尿量排出,而比重＞1.025 或 Uosm＞600 mOsm/L 应继续补液,直至尿量＞40 mL/h

和尿比重 1.020～1.025 即行停止。

(2)快速补液后测定中心静脉压,如<0.588 kPa 提示血容量不足,应继续补液,当中心静脉压为 0.784～0.981 kPa 时减慢补液速度。如中心静脉压不再下降,说明血容量已足,应停止补液以免产生肺水肿。

2.解除肾血管痉挛

血管扩张药物多巴胺 60～80 mg 或山莨菪碱 10～20 mg 或酚妥拉明 20～40 mg 加入 5％葡萄糖 500 mL 中静脉滴注,有解除肾血管痉挛作用。

多巴胺已广泛应用于少尿型急性肾衰竭,按每分钟 1～3 μg/kg 可增加肾血流量,但不改变全身血液循环动力学。有发现多巴胺还可直接抑制近曲小管水和钠重吸收。临床报告多巴胺和呋塞米合用有改善肾功能的作用。

3.利尿药的使用

利尿药可从以下 3 个方面改善急性肾衰竭的自然病程。

(1)心脏、主动脉手术,肾毒性药物如造影剂在高危人群中应用,利尿药可防止急性肾衰竭形成。

(2)急性肾衰竭早期使用可防止或缩短无尿期。

(3)提高急性肾衰竭治愈率。

血容量正常的情况下,甘露醇和呋塞米可合用。呋塞米有冲刷肾小管和解除肾小管阻塞的作用。动物实验发现呋塞米能减轻离体灌注肾小管缺氧性损害,可能是通过减少电解质转运或肾小管上皮细胞能量消耗来实现。甘露醇可减轻肾小管内皮细胞和上皮细胞肿胀,起到保护肾小管的作用。两药合用可以增强利尿效果,较合理的治疗剂量是甘露醇为 25 g 和呋塞米 300～400 mg。如无利尿反应不宜大剂量重复使用。血容量低时应补足血容量,否则可加重肾损害。但血容量过多时应用甘露醇易诱发急性左心衰竭。

关于甘露醇和呋塞米两药合用可以增强利尿效应的可能机制为:①刺激肾髓质产生前列环素,使肾血管扩张。②肾小管阻塞使肾血管呈持续收缩状态,而利尿药可祛除管型,减轻肾血管收缩状态。③抑制管球反馈改善肾血流。

4.钙通道阻滞剂

实验室研究发现去甲肾上腺素灌注或肾动脉钳夹予以钙通道阻滞剂,可改善缺血急性肾衰竭的肾功能,其可能机制如下。

(1)在基础情况下不影响肾脏血流量,在去甲肾上腺素产生的肾血管收缩时,钙通道阻滞剂能扩张入球小动脉,增加肾小球滤过率。

(2)能增强利尿药利尿效果,通过利尿防止肾小管阻塞。

(3)对缺血性肾损伤有直接细胞保护作用,在肾小管上皮细胞和肾单位片段培养中予以维拉帕米和尼群地平可以减轻细胞损害。肾移植患者如在移植前给供肾者维拉帕米则受体在肾移植第1周尿量和肾功能均有显著的改善。

5.前列腺素(prostaglandins,PG)

PG对实验动物急性肾小管坏死有保护作用。在肾缺血前使用PG能增加肾小球滤过率,减少肾小管中管型的形成和减轻肾小管上皮细胞损伤。PG增加肾血流量的机制可能为抑制血小板聚集和直接的细胞保护作用。PG制剂有异环磷酰胺和米索前列醇等。现已证明异环磷酰胺能增加肾灌流改善移植肾功能。但由于这些制剂在体内作用效果不稳定,所以使用受到一定限制。

6.心房钠尿肽(atrial natriuretic peptide,ANP)

ANP是一种强有力的肾血管扩张药物。ANP在红细胞灌注的离体肾脏和单个肾小球,能提高其GFR,这一作用并不依赖于肾血流量而是增加其肾小球毛细血管静水压,使入球动脉扩张和出球动脉收缩,从而使肾小球超滤系数增加。

现已证明ANP能持续改善缺血性或肾毒性肾损害的GFR。但大剂量ANP静脉注射使其血压下降,若同时使用多巴胺可以维持血压于正常范围。也有报告ANP同时使用甘露醇可提高疗效,ANP改善肾内血液循环,甘露醇能排出肾小管内管型而有利于GFR恢复。但ANP不能减轻肾小管坏死程度。

7.肾小管上皮细胞修复和再生

腺嘌呤核苷酸可促进肾小管上皮细胞修复和再生,可增加细胞内ATP含量。现已证明ATP和氯化镁可以防止狗和大鼠肾功能减退和实验性肾损害。

肾缺血后予以上皮生长因子可促进肾小管上皮细胞再生,尤其对肾皮质组织细胞和髓袢升支粗段,随之肾功能逐渐恢复。氧自由基清除剂可能是缺血性和中毒性肾损伤重要介质,使用氧自由基清除剂如超氧歧化酶可改善缺血后肾损害。也有报告甲状腺激素可减轻缺血和中毒性肾损害,促进GFR恢复和减轻肾小管阻塞和回漏。

(三)少尿期治疗

水潴留、钠潴留、肺水肿和高血钾是少尿期患者的主要死亡原因。此期应着重调整体液平衡,纠正高血钾,纠正酸中毒,降低氮质潴留和治疗感染。

1.严格限制入液量

少尿期必须控制液体的摄入量,防止体液过多发生肺水肿。输液公式为:每日入量=前一天液体排出量+基础补液量。基础补液量为不显性失水减去代谢内生水,每日为 500～600 mL。

判断入液量是否正确,以下临床指标可以参考。

(1)每日测体重,体重每日应减轻 0.3～0.5 kg。但急性肾衰竭常有第三体液间隙的改变,如败血症在自然病程和治疗过程中血管床的变化,体重不能反映有效血液循环量的改变。所以此时应根据胸片或肺动脉楔压的变化来监视,肺动脉导管术后心内膜炎发生率高应谨慎。

(2)使血钠保持在 130～140 mmol/L。

(3)如有水肿、血压升高和颈静脉怒张等应立刻纠正。此时如胃肠功能好可使用山梨醇口服液或灌肠使体内过多液体从肠道排出。70％山梨醇按 2 mL/kg 口服,或 20％山梨醇 10 mL/kg 灌肠,以水泻的形式排除体内过多体液,每日可排除液体达 5 kg。

2.饮食疗法

合理的饮食治疗可以维持患者营养,增强抵抗力,减缓机体的分解代谢。胃肠道反应轻无高分解代谢者,低蛋白饮食,每日蛋白质量宜在0.5 g/kg 以下,应予以优质蛋白质、足够热量以减少负氮平衡。如透析疗法者则蛋白质可增至 1 g/kg。

高营养疗法可改善患者预后,消化道外高营养液由氨基酸和葡萄糖配制而成。高营养液因含有大量葡萄糖的高渗液,使用时可加胰岛素,每 4 g 糖加 1 U 胰岛素,这样可以防止血糖过高和血液高黏滞状态。

3.防治高血钾

脱水、休克或钠缺乏所致急性肾衰竭,采取适当措施包括输液、输血矫正上述病理状况后,随尿量增加肾功能恢复,高钾血症可得到缓解。若持续少尿,或由于短暂阻断血流,如腹主动脉瘤手术、肢体挤压综合征、多脏器损伤和血压持续下降者,高钾血症往往危及生命宜积极救治。高钾血症紧急处理原则主要根据心电图改变和血清钾浓度。

(1)心电图出现 QRS 增宽、房室传导阻滞、心室纤颤和心房停顿等危急情况立即静脉注射10％葡萄糖酸钙20～30 mL,钙离子可对抗钾对心脏的毒性作用。因钙离子很快从循环中进入间质,可重复作用。

(2)在急性期:P-R 间期延长,T 波高耸时,用 10％葡萄糖液 500 mL 加胰岛素 12 U,使 K^+ 向细胞内转移。

沙丁胺醇 0.5 mg 静脉注射,在 5 分钟内注射完毕,或 10～20 mg 在 5 分钟内雾化吸入对高钾血症的上述心电图改变有效。

（3）碱性药物的使用：5％碳酸氢钠 200 mL 静脉滴注，随着细胞外液 pH 值升高，细胞外钾转入细胞内，在 1 小时内即明显降低血钾。此外 Na^+ 对高血钾和迷走神经有拮抗作用。

（4）应用离子交换树脂：利用树脂中钠、氢离子交换 K^+，使 K^+ 从肠道排出体外。用聚磺苯乙烯 30 g 加入 25％山梨醇 100 mL 中分次口服。

（5）急性肾衰竭伴有高钾血症是血液透析的主要适应证，可较早地考虑透析治疗。

在治疗高钾血症时含钾高的食物、药物和库存血应严格控制使用，积极治疗感染，纠正酸中毒，彻底清创可减少 K^+ 释出。

4.纠正酸中毒

由于大量酸性代谢产物在体内积聚产生代谢性酸中毒。供给足够的热量，控制蛋白质摄入，减少分解代谢，预防或可望防止酸中毒的发生。只有当临床出现明显酸中毒症状，血清 HCO_3^- ＜12 mmol/L、CO_2CP＜12 mmol/L 或静脉血 pH 值＜7.15 时方考虑补碱。碳酸氢钠的补充量可按下列方法之一。

（1）体重(kg)×0.026×(38－测得的 CO_2CP 容积)＝碳酸氢钠(g)。

（2）[(拟提高碳酸氢根浓度－测得的 CO_2CP 容积)×0.2 g]＝碳酸氢钠(mmol)。

（3）简单的方法为初次量用 5％碳酸氢钠每公斤体重 5 mL。

5.积极控制感染

急性肾衰竭感染的诊断较困难。尿素是强有力的退热剂，体温不能反映感染的情况，如 Ccr＜30 mL/min，即使血培养阳性，体温也较少＞39 ℃。接受透析治疗者白细胞的反应也不一致，又由于机体反应性改变，即使严重的腹膜炎，腹部检查的阳性体征也较少。一旦感染发生则易恶化，败血症的病死率很高，一般不主张预防性应用抗生素，以避免患者抵抗力低下时有抗药性细菌侵袭繁殖，使治疗发生困难。感染发生时宜首选无毒性抗生素，如青霉素、红霉素、克林霉素和头孢菌素等。如有革兰阴性细菌感染，需使用氨基糖苷类抗生素治疗，因此急性肾衰竭时药物体内浓度上升快，应加强药物浓度监测，警惕肾毒性。

急性肾衰竭抗生素治疗过程中应防止真菌感染。随机双盲法使用丙种球蛋白证明每日 400 mg/kg 可提高急性肾衰竭抗感染能力。

6.血液净化

治疗急性肾衰竭有持续性或间歇性血液透析、腹膜透析、血液滤过和血液透析滤过等方法。

间歇性血液透析作为急性肾衰竭首选治疗方法,治疗过程中有 10%～50% 发生低血压和间歇期不同程度细胞水肿,低血压可使急性肾衰竭恢复延迟。高分解代谢性急性肾衰竭血液透析作为首选,如少尿或无尿,机体又需补充营养液,如维持水、电解质需求,可作持续性透析。有出血倾向或心功能不全者,则可选择腹膜透析,其疗效逊于血液透析,腹部手术和腹腔内脏损伤者不宜使用,因腹膜炎发生率高。急性肾衰竭非随机研究比较血液透析和腹透病死率相似。急性肾衰竭心血管不稳定者也可采用血液滤过,因其清除 BUN 低,可使用透析滤过法。

连续性肾替代治疗(continuous renal replacement therapy,CRRT)的应用是急性肾衰竭治疗中的一个非常重要的进展。这种血液净化,使用双腔导管穿刺大静脉,一般为颈静脉,采用静脉-静脉方式,中间为一滤器或透析器,根据需要行血液滤过、血液透析或血液滤过透析。CRRT 优于上述任何一种净化方法。CRRT 治疗急性肾衰竭合并心血管功能不全、脑水肿、水负荷过多、高分解代谢方面的作用已被公认。

自 20 世纪 50 年代血液透析治疗急性肾衰竭以来,急性肾衰竭病死率仍较高,早期预防性透析是降低病死率和提高成活率的关键。预防性透析是指出现并发症之前开始透析。主要作用:①尽早清除体内过多水分以免发生肺水肿或脑水肿;②及时清除体内代谢废物,使毒素所致的各种病理生理变化、组织细胞损伤减轻,利于细胞修复;③治疗、预防高血钾和酸中毒以稳定机体内环境。

(四)多尿期治疗

少尿期尿量开始增加,超过 400 mL 即认为多尿期开始。表示肾实质开始修复,肾小管上皮细胞开始再生、肾间质水肿逐渐消退。但肾功能尚未恢复,部分患者病情反而加重,机体抵抗力极度下降,处理若不合理病死率仍很高。

1.急性肾衰竭

在利尿期前蛋白质负平衡十分严重,应予充分营养,给予高糖、高维生素、高热量饮食,并补充必需氨基酸等。

2.保持水和电解质平衡

此期入水量如按出入水量加不显性失水量来估计,致使多尿期延长。目前主张进水量为尿量的 2/3,其中生理盐水和 5%～10% 葡萄糖液各半。尿量>2 000 mL 应补充钾盐。根据血钾浓度和心电图监护防止大量利尿以后发生低钾血症。

3.防治感染

由于负氮平衡机体免疫功能降低,少尿期多种导管的应用易致感染,故提倡早期下床活动,增加蛋白质摄入。一旦发生感染予以非肾毒性的抗生素。

(五)恢复期治疗

肾功能尚未完全恢复,许多药物排泄仍有障碍,应避免一切对肾脏有害的因素如妊娠、手术、外伤和肾毒性药物。定期查尿常规和肾功能,以观察肾脏恢复情况。肾浓缩功能恢复较迟。

(六)中医药治疗

急性肾衰竭在中医学属"癃闭""关格""蓄血"和"溺毒"等范畴。古代医籍一般认为病邪为热,病位在肾与膀胱。但形成本病的原因很多。主要是由于意外伤害,失血失液,导致阴津耗伤,肾阴亏损,阳气亢盛,热盛化火;或温邪疫气外侵,有害物质中毒,使瘟疫浊毒化为火热毒邪,损害肾脏,浊邪壅滞三焦,正气不得升降,致肾关开阖失度所致。

1.气阴欲脱型

(1)症状:尿量减少,精神疲惫,汗出粘冷,手足厥逆,烦躁不安,口干咽燥,血压偏低,舌红少津,脉细数或微细欲绝。多见于急性肾衰始发期。

(2)治法:益气养阴,生津固脱。

(3)方药:生脉饮加味:人参(另煎代茶顿服)10 g、麦冬 15 g、五味子 12 g、龙骨(先下)30 g、牡蛎(先下)30 g、炙甘草 6 g。若口干咽燥,大便秘结加生地 15 g、玄参 15 g,以养阴增液;汗出粘冷、气微欲绝加附子 10 g,以回阳救逆。

2.热毒内盛型

(1)症状:尿少尿闭,纳呆食少,恶心呕吐,胸闷腹胀,口中尿臭,咽干口燥,身热头痛,甚则神昏谵语,肢体抽搐,呕血便血,舌苔浊腻,脉滑数。多见于急性肾衰少尿期。

(2)治法:清热解毒,通腑泄浊。

(3)方药:尿少患者未透析者,用大黄煎水灌肠;生大黄(后下)30 g、附子(先下)15 g、龙骨(先下)30 g、牡蛎(先下)30 g、蒲公英 30 g,浓煎成 200 mL 以保留灌肠,每日 1～2 次。

已经透析患者,用清瘟败毒饮加减:石膏(先下)30 g,知母 10 g、水牛角(先下)30 g、山栀 10 g、黄芩 10 g、赤芍 10 g、玄参 10 g、丹皮 10 g、竹叶 10 g、黄柏 10 g、生军(后下)10 g。若身热头痛加金银花 30 g、连翘 15 g,以清热解毒;神昏谵语加石菖蒲 10 g、广郁金 10 g,以清心开窍;病情重者加安宫牛黄丸 1 粒吞服;肢体抽搐加羚羊角(先下)10 g、钩藤 30 g,以平肝熄风;呕血便血加地榆炭 30 g、槐花 30 g,以凉血止血。

3.气阴两虚型

(1)症状:尿多清长,口干欲饮,饮一溲一,神疲乏力,腰膝酸软,手足心热,舌红少津,脉细数,多见于急性肾衰多尿期。

(2)治法:益气养阴,补肾固摄。

(3)方药:六味地黄丸合生脉饮加减,生地 15 g、山药 15 g、萸肉 12 g、茯苓 10 g、丹皮 10 g、西洋参(另煎)6 g、麦冬 12 g、五味子 10 g。若余邪未净,午后低热加地骨皮 10 g、青蒿 10 g,以清泄余邪;口干欲饮加乌梅 10 g、天花粉 15 g、石斛 10 g,以生津止渴;尿频量多加金樱子 15 g、芡实 15 g、莲须 15 g,以补肾固涩;腰酸明显加桑寄生 15 g、杜仲 15 g,以补肾壮腰。

4.脾肾气虚型

(1)症状:腰膝酸软,头晕耳鸣,食欲缺乏,神疲体倦,少气懒言,舌质淡,苔薄白或微腻,脉沉弱。多见于急性肾衰恢复期。

(2)治法:健脾益气补肾。

(3)方药:四君子汤合金匮肾气丸加减,党参 15 g、白术 12 g、茯苓 12 g、甘草 6 g、熟地 12 g、山药 12 g、萸肉 12 g、桂枝 6 g、附子(先下)6 g、丹皮 10 g、泽泻12 g。若纳差明显加砂仁(冲)6 g、麦芽 30 g,以化湿健脾;恶心腹胀加川朴 10 g、姜半夏 10 g、陈皮 6 g,以健脾和胃;夜尿清长加金樱子 15 g、芡实 15 g,以补肾固摄。

动物实验表明冬虫夏草有助于肾小管上皮细胞恢复,可在恢复期应用。

第二节　慢性肾衰竭

一、概说

慢性肾衰竭是由多种慢性疾病造成的肾单位严重损伤,基本功能丧失,使机体在排泄代谢废物和调节水、电解质、酸碱平衡等方面出现紊乱的临床综合征。临床上以慢性肾炎、肾盂肾炎、肾小动脉硬化、肾结核引起者最为常见,肾前性及肾后性疾病引起的较少见。根据肾小球滤过率(GFR)把肾功能受损的程度分为3 期,即肾功能不全代偿期、氮质血症期和尿毒症期。临床表现轻重不一,前两期除原发病症状外,多无特异见症,只有当进入尿毒症期时,才有贫血、胃肠道、呼吸道以及神经精神系统症状,但为时已晚,因此对本病要特别重视早期发现,及时治疗。根据慢性肾衰竭临床表现,中医常按"关格""癃闭""溺毒"等病证进行辨治。

二、病因病理

本病系在其他慢性病,特别是慢性肾病的基础上发展而成。病位在肾,且常累及心、肝、脾、胃等脏腑。脾肾亏虚、湿毒内停是其发病的基础病理,外感六淫、饮食失节、劳倦、房事等则是其常见的诱发因素,其病机演变不外虚实交错变化。初期多为脾肾气虚或气阴两虚,水湿不化,证情尚轻;继则气伤及阳,阴伤及血,导致阴阳气血俱虚,湿浊益甚,气滞血瘀,气机逆乱升降失常,最后湿浊酿毒,夹瘀堵塞三焦,夹痰蒙蔽心窍,化火伤阴劫液,深入营血;或引动肝风,或上凌心肺,阴竭阳亡,危象毕至。

三、诊断

由于慢性肾衰竭病情进展缓慢,加之肾脏具有较强的代偿能力,故早期不易诊断,易于忽略。对有慢性肾炎史者,应提高警惕,争取早期诊断。本病临床表现较为复杂,涉及各系统,如出现疲乏无力、食欲缺乏、恶心呕吐、表情淡漠、头晕头痛以及常见的高血压、贫血等,晚期可出现广泛性出血倾向、谵妄抽搐、严重电解质紊乱、少尿甚至无尿等危险征象。根据肾功能受损的程度,临床上将本病分期如下。

(一)肾功能代偿期

肌酐清除率(Ccr)为 $50\sim80$ mL/min,血肌酐(Scr)为 $133\sim177$ μmol/L,大致相当于 CKD 2 期。

(二)肾功能失代偿期

Ccr 为 $20\sim50$ mL/min,Scr 为 $186\sim442$ μmol/L,大致相当于 CKD 3 期。

(三)肾衰竭期

Ccr 为 $10\sim20$ mL/min,Scr 为 $451\sim707\mu$mol/L,大致相当于 CKD 4 期。

(四)尿毒症期

Ccr<10 mL/min,Scr≥707 μmol/L,大致相当于 CKD 5 期。

其他实验室指标可出现:红细胞计数常在 2×10^{12}/L(2×10^{6}/mm^3)以下,为正常细胞正色素性贫血。尿比重降低并固定于 1.010,酚红排泄率极度下降,B超检查双肾可见肾实质明显萎缩。

四、鉴别诊断

(一)高血压脑病

高血压脑病亦有呕吐、昏迷、抽搐等表现,但发生迅速,血压剧增,可伴有暂时性瘫痪、失语及失明等,而血尿素氮、肌酐、二氧化碳结合力等检查多正常。

(二)糖尿病酮症酸中毒

糖尿病酮症酸中毒可有食欲缺乏、恶心、嗜睡及昏迷等表现,可根据糖尿病史、血糖增高、尿酮体、尿糖阳性等特征与本病鉴别。

(三)再生障碍性贫血

以贫血、鼻衄、皮肤瘀斑为主要表现的再生障碍性贫血者易与本病混淆。但慢性肾衰竭多有肾脏病史,血压高,血白细胞多不减少,进一步查尿及血常规易鉴别。

五、并发症

(一)感染

慢性肾衰竭患者全身抵抗力下降,容易并发上呼吸道感染、肺炎、胸膜炎、腹膜炎等多种感染,但其感染症状不典型,往往容易漏诊。

(二)心血管系统疾病

慢性肾衰竭时,常并发心血管系统病变,其中以心包炎及心力衰竭为常见。心功能不全及心律失常亦是本病的重要致死原因。

1.高血压

$60\% \sim 80\%$ 病例属于容量依赖型,10% 属肾素依赖型。前者合并心、脑并发症少。后者对限制水钠、利尿和透析超滤的降压疗效不佳,易并发心、脑并发症。高血压的发生使肾功能进一步恶化。

2.心包炎

心包炎发生率为 $40\% \sim 50\%$,多为纤维素性心包炎,心包液含蛋白且白细胞数增多,患者可有低热、胸痛,常可闻及心包摩擦音,胸片及超声心动图显示心包积液征象。

3.心力衰竭

水、钠潴留引起的心力衰竭,肺水肿,高血压,贫血,动脉粥样硬化及血管钙化使心力衰竭加重。早期无明显症状,仅有体重增加、水肿、血压升高等水、钠潴留症状,进而肝大、压痛,颈静脉充盈,肝静脉回流征阳性,继而发展至明显的心力衰竭、肺水肿表现。

(三)消化系统疾病

由于氨和其他代谢产物的化学刺激,消化系统疾病出现较早而且普遍,患者常以恶心、呕吐、食欲缺乏等消化系统症状来就诊,经仔细询问检查始发现为慢性肾衰竭。常见的消化系统疾病有口腔炎、胃及十二指肠溃疡、消化道出血等。

(四)血液系统疾病

贫血与出血较常见。贫血的严重程度与肾功能损害的程度基本一致。出血表现多为皮下瘀斑、鼻衄、牙龈出血、黑便等,这是因为尿毒症时,血小板功能较差,加上酸中毒时毛细血管脆性增加。

(五)神经系统疾病

神经系统常受累,约占 65%。起病表现为周围神经传导速度减慢的症状,如双下肢不适感、麻木、烧灼感、蚁行感、胀感等。后期可发生尿毒症脑病,不安、思维不集中、记忆力下降、易激动或抑郁、常失眠,重者嗜睡或呈木僵状态,晚期可出现惊厥、癫痫、扑翼样震颤或痉挛。

(六)肾性骨病

主要有肾性佝偻病、肾性软骨病、骨质疏松、纤维素性骨炎,以及骨硬化症等。其原因主要有活性维生素 D_3 合成减少,继发性甲状旁腺功能亢进,酸碱平衡失调等因素。

六、中医证治枢要

(一)扶正祛邪法是治疗肾衰竭的根本法则

慢性肾衰竭的基本病理为脾肾衰败,水湿、湿热、瘀血内蕴是病机的关键;其演变过程是因实致虚,继而在虚的基础上产生实邪。治疗时应标本兼顾。因此,扶正祛邪法应是治疗肾衰竭的根本法则,具体应用时可根据情况,急则治其标,缓则治其本,或标本并重,扶正祛邪兼施。一般单纯扶正或祛邪则均不利于本病的治疗。

(二)扶正应根据实际情况有所侧重

慢性肾衰竭由久病迁延而来,往往正气衰败,其正虚以脾肾为主,后期涉及五脏俱虚。因此,扶助正气在本病治疗过程中必须贯彻始终。强调治疗时应维护肾气和其他内脏功能,以求增一分真阳,多一分真阴。至于正虚一般初期多为气阴两虚,继则气伤及阳,阴伤及血,导致阴阳两虚,营血亏虚,在具体治疗时须根据不同情况选用益气养阴、温补脾肾、补气养血等法。

(三)重视调理脾胃

疾病发展到慢性肾衰竭阶段,临床脾胃虚弱症状如食欲缺乏、恶心呕吐等出现得早而且普遍,况且脾胃为后天之本、气血生化之源,脾胃虚弱,更导致肾气不足。故此,调理脾胃为治疗本病重要的一环,所谓有胃气则生,无胃气则死,慢性肾衰竭也不例外。

(四)扶正与祛邪应把握轻重缓急

脏腑虚损导致水湿、湿热、瘀血的产生,而这些病理产物又耗损正气、伤害脏腑,只有阻断这一恶性循环,才可防止疾病的进一步发展及恶化。因而在治疗慢性肾衰竭时,必须在扶正的同时注意祛邪,邪祛正始能安,祛湿泄浊、清热利湿解毒、活血化瘀之法最为常用。当表现为邪毒内盛,出现呕恶、尿闭、嗜睡、昏迷惊厥、出血等危重证候时,又当急则治标,采用泄浊开窍、息风止血等法,待病情缓解后再扶正祛邪兼顾。在应用祛邪法时,要注意衰其大半而止,不可一味攻伐,导致正气更衰。

七、辨证施治

(一)脾肾气(阳)虚

(1)主症:面色㿠白,倦怠乏力,气短,纳少,腹胀,腰膝酸痛,畏寒肢冷,便溏溲少,夜尿频多。舌质淡,边有齿痕,苔薄白或腻,脉沉细。

(2)治法:益气健脾补肾。

(3)处方:香砂六君子汤合仙茅、淫羊藿化裁。生黄芪 30 g,党参 20 g,云苓 15 g,白术 15 g,木香 10 g,陈皮 10 g,仙茅 10 g,淫羊藿 10 g,半夏 10 g,补骨脂 15 g,菟丝子 15 g。

(4)阐述:此型常见于慢性肾衰竭早期,临床以正虚为主,邪实之象不明显。治疗用药注重扶持正气,然而补气不可壅中留邪,温肾亦不可过用温燥,免伤阴血,更不可早投寒凉以攻下,以损伤阳气,加重病情。

若阳虚水气不化出现周身浮肿,腰以下肿甚,按之没指,当参以肾气丸之意,加入桂枝、车前子、牛膝、大腹皮;水气势甚,凌心射肺出现喘咳、心悸、端坐、胸闷痛者,可加入葶苈子、苏子、白芥子以泻肺逐饮;食少纳呆,加山楂、焦三仙以消食化滞;易感冒者,可合用玉屏风散益气固表;合并外感时,宜先治外感,可用参苏饮加减治疗,然后再图根本。

(二)脾肾气阴两虚

(1)主症:面色少华,气短乏力,腰膝酸软,手足心热,口干唇燥,大便稀或干,尿少色黄,夜尿清长。舌淡有齿痕,脉象沉细。

(2)治法:益气养阴。

(3)处方:参芪地黄汤加减。党参 15 g,生芪 30 g,熟地 20 g,山药 15 g,枸杞子 15 g,山萸肉 15 g,云苓 15 g,泽泻 10 g,白芍 15 g,当归 15 g,白花蛇舌草 30 g,双花 20 g,佛手 10 g。

(4)阐述:此型在慢性肾衰竭中较常见,虽以气阴两虚为本,但多易招致风热外袭,故治疗用药时,除以益气养阴为主外,须合用清热解毒之品,防其热化,否则病邪更为缠绵。另外,熟地等滋腻壅滞之品用量不宜太大,方中可适当佐以行气宽中之品。

方中参芪合六味地黄汤益气养阴,有阳生阴长之妙;归、芍、枸杞子助阴血;白花蛇舌草、双花清热解毒利湿;加入佛手一味,既可杜绝大队滋阴之壅滞,又可助脾胃以运化,以升清降浊。

若是脾虚为主者,见面色少华,纳呆腹满,大便溏薄等,可配用香砂六君子丸以益气健脾;以肾气虚为主,症见腰酸膝软,小便清长者,配以金匮肾气丸;若系肾阴不足,五心烦热或盗汗,小便黄赤者,合用知柏地黄丸以滋阴清热;外感风热者,见咽喉肿痛或发热,加入双花、连翘、玄参等清热解毒之品;气阴不足,心慌气短者,合用参脉饮以益心气,养心阴。

(三)肝肾阴虚

(1)主症:手足心热,头晕耳鸣,目涩咽干,腰膝酸软,便干,尿少色黄。舌质红苔少,脉细数。

(2)治法:滋阴补肾。

(3)处方:一贯煎加减。北沙参 15 g,麦冬 15 g,生地 20 g,当归 15 g,白芍 15 g,枸杞子 15 g,女贞子 15 g,旱莲草 15 g,丹皮 10 g,丹参 10 g,柴胡 10 g,生牡蛎 20 g(先煎)。

(4)阐述:此型患者常伴有高血压,治疗时必须及时控制高血压的发展,减轻高血压对肾脏的损伤。

方中用沙参、麦冬、生地、枸杞子、女贞子、旱莲草滋补肝肾之阴液;当归、白芍养血以柔肝;柴胡、丹皮以疏肝气,清肝火;牡蛎潜阳。诸药合用,补中有泻,泻中寓补,相辅相成,补虚而不碍邪。临床若以头晕胀痛、心烦易怒等肝阳上亢为主症者,则以天麻钩藤饮加减。若以肝血不足为主者,则须用四物汤合逍遥散加减。

(四)阴阳两虚

(1)主症:神疲乏力,畏寒肢冷,腰膝酸软,手足心热,小便黄赤。舌质淡,体胖大有齿痕,脉象沉细。

(2)治法:阴阳并补。

(3)处方:金匮肾气丸加减。熟地 20 g,山药 15 g,山茱萸 10 g,云苓 10 g,泽泻 10 g,丹皮 10 g,附子 10 g,桂枝 10 g,菟丝子 15 g,淫羊藿 15 g。

(4)阐述:此型患者,阴阳俱伤,病情较重,变化多端,治疗用药必须慎重,防止过用峻猛及苦寒败胃之剂,且已有浊邪内生,变证蜂起,辛散燥烈之品竭阴伤阳,犯之则阴阳离决,生命危殆,故当慎之。

方中六味地黄汤补肾之阴,桂、附、淫羊藿、菟丝子温补肾阳。诸药合力,虽温而不燥,补而不腻,阳生阴长,平衡相济。

(五)脾胃虚弱,湿浊阻滞

(1)主症:面色淡黄,体倦无力,形体消瘦,腹胀纳差,泛恶呕吐,便秘或溏。舌质淡,苔薄腻,或厚腻,脉沉细无力。

(2)治法:健脾养血,化浊和胃。

(3)处方:归芍六君子汤合厚朴温中汤加减。当归 15 g,白芍 15 g,党参 20 g,白术 15 g,云苓 15 g,陈皮 15 g,砂仁 6 g,厚朴 15 g,草果仁 10 g,川军 6 g,冬瓜皮 20 g,槟榔 15 g。

(4)阐述:此证常见于慢性肾衰竭的氮质血症期。此时本虚标实,虚实夹杂,治疗必须虚实兼顾,应恰当地处理好正虚与邪实的关系。

方中以四君子汤益气健脾,滋气血生化之源;归、芍养营血;陈皮、砂仁、厚朴、草果仁化浊和胃理气;川军、槟榔泻浊通腑;冬瓜利水,使湿浊之邪从小便而去。大黄通导之力较强,此时正气虽不足,但方中有四君子汤扶助正气,故适量用之无妨。全方补泻兼施,补不碍邪,攻不伤正,共奏健脾养血,化浊和胃之功。若气血不足明显,表现为头晕体倦、心慌气短等症,应去川军、槟榔、草果仁、冬瓜皮,加熟地、枸杞子、菟丝子补益精血。

(六)秽浊中阻,化热上逆

(1)主症:头昏,胃脘胀痛,纳呆腹胀,口干,恶心呕吐,心烦失眠,便秘,口臭,口有氨味,小便清白。舌胖色淡,质灰少津,苔厚腻,脉弦数或弦滑。

(2)治法:通腑化浊,祛湿清热。

(3)处方:燥湿化浊汤加减。草果仁 12 g,醋制大黄 10 g,半夏 10 g,藿香 15 g,槟榔 12 g,茵陈 20 g,黄芩 10 g,陈皮 10 g,苏梗 10 g。

(4)阐述:本方以草果仁、半夏、藿香燥湿化浊;大黄、槟榔通腑降浊;黄芩、茵陈苦寒泄热。若湿重于热,症见周身困重乏力,面色淡黄,纳呆腹满,恶心欲吐,可用三仁汤加减,宣畅气机,利湿清热。尿毒症出现精神症状,呈半昏迷或昏迷状态,牙龈溃破,舌淡等,可加入清热解毒之剂。若湿热痰浊,蒙蔽心包,症见神昏谵语,语无伦次,烦躁不安,或喉中痰鸣,大便不爽,小便短少黄赤,舌红,苔黄厚腻,少津,脉弦滑者,可用菖蒲郁金汤加僵蚕,清热解毒,豁痰开窍。

(七)邪热入血,血瘀络阻

(1)主症:面色晦暗,精神萎靡,皮肤瘙痒,恶心呕吐,头痛心烦,口干,口唇紫黯,尿少或清长,便秘,甚至烦躁不宁。舌质紫,有瘀斑,脉弦滑。

(2)治法:清热解毒,活血化瘀。

(3)处方:解毒活血汤加减。葛根 30 g,桃仁 15 g,红花 15 g,连翘 20 g,赤芍 15 g,丹参 15 g,生地 15 g,丹皮 15 g,大黄 10 g,川连 10 g,枳壳 15 g,佛手 10 g。

(4)阐述:本型常见于慢性肾衰竭的后期,邪浊壅盛,正气匮乏,若不急挫其势,危证立至,治疗用药更须小心,最好采用中西医结合治疗。方中用桃红、红花、当归、枳壳、赤芍、生地,取桃红四物汤之义,活血养血;易川芎为枳壳,取行气除胀消痞之功。益母草善活血祛瘀,既助桃红四物之力,又具利尿消肿之功。柴胡、葛根,清透邪热,升发阳气,鼓舞脾肾之气上升。连翘清透疏泄,使邪毒出;半枝莲、白花蛇舌草,清热解毒,利水消肿。综观全方,既可活血祛瘀,又有较强的清热宣透、利湿化浊之功,使湿浊瘀尽散。

若湿热瘀毒壅结,可加大黄;若出现恶心,纳差,苔厚腻,可加草果仁;若面色晦暗或黧黑,皮肤瘙痒,或舌有瘀斑,可加丹参。

八、西医治疗

(一)一般治疗

在肾功能不全或代偿期,应积极治疗原发病,防止发展成为尿毒症。在氮质血症期除应积极治疗原发病外,要减轻工作量,避免受凉、受湿和过劳,防止感冒,不使用损害肾脏的药物,并给予良好的医疗监护。已出现尿毒症症状的患者,应休息和治疗。

(二)饮食疗法

食物要易于消化,富含维生素,保证供给足够的热量,采用优质低蛋白饮食,每天蛋白质的摄入量应少于 35 g,以禽蛋及乳类为主,辅以肉类、鱼类。主食最好采用小麦淀粉,以减少非必需氨基酸的摄入。

(三)必需氨基酸疗法

慢性肾衰竭时,血浆必需氨基酸减少,非必需氨基酸增多,血非蛋白浓度因而上升。可利用非蛋白氮合成蛋白质,降低血尿素氮,纠正负氮平衡。

(四)纠正酸中毒

轻度酸中毒二氧化碳结合力(CO_2CP)在 $20\sim15.7$ mmol/L 者可通过纠正水、电解质平衡失调来得到改善,亦可加用碳酸氢钠,每日 $4\sim8$ g,分 $2\sim4$ 次口服。当 $CO_2CP<13.5$ mmol/L 时应静脉补碱,可按以下公式:$5\%NaHCO_3$(mL)=(正常 CO_2CP-测得之 CO_2CP)$\times0.5\times$体重(kg),首次给予 1/2 量,然后根据 CO_2CP 测定进行调整。应注意纠酸不宜过快,以免引起低钙抽搐。

(五)纠正水、电解质平衡失调

1.脱水和低钠血症

有明显失水者,应静脉滴注 5% 葡萄糖盐水或 10% 葡萄糖注射液,一般一次 $1\,000\sim2\,000$ mL,有严重高血压、显著水肿、心功能不全或少尿者,应适当限制水分。低钠血症时可给予生理盐水或乳酸钠。

2.低钾和高钾血症

低钾者口服氯化钾或枸橼酸钾,必要时可静脉滴注氯化钾。高钾者,11.2% 乳酸钠溶液 $60\sim100$ mL,静脉推注;或 5% 碳酸氢钠溶液 $40\sim100$ mL 静脉推注,或 25% 葡萄糖注射液 250 mL 加普通胰岛素 20 单位静脉滴注,必要时进行透析治疗。

3.低钙和高磷血症

低钙者口服葡萄糖酸钙或乳酸钙,发生低钙抽搐时应静脉注射 10% 葡萄糖酸钙溶液或 5% 氯化钙溶液 $10\sim20$ mL。高磷血症者口服碳酸钙 $0.5\sim1.0$ g,每日 2 次,口服氢氧化铝凝胶 10 mL,每天 3 次。

(六)对症治疗

1.消化系统症状

恶心呕吐者,可用溴米那普鲁卡因、甲氧氯普胺、氯丙嗪。呃逆可用阿托品,腹泻较重者,可用小檗碱等。

2.神经系统症状

烦躁、失眠、惊厥等可用镇静剂如地西泮、氯氮、水合氯醛、氯丙嗪;昏迷、谵妄等可选用至宝丹、苏合香丸、安宫牛黄丸等。

3.循环系统症状

高血压者联合应用2～3种降压药,如甲基多巴、肼屈嗪、硝苯地平等。对于肾素型高血压可用巯甲丙脯酸。胍乙啶、美卡拉明、帕吉林等因能降低肾血流量,不宜使用。须注意不宜将血压降至正常水平或以下,以免肾血流量剧降而加重肾功能不全。若合并心力衰竭,可用洋地黄或毒毛花苷 K 纠正,但用量宜小,为常用量的一半剂量或以上。

4.血液系统症状

优质蛋白饮食、必需氨基酸、铁剂、叶酸等,对长期摄入量不足所致之贫血治疗有效。近年来应用重组人红细胞生成素(EPO)治疗肾性贫血取得进展。当血红蛋白<50 g/L 时需输入新鲜血液,每次 200 mL。若有出血,应用止血剂,如卡巴克洛、酚磺乙胺、氨甲苯酸等有一定效果。消化道出血时可用去甲肾上腺素 8 mg加入 100 mL 的 0.9％的 NaCl 注射液中分次口服止血,或口服三七粉 3 g、云南白药 0.5 g。

5.肾性骨病

用氢氧化铝凝胶降磷,每次 15 mL,每日 3 次口服。以乳酸钙补钙,每次 2 g,每日 3 次口服。补充维生素 D_2 或维生素 D_3:40 万～60 万单位肌内注射,1～2 周 1 次。注射 1～2 次后,可以维生素 D 剂口服维持。

(七)透析疗法

尿毒症患者经保守治疗无效,血肌酐≥770 μmol/L 或内生肌酐清除率<10％,或血钾>6.5 mmol/L(6.5 mEq/L),即应进行透析治疗。

九、中西医优化选择

对慢性肾衰竭的治疗,国外由于透析与肾移植的开展,延长了存活期,但尚不能从根本上解决问题。国内目前仍以保守疗法为主要手段。目前中西医对此病均无特殊效果。综合起来看,中西医有机配合,疗效优于单纯的西药或中药。在慢性肾衰竭的早、中期,中医通过扶正祛邪,补益脾肾,调补气血阴阳,减少或祛除水湿、湿热、瘀血,改善慢性肾衰竭的临床症状,提高了机体的免疫力,保护残存的肾单位,使受损的肾功能在某种程度上得到恢复,优于西医疗法。

中医治疗本病的长处主要表现如下。

(1)运用通腑降浊、清热利湿、补脾益肾等措施,使慢性肾衰竭患者体内尿素氮、肌酐等有毒物质得以排出体外,邪去正安,保护了残存的肾功能。

(2)合理运用活血化瘀药,可以改善肾脏的淤血状态,增加肾脏的血液供应,有利于受损肾的恢复,而且还可抑制血小板凝集,起到利尿、降尿素氮的作用。

(3)对贫血的治疗不是采用一味蛮补之法,而是通过调理脾胃、化湿行气、解毒降浊、补益脾肾等法综合调理。

(4)通过扶正祛邪,调整阴阳,纠正失衡,提高了机体免疫力,改善了全身状况,减少了感染机会和并发症。

但中医疗法的缺点在于治疗手段单一,如患者恶心呕吐,汤水难下时,则中医疗法很难开展。且在慢性肾衰竭的末期,出现重度酸中毒、高钾血症、心力衰竭时,中药尚难针对性地予以及时纠正,此时采用西医的对症治疗措施,则发挥了中西医结合的优势。

治疗慢性肾衰竭的最佳途径是:在肾功能不全代偿期和氮质血症期,以中医辨证施治为主,结合西医之特长,弥补中医之不足,一般在中医治疗无效或病势危重时,应考虑合并使用西药,常用于下列情况:①继发感染时需配合抗生素治疗,及时控制感染,以防生变。②出现尿闭者,应及时运用利尿药或其他措施,使尿素氮得以排泄,否则危及生命。③出现心力衰竭时,限制水、钠摄入,应用利尿药,减轻心脏负担,注射洋地黄制剂以纠正心力衰竭,必要时进行透析治疗。④严重的水、电解质紊乱,酸中毒时,应用西药予以纠正。⑤贫血或出血严重者,可输入少量新鲜血液。为防止肾性骨病的发生,应及时补充钙剂。

第六章 环境与职业因素引起的肾损伤

第一节 概 述

一、定义及病因

人类生活环境中天然存在的化学物质(如动植物毒素、有害元素等)或人类生产活动造成的环境污染物引起的肾脏功能及结构损害为环境性肾损伤;因工作或生产过程直接接触生产性化学品(包括原料、试剂、产品、副产品、中间物质、半成品、生产废料等)所引起的肾脏功能及结构损害,被称为职业性肾损伤;而医疗过程中由于药物的不良反应,也可引起化学性肾损伤,是为药物性肾损害,三者皆属中毒性肾病。

肾脏是体内代谢废物、药物和外来化学物质的主要排泄器官,其本身某些生理及解剖特点(如血流量丰富、浓缩及重吸收功能、排泌功能、丰富的血管内皮网等)使其更易受到化学性损伤,成为中毒性损伤重要的解剖生理基础。

误食、药用、意外叮咬、长期食用受污染的食物或饮水等,是引起环境性肾损伤最常见的原因;生产环境不良、防护措施不力、突发性生产事故、违章操作则是引起职业中毒性肾病的主要原因。

具有肾脏毒性的生产性化学物质有二三百种,有的具有直接肾脏毒性,有的则通过溶血、横纹肌溶解、免疫反应、肾小管内形成结晶等间接途径,造成肾脏损伤。其主要种类为生物性毒素、重金属、有机溶剂、农药、合成染料、酚类、醇类、醚类、酮类、醛类、有机酸类、硫醇、酰胺、腈化物、杂环等。

临床工作中,最多见的肾毒性化合物乃是药物,环境性或职业性毒物引起的肾脏损害近年也渐增多,需要进行认真鉴别。

二、中毒性肾病的主要发病机制

化学物质引起肾脏损害的机制可大致归纳为如下几个方面。

(一)中毒

中毒为直接损伤作用,故与暴露强度(剂量×时间)有密切关系。低强度暴露可能只引起受累细胞功能障碍,高强度暴露则可能造成受累细胞发生结构损害甚至坏死。具体原因可能与下列生化过程有关:①化学物质与生物膜结构结合,或与必需金属竞争配体,造成膜功能及结构损伤;②引起细胞必需元素平衡失调、与酶蛋白结合或与酶竞争受体,导致酶活性抑制;③造成细胞内钙超载,激活 Ca^{2+} 介导的某些生化过程,导致脂质过氧化损伤;④激活自由基生成或转化过程,诱发脂质过氧化反应,此过程可能是中毒性损伤最重要的致病环节,并可能是各种疾病的共同损伤途径。近年的研究还发现,线粒体也是化学物质的主要靶部位,可引起其通透性改变、氧利用障碍、过量氧自由基生成等,从而导致细胞损伤,甚至凋亡、坏死。

(二)血液循环障碍

化学物质造成肾血液循环障碍的具体环节:①血中出现大量外源性化学物质或溶血,肾小管内出现细胞溃解物,肾间质炎症,过敏性血管炎等,均可反射性引起肾血管痉挛,而使肾血流骤减。②管型、结晶物、细胞溃解物等堵塞肾小管,引起间质水肿、血管受压、血液循环障碍。③中毒造成肾小管重吸收功能障碍,通过管球反馈机制引起肾动脉收缩,使肾组织缺血缺氧,导致肾脏脂质过氧化损伤。

几乎所有致病因素皆能通过直接或间接途径造成肾脏血液循环障碍,故缺血机制在化学性肾脏损伤中也具有重要地位。研究表明,约有60%的急性肾小管坏死系因肾脏血液循环未得及时纠正所致。

(三)机械性压迫

某些化学物质本身或其代谢物可在肾小管内形成结晶;有些化学物质可直接引起血管内溶血,生成血红蛋白管型;还有些化学毒物可引起横纹肌溶解,生成肌红蛋白管型,堵塞肾小管。肾小管的酸性环境会使色素蛋白质有正电,而与管腔中带负电的 Tamm-Horsfall 蛋白聚合沉淀,加重肾小管堵塞;有的堵塞物本身的理化特性,尚可直接引起肾小管坏死。

(四)免疫反应

不少化学物质可通过此机制引起急性肾小球肾炎、急性间质性肾炎等,造成肾脏损害;此虽不属中毒,但因是化学性损伤的重要机制,仍在此列出。

(五)致癌作用

有些化学物质可通过点突变、染色体易位、DNA 重排、DNA 缺失、DNA 甲基化能力缺失等机制引起原癌基因激活及过量表达,或抑癌基因丢失或失去功能而诱发癌症,也是肾癌的重要发病诱因。

三、职业中毒性肾病的临床分类

中毒性肾病可分为急性和慢性两大类,根据上述致病机制,职业病专业结合肾脏损害的发生部位、发病过程及病理特点,又将急性和慢性中毒性肾病各归纳为三种不同损伤类型。此种分类与传统方法略有不同,目的在于方便基层工作,但中毒性肾损伤的基本类型均已包括在内。

(一)急性中毒性肾病

主要指达到毒性剂量的化学物质进入机体后,引起以急性肾衰竭(急性肾衰竭)为最严重临床结局的肾脏急性功能障碍和结构损伤。根据发病机制及临床特点,又分为如下三型。

1.急性肾小管坏死(acute tubular necrosis,ATN)

ATN 为化学物质的直接毒性引起,量-效关系十分明显。

2.急性过敏性肾炎(acute allergic nephritis,AAN)

AAN 为化学物质的致敏作用引起,缺乏量-效关系;主要表现为急性间质性肾炎(acute interstitial nephritis,AIN)和急性肾小球肾炎(acute glomerular nephritis,AGN)。此外,还有化学物引起变应性血管炎综合征(allergic angitis syndrome,AAS)、血栓性血小板减少-溶血性尿毒症综合征(thrombotic thrombocytopenic purpura-hemolytic uremic syndrome,TTP-HUS)的临床报告,虽十分罕见,但为工作方便,亦列入此类别中。

3.急性肾小管堵塞(acute tubular obstruction,ATO)

ATO 乃化学物质本身,其代谢物或其毒性作用产物形成的结晶、沉积物堵塞肾小管所引起,亦有明显量-效关系。

(二)慢性中毒性肾病

主要指长期摄入较低剂量化学毒物所引起的肾脏功能障碍和结构损伤。根据发病机制及临床特点,也可分为如下 3 种临床类型。

(1)肾小管功能障碍(renal tubular dysfunction,RTD)。

（2）无症状性蛋白尿（asymptomatic proteinuria，ASP）。

（3）慢性间质性肾炎（chronic interstitial nephritis，CIN）。

四、中毒性肾病的临床特点

（一）急性中毒性肾病

1.急性肾小管坏死

中毒性 ATN 多具明显的剂量-效应关系及较强的定位性，以肾近曲小管为主要靶部位；仅少量化学物质定位于肾远曲小管，如甲苯、锂、两性霉素 B 等。轻度患者仅在电镜下见有肾脏形态学改变，较重病例光镜下亦可见肾小管上皮变性、坏死，肾间质常有不同程度的炎性细胞浸润及水肿；肾小球多无累及；肉眼下受累肾脏肿大，肾皮质苍白、肿胀，肾髓质则明显充血，色泽暗红。

轻度 ATN 可无明显临床症状，仅见尿中出现多量肾小管上皮细胞、红细胞（RBC）及其管型，尿渗透压和比重降低，肾小球滤过率（GFR）下降；严重者 GFR 可下降 80％以上，并可致急性肾衰竭。中毒性 ATN 坏死的肾小管上皮细胞基膜多可保持完整，中毒后一周左右，坏死的肾小管上皮即见再生，两周左右可大致复原。但若中毒后肾缺血未得到及时纠正，损伤仍可较弥散并累及肾小管各段，修复亦明显受到影响。

2.急性过敏性肾炎

其剂量-效应关系不明显，主要与个体敏感性有关。不同临床类型的特点如下。

（1）急性间质性肾炎：早年 AIN 病因多为感染，尤其是某些特殊感染；近年，药物引起的 AIN 日渐增多，2/3 为抗炎药物，如抗生素、NSAIDs 等，最近中草药、生物制剂（白介素、干扰素等）引起 AIN 的报告也逐渐增多。实际上，任何可引起变态反应的物质，皆有诱发 AIN 之可能，包括环境或职业性化学物质，如蜂毒、金、汞、铋等。其主要病理改变为肾间质水肿，肾小管周围炎性细胞浸润（淋巴细胞、单核细胞及少量嗜酸性、中性粒细胞）；肾小管常发生变性、坏死；肾小球多无受累，可有轻度系膜增生；免疫荧光可见肾小管基膜有免疫球蛋白及补体沉积。

化学性 AIN 多有 1～2 周潜伏期，临床表现与感染性 AIN 无大差异；化验可见尿中有多量 RBC、白细胞（WBC）（尤其是嗜酸性粒细胞），但细菌检查阴性。

（2）急性肾小球肾炎：循环中的免疫复合物沉积于肾小球基膜，或抗原物质植入肾小球基膜导致原位免疫复合物形成，是人类 AGN 两种最常见的机制。

细菌、寄生虫、异种蛋白，甚至体内成分等均可能成为导致肾炎的抗原；化学物质通过与体内蛋白质结合亦可使之具有抗原性；最常见病因是药物，环境性或职业性病因主要是生物毒素、重金属、有机溶剂等。

原位免疫复合物形成是化学性 AGN 的主要机制。致病途径之一是化学性损伤造成与肾小球结构具有交叉抗原性的组织成分暴露，从而使肾小球结构亦成为该种抗体的攻击目标，主要见于吸入某些有机溶剂引起肺出血时；另一致病途径是抗原性物质"植入"肾小球上皮下形成原位免疫复合物，导致肾小球损伤，如血中二价汞离子与血浆蛋白结合，降低其荷电性，使其容易穿透肾小球内皮的"电荷屏障"并在内皮下及基膜沉积。电镜下之表现颇似 IgA 肾病，光镜下之病理变化与感染等病因引起的 AGN 无大区别。

主要临床表现为血尿、蛋白尿，严重者可很快进展为急性肾衰竭，亦可发生肾病综合征，与一般原因引起的 AGN 相同；但吸入汽油等有机溶剂导致的肺出血-肾炎综合征则是较为特殊的化学性 AGN，其临床表现亦有其特点。

此外，尚有化合物引起如下两种综合征的临床报告，亦为免疫机制所致。

一是"过敏性血管炎综合征"：主要表现为血尿，伴轻度蛋白尿，镜下可见红细胞变形，进展较快，可很快引起急性肾衰竭；由于常伴全身性过敏表现，有的尚可在血中查见抗中性粒细胞胞质抗体（antineutrophil cytoplasmic antibody，ANCA），提示为免疫反应引起。本病少见，感染（病毒、细菌等）为主要病因，某些药物如青霉素、磺胺、别嘌呤醇等也可引起；环境或职业性化学物质引起的 AAS 更为罕见，仅见碘、溴、砷等为病因的个别报告。光镜下典型的病理变化为坏死性肾小球肾炎，同时伴有急性间质性肾炎；体内其他部位可同时受累，以肺最为常见；迁延较久的病例，尚可见病变血管内膜增生及纤维化、栓塞等变化，间质可有肉芽肿形成；较大血管多不受累。

另一种是"血栓性微血管病"：该病亦较罕见，主要病因为感染及药物。生物性毒素（如蛇毒、蜂毒）及工业性化学品（如一氧化碳、砷、碘等）引起 TTP-HUS 也有报告。该病的发生是在致病因素损伤肾小球毛细血管内皮后，引起血小板、纤维蛋白聚集并形成纤维蛋白网所致，流经受损部位的红细胞受到蛋白网机械阻撞后破裂，导致微血管性溶血、贫血、血小板计数减少、肾内微血管栓塞及肾血液循环障碍。患者肾组织免疫荧光检查可见大量免疫球蛋白、补体沉积，提示与免疫机制有关。其肾脏病理学改变与其他病因所致 TTP-HUS 并无明显区别，呈典型的血栓性微血管病表现，严重者小动脉也可受累，引起肾皮质坏死；病程晚期，可有肾小球玻璃样变及硬化、肾小管萎缩、肾间质纤维化；中枢神经系统及肺、心、胃肠道等也可发生微血管栓塞及坏死。临床特点为接触致病化合物1～2周后出现微血管性溶血性贫血、血小板减少症和急性肾功能不全三联综合征；血涂片可见形态多样的破碎 RBC；血浆乳酸脱氢酶（LDH）及其同工酶、丙酮酸脱氢酶活性升高，严重者可很快发生急性肾衰竭。

3.急性肾小管堵塞

化学性 ATO 主要因化学物本身或其代谢产物在肾小管生成结晶；或血管内溶血、横纹肌溶解，导致结晶物、血红蛋白或肌红蛋白管型堵塞肾小管。病理检查可见肾小管管腔充满堵塞物，肾小管细胞变薄或肿胀、变性、坏死；肾间质水肿，局部有炎性细胞浸润。

临床主要特点为茶色（酱油色）尿或结晶尿，伴肾区不适或绞痛，突发性少尿或无尿；不同病因引起的 ATO 可有其特殊表现。

（二）慢性中毒性肾病

1.肾小管功能障碍

主要因长期接触较低剂量具有直接肾脏毒性的化学物质引起，多无明显的结构改变，仅在电镜下见到某些超微结构变化，如肾小管微绒毛脱落、线粒体肿胀变性、游离核蛋白小体增生解聚、内质网扩张、溶酶体增生等。

临床表现取决于损伤部位，近曲小管损伤主要为低分子蛋白尿等范科尼综合征样表现；远曲小管损伤则以尿浓缩不良、尿液偏碱（pH 值＞5.5）、尿钾增多等为特征；及时停止病因接触可获得完全康复，预后较好。

2.无症状性蛋白尿

最常见于长期接触重金属如汞、金、镉等。主要因肾小球滤膜对血浆蛋白的"电荷屏障"减弱所致，而非真正的肾小球结构损伤。多表现为轻度蛋白尿（＜2 g/24 h），其他临床症状并不明显。病理学检查常无明显异常，电镜下可见轻度上皮细胞足突融合、系膜区和内皮下有电子致密物——与重金属离子结合形成的阳离子蛋白沉积。

若发病后仍继续接触病原化合物，前述蛋白沉积物则有可能引起类似原位性免疫复合物性肾炎，而使蛋白尿加重，并可出现血尿，少数患者甚至表现为肾病综合征；汽油等有机溶剂可在敏感个体诱生抗肾小球基底膜抗体，引起肾小球损伤。

3.慢性间质性肾炎

慢性间质性肾炎也称慢性肾小管-间质性肾病，主要病因为慢性肾间质感染，近年发现药物（解热镇痛药为最主要品种）、重金属（铅、汞、镉、锂、铀等）等引起的 CIN 也不少。发病由肾间质及肾小管损伤引起,肾小球初时并不受累,起病十分隐匿,常无突出临床症状,仅尿液检查示有肾小管功能障碍,如尿渗透压或尿比重降低、尿钠增多、低分子蛋白尿、肾小管性酸中毒等;光镜下见有肾脏间质淋巴细胞及单核细胞浸润,并伴不同程度纤维化,肾小管扩张、萎缩、变形,病变多呈灶状分布。

晚期可见肾小管为纤维组织代替,肾小球最终亦发生纤维化,肾内小动脉内膜增厚,管腔狭窄;双肾外观缩小变形,表面凹凸不平。此时,肾脏功能严重减退,除前述表现加重外,GFR 亦明显下降,BUN 和血浆肌酐升高,多尿,并出现贫血、高血压、低血钙、低血磷、软骨病,最终导致 CRF。

(三)化学性肾肿瘤

较为明确的化学性病因为亚硝基化合物,多为长期接触所致。临床表现与其他病因引起的肾癌无大差异,以血尿、腰痛、肾区肿块为三大典型症状,也有部分患者无任何症状而出现广泛癌转移。病理表现多为透明细胞型腺癌,多原发于肾近曲小管,单肾多见,上下极为好发部位。

五、中毒性肾病的诊断

(一)急性中毒性肾病

一般而论,中毒性肾损伤临床表现的病因特异性并不强,但常伴有全身毒性反应表现,可供鉴别诊断参考;不同类型的中毒性肾病的临床特点对诊断亦有一定提示作用,如急性中毒性肾病的预后一般较好,及时停止接触该种病因,多可获得痊愈,早期应用糖皮质激素可能有助于促进病情恢复。

但中毒性肾病也和其他病因引起的肾脏疾病一样,临床症状常不明显,需对尿液进行特殊检查方能发现,尤其是远端肾小管功能障碍,更不易早期发现。ASP 也是环境或职业性慢性肾损伤常见临床类型之一,尿中虽出现较大量清蛋白,却无明显肾小球损伤,多见于长时间接触较大剂量汞、镉等重金属时,早期虽有不同程度的肾小管功能障碍,但易为清蛋白尿所掩盖;此外,ASP 还可由肾小球病变引起(如汞等重金属或汽油等有机溶剂所致 IgA 肾病样病变),程度一般较轻,仅少数患者可呈肾病综合征表现——此种由化学物质引起之无症状性蛋白尿,预后相对较好,及时脱离致病性化学物质接触,适当治疗后,多能获得较好康复。

2002 年 5 月 1 日,我国开始全面贯彻《职业病防治法》,正式将职业病诊断工作纳入法定程序,规定经卫生行政部门认证的医疗卫生单位作出的职业病诊断方具备法律效力,被确诊为职业病的患者将能依法获得赔偿及社会保障。与此同时,《职业性急性中毒性肾病国家诊断标准(GBZ79-2002)》亦随之颁布实施,标准规定职业性急性中毒性肾病是在职业活动中,因短期内接触较大剂量的化学物质而引起的以肾脏损害为主要表现的急性中毒。须根据短期内接触大量化学物质的职业史、典型的急性肾脏损伤临床表现、有关实验室检查结果及现场劳动卫生学调查,并排除其他病因所致类似疾病后,方可作出诊断。标准将急性中毒性肾病的病情分为三级。

1.轻度中毒性肾病

凡具备下列任何两项表现者。

(1)尿蛋白持续阳性。

(2)酱油色尿,化验显示潜血试验阳性。

(3)血尿,化验显示尿中有多量红细胞。

(4)尿中查见大量管型,或白细胞,或多量肾小管上皮细胞。

(5)GFR 持续<80 mL/min。

2.中度中毒性肾病

凡具备下列任何两项表现者。

(1)尿量持续<400 mL/24 h。

(2)尿比重持续<1.012,或尿渗透压(Uosm)持续<350 mOsm/(kg·H_2O)。

(3)尿钠(U_{Na})持续>40 mmol/L,或滤出钠排泄率(FE_{Na})持续>2%。

(4)GFR 持续<50 mL/min。

(5)血尿素氮(BUN)持续>7.0 mmol/L(>20 mg/dL),或每日增高幅度>3.5 mmol/L(>10 mg/dL)。

(6)血肌酐(Pcr)>177 μmol/L(>2 mg/dL),或每日增高幅度>89 μmol/L(>1 mg/dL)。

3.重度中毒性肾病

凡具备下列任何两项表现者。

(1)尿量持续<200 mL/24 h。

(2)GFR 持续<30 mL/min。

(3)BUN 持续>21 mmol/L(>60 mg/dL),或每日增高幅度>7.0 mmol/L(>20 mg/dL)。

(4)Pcr 持续>430 μmol/L(>5 mg/dL),或每日增高幅度>177 μmol/L(>2 mg/dL)。

(5)血钾持续＞6.0 mmol/L。

(6)出现尿毒症症状,如恶心、呕吐、头痛、嗜睡、精神恍惚、抽搐、昏迷等,或出现充血性心力衰竭、急性肺水肿、代谢性酸中毒、低钠血症、败血症等并发症。

标准将短时间内接触大量肾毒性物质者皆列入观察对象,规定至少进行48小时医学监护,使监测起点大为降低,利于早期发现患者。标准主要适用于因职业接触导致化学物质在较短时间大量地侵入机体引起的中毒或肾小管机械堵塞(如色素蛋白管型、结晶物等)、免疫(如急性间质性肾炎、肺出血-肾炎综合征等)等机制介导的急性肾脏损害,也可作为环境性或其他化学物质引起的急性中毒性肾病诊断的参考。

(二)慢性中毒性肾病

选择特异、敏感的指标对长期接触肾脏毒物者进行定期监测,是及时发现慢性中毒性肾病的主要手段。如近端肾小管功能障碍最敏感实用的指标是低分子蛋白尿的监测;远端肾小管功能可用尿浓缩试验、尿液 pH 值结合血浆 pH 值测定、氯化铵负荷试验等进行监测;24 小时尿蛋白定量则有助于早期发现轻度清蛋白尿。慢性间质性肾炎早期多无明显症状,肾浓缩功能障碍常为其特殊表现,此后可出现肾小管功能障碍,晚期则有 CRF 等表现。

(三)化学性肾肿瘤

临床症状隐匿,对长期接触病因化合物的人群做肾脏 B 超或肾脏 X 线平片检查,为最实用、可靠的筛检手段;一旦有可疑发现,再进行 CT 或 MRI 检查,常有助于早期发现患者。但对病因诊断目前仍缺乏特异手段。

六、中毒性肾病的处理原则

中毒性肾病的处理除考虑肾脏本身外,尚需考虑毒性物质,与一般肾脏疾病的治疗有所不同,先将治疗原则简要介绍于下。

(一)急性中毒性肾病的处理

1.早期发现、及时治疗

早期发现、及时治疗是有效改善急性中毒性肾病预后的关键,警觉性则是早期发现急性中毒性肾病的关键。为此,所有具有肾脏毒物过量接触史者,必须严密监测尿液(尿量、尿 pH 值、尿比重或渗透压、尿钠、尿沉渣镜检等)至少 48 小时;异常者需进行进一步检查尿滤出钠排泄率(FE_{Na})、Ccr、Pcr、BUN、血钾、血尿酸等。

2.治疗重点

治疗重点主要有 3 个:尽快清除体内致病化合物、积极防治急性肾衰竭、对症支持。具体如下。

(1)立即脱离可疑化合物接触或停用可疑药物,脱除污染衣物、清洗胃肠道、洗净皮肤,静卧保暖,严密监测尿检验指标及全身表现;避免使用肾脏毒性较强的药物。

(2)按中毒治疗常规处理,如金属中毒可使用络合剂进行驱排治疗等,但出现肾功能障碍后,则不宜再用,除非有血液透析措施支持,使络合的金属得以及时排出。

(3)早期防治水、电解质和酸碱失衡,防治血容量不足及休克。

(4)利尿:可加速毒物排出,有助于防治 AFR;一般不用甘露醇或山梨醇,多用呋塞米或依他尼酸钠静脉缓注(与多巴胺联用效果更好)。

(5)改善肾脏微循环状况:如多巴胺、山莨菪碱、川芎嗪、酚妥拉明等静脉滴注。

(6)出现色素蛋白尿应尽早使用碱性药物,以防止和减轻色素蛋白沉积。

(7)早期使用细胞干预措施:如早期、足量、短程使用糖皮质激素,中毒 24 小时后再用,效果将大为降低,过晚使用则可能弊大于利。国外用药剂量较大,国内多将剂量控制在中等水平——如地塞米松首日用量为 200 mg,分次静脉注射,每日递减 30 mg,5 日后停药。又如自由基清除剂、钙通道阻滞剂,对中毒性肾病发病机制的重要环节具有阻断作用,要点亦是早期使用,因一旦损伤形成,此种细胞干预手段的实际价值已经不大。

ATP 也是细胞干预手段之一,静脉输注 ATP 可使缺血、梗阻、中毒等原因损伤的肾小管功能和结构得到明显改善;较重病例,还可使用血管紧张素转换酶抑制剂(angiotensin converting enzyme inhibitors,ACEI)。

(8)血液净化疗法:应贯彻"预防性透析"概念,以尽早清除毒物,且有助于防治急性肾衰竭;血浆置换或血液灌流尤适用于中毒性疾病。

(9)加强对症支持,防治并发症,改善症状,促进康复:如 AGN,应认真控制血压,保证肾脏血流量,维持肾脏功能,预防心脑并发症;对于 AAN,除前述治疗原则外,早期应用较大剂量糖皮质激素并维持一定疗程,对缓解症状十分有用。

(10)出现急性肾衰竭时,可按急性肾衰竭治疗原则处理,以争取时日,等待肾脏修复。

(二)慢性中毒性肾病的治疗

1.早期阶段

如肾小管功能障碍、无症状性蛋白尿等,及时中止毒物接触后,多能逐渐获得康复。多数化学物质并无特异性解毒药物,可使用非特异性解毒剂,如葡萄糖、维生素、能量合剂、葡萄糖醛酸、还原型谷胱甘肽、硒等微量元素等;凡具潜在肾脏毒性以及可用可不用的药物,皆应避免使用,以减轻肾脏负担,加速损伤恢复。

2.慢性间质性肾炎阶段

治疗重点在于保护残存的肾单位,延缓病情进展。如应禁止患者从事有毒有害作业,严格合理用药,避免使用具有肾脏毒性药物,调整饮食结构,减轻体力负荷,早期防治各种感染,积极对症支持。一旦进展为CRF,透析疗法往往成为维持患者生命的主要手段,腹膜透析(peritoneal dialysis,PD)的进展给CRF患者提供了较好的生存条件,而肾脏移植将可能成为中毒性CRF最根本有效的治疗办法。

(三)职业性肾肿瘤的治疗

职业性肾肿瘤的治疗与一般肿瘤的治疗原则并无区别,改善预后的关键是早期发现、早期脱离致病化合物接触、早期治疗。化学性肾癌的根本疗法是全肾切除,放射治疗、化学治疗、生物治疗效果均不理想。发现肿瘤过晚、浸润较广或有转移不宜手术时,可做放疗、化疗或生物治疗,以延缓癌肿进展,延长生存时间。

第二节　金属中毒性肾病

实验室检查及临床研究显示,十余种金属或类金属有明显肾脏毒性,但实践中不断呈现的问题提示,所有重金属可能均具一定肾脏毒性,只是研究资料尚少,无法做更准确的归纳。本文拟介绍一些肾脏毒性较突出的金属。

一、铅

铅(Pb)为灰白色重金属,水溶性差,在消化道的吸收率仅为1%左右;但铅的熔点较低,加热至 400 ℃时,即有大量铅蒸气逸出并迅速生成各种氧化物,其中氧化铅具有较好水溶性,吸入呼吸道后,吸收率可达 30％以上。其主要毒性为引起卟啉代谢及血红蛋白合成障碍,增加红细胞脆性、中枢和周围神经毒性及肾脏毒性。有关铅的肾脏毒性最早为 1862 年 Lancerceaux 报告。

急性铅中毒性肾损伤主要见于误服含铅化合物或药物,吸入大量铅烟亦可引起。此时血铅水平多＞4.82 μmol/L,患者为范科尼综合征样表现;若短期内铅摄入量过大,血铅＞6.72 μmol/L 时,可发生 ATN。急性铅中毒性肾损伤的程度多不太重,预后多较好,及时停止铅接触,并经驱铅治疗后,多能获得痊愈。

慢性铅中毒性肾损伤可因职业性长期接触铅化合物引起,亦可因生活环境受铅污染,长期服用含铅药物或含铅容器储放的酒类、饮料、食物等原因引起。肾脏早期表现主要为近曲小管功能障碍,若不及时停止接触,使铅的肾脏损伤作用得以长期持续,则可能导致慢性间质性肾炎,甚至发展为慢性肾衰竭。

本病的肾脏损伤情况根据尿液的实验室检查,诊断多无困难,但仅根据肾脏损伤状况无法作出确切的病因判断。铅中毒性肾损伤病因鉴别的主要依据:①铅中毒的全身表现,如急性铅中毒时出现口中金属味、腹绞痛、血压升高、面容苍白、头痛,甚至出现中毒性脑病(儿童多见),表现为谵妄、昏迷、高热、抽搐等;慢性铅中毒时出现神经衰弱综合征、抑郁或精神障碍、以运动神经为主的周围神经病(常见有垂腕、垂足等表现)、贫血、消化不良、高血压等。②血铅或尿铅水平:血铅超过 2.41 μmol/L(儿童血铅超过 1.9 μmol/L),即应考虑肾损伤与铅中毒的相关性;需注意的是,血铅在停止接触后 3～5 天可逐渐降低至正常水平,故尿铅检测对未能及时采取血样进行病因鉴别者,尤具重要意义。一般而论,尿铅超过 100 μg/24 h,即提示有铅性肾损伤的可能;急性过量接触铅时,尿铅多超过 0.96 μmol/24 h。尿铅排泄易受多种因素影响,为准确判断体内的铅负荷量,临床主张进行"驱铅试验"——使用依地酸二钠钙(CaNa$_2$-EDTA)1 g 静脉滴注后,尿铅超过 1.9 μmol/24 h 者,可考虑肾损伤与铅中毒的相关关系;急性过量接触铅时,驱铅结果更高,多在 4.82 μmol/24 h 以上。

确诊为铅中毒者,其根本疗法为驱铅治疗。急性铅中毒时,可予以依地酸二钠钙 1g＋10％葡萄糖液 250 mL 静脉滴注,或二巯丁二钠(sodium dimercaptosuccinate,Na-DMS)1 g 肌肉注射,2 次/日,连续 3 天为一疗程,多数可达到解毒目的;若末次用药后尿铅值仍在正常值 3 倍以上,可在 4 天后按上述方案开始下一疗程治疗,但每日仅注射一次。慢性中毒可静脉注射依地酸二钠钙 1 g,1 次/日,还可口服二巯丁二酸胶囊剂 0.5 g,2 次/日,3 天为一疗程,两疗程间隔不应少于一周;若驱铅后尿铅最高值未超过正常值 3 倍,则可停止下一疗程治疗。

二、镉

镉(Cd)为银白色富有延展性金属,主要工业用途为电镀、制造镉电池、镉黄颜料、合金和焊条等,硬脂酸镉可用作塑料稳定剂。镉冶炼和生产应用镉化合物过程均有职业接触机会,含镉废水污染环境则为环境性镉中毒主要原因。

金属镉和硫化镉不溶于水,故毒性较低;水溶性较强的氧化镉、氯化镉、硫酸镉等易为机体吸收而发挥毒性——主要是刺激作用和肾脏毒性。肾脏毒性的主要机制为过量镉进入肾小管细胞后,造成能与之结合的金属硫蛋白(metallo-thionein,MT)相对不足,游离的镉离子则会置换以金属为辅基的酶类分子中锌、铜等离子,从而抑制酶活性,并诱发细胞脂质过氧化损伤;镉-血浆蛋白结合物还可沉积于肾小球滤膜,损伤肾小球功能,导致蛋白尿。

吸入含镉烟雾可引起急性化学性呼吸道炎、化学性肺水肿;吸入量过大者尚可引起急性肾小管坏死、急性肾衰竭。食入镀镉容器储放的酸性食物、饮料,或误服含镉化合物,主要引起急性化学性胃肠炎,并可因中毒及脱水导致急性肾衰竭。因职业接触或环境污染而长期过量摄入镉,可引起慢性镉中毒,主要表现为近端 RTD 或 ASP,晚期可导致 CIN,但进展缓慢,罕见引起严重肾衰竭者。日本曾报告因长期食用被镉污染的饮水和稻米而引起环境性慢性镉中毒,患者除肾小管功能障碍外,突出表现尚有全身性骨痛,后者可能与镉导致肾小管细胞线粒体基因缺失有关。

血镉和尿镉水平明显升高具有重要病因提示意义。连续接触镉化合物 4 个月,血镉即可到达接触水平的平台期,若其持续>45 nmol/L,则可能引起慢性肾损伤;急性中毒时,血镉水平更高,多在上述水平 3 倍以上。但血镉在停止镉接触 3～5 天即明显降低,而体内镉的排出甚慢,其生物半减期长达 15 年以上,故使尿镉成为能反映体内和肾内镉负荷量较稳定的指标,尿镉持续>45 nmol/24 h 或>45 nmol/L,应考虑与慢性肾损伤的关系;急性中毒时,尿镉多在上述水平 5 倍以上。

镉中毒尚无特效解毒药物,一般金属络合剂并无助于驱排肾内的蓄积镉,反可能造成体内镉再次向肾内集聚而加重肾损伤。国内外均已合成二硫代氨基甲酸酯类化合物,并证实可有效驱排肾镉,但无商品供应,故未见临床应用报告,目前临床仍以对症支持治疗为主。由于慢性镉性肾损伤的可逆性甚差,故一旦确定有镉中毒,应立即停止镉接触,包括调离镉作业岗位或迁离污染地区,以免病情加重。

三、汞

汞(Hg)是常温下唯一呈液态的金属,主要用途为氯碱工业电解食盐(汞电极)、电器仪表的制造维修、提取或镏镀金银(汞齐法)、制造含汞化学品或药物等。金属汞及其化合物均有很强的肾脏毒性,金属汞几乎不为消化道和皮肤吸收,但其蒸气易经肺吸收,无机汞可经消化道和呼吸道吸收,吸收程度取决于其溶解度,有机汞则可经由各种途径吸收入体。体内的汞主要以 Hg^{2+} 形式转运、分布及发挥毒性,血浆中的 Hg^{2+} 99%左右与蛋白质结合,肾脏则是汞的主要排泄和蓄积器官。一般情况下,肾内的汞主要和肾小管细胞胞质内的 MT 结合并进而为溶酶体吞噬而得到解毒、隔离,并在肾内蓄积;若进入肾脏的汞量过大或速率过快,超出 MT 的结合能力,肾小管细胞内游离的 Hg^{2+} 则得以发挥毒性,造成汞中毒肾损害。Hg^{2+} 可引起近曲小管细胞释放过氧化氢,提示氧化应激可能是汞性肾损伤的重要机制;此外,Hg^{2+} 对细胞内巯基有强大亲和力,也可能是其损伤机制之一。

肾中 Hg-MT 复合物可随溶酶体排入尿中,既往曾认为这是肾脏排汞的主要途径,但国内近年研究发现,在过量汞摄入情况下,肾小球滤出可占尿汞排出量 40%~80%以上,且与蛋白尿和肾小球损伤程度有密切关系——血浆中的清蛋白由于与 Hg^{2+} 结合而使负电性明显降低,故较正常清蛋白容易通过肾小球滤膜的"电荷屏障"进入尿中,或在系膜区和肾小球滤膜内皮下沉积,引起类似 IgA 肾病样病理改变,这些变化构成了慢性汞性蛋白尿的病理学基础。

吸入大量汞蒸气或口服汞盐、有机汞,可很快引起 ATN 甚至急性肾衰竭,但多数情况下是可逆的。慢性接触汞,可引起近曲小管 S3 段受损,剂量较大时,亦累及 S1 和 S2 段近曲小管;临床表现为低分子蛋白尿,剂量较大时亦可引起肾小球损伤。

正常人血汞水平不应高于 $0.05~\mu mol/L(10~\mu g/L)$,血汞>30 $\mu g/L$,即可考虑有过量汞吸收。但血汞在停止汞接触后 3~4 天即可降至正常范围,故不适于作慢性汞接触水平指标。尿汞一般在汞摄入后 4~5 日后才见增高,1~3 个月达到峰值,停止接触后,尿汞增加仍可持续 6~8 个月,与接触水平和血汞水平均有较好相关,为临床反映汞接触最常用指标。但尿汞与脑内汞沉积量无明显关系,故无法用作有无汞中毒的判断。我国新诊断标准定为 $0.05~\mu mol/L$。

常用驱汞药物为二巯丙磺钠(DMPS,肌内注射),或 Na-DMS(静脉注射)。

急性汞中毒,可用 5% DMPS 5 mL 肌内注射,或 Na-DMS 1 g+5% 葡萄糖液 50 mL 静脉注射,2 次/日,连续治疗 3～5 天;若末次用药后尿汞值仍在正常值 3 倍以上,则可在 4 天后按慢性汞中毒方案开始下一疗程治疗;出现明显肾脏损害者,不宜实施驱汞治疗,但可在血液透析配合下,给予半量上述络合剂进行驱汞。慢性中毒时,可口服二巯基丁二酸(DMSA,0.25～0.5 mg,2～3 次/日),三日为一疗程,两疗程间隔不应少于 1 周;如驱汞后尿汞最高值尚为超过正常值 3 倍,则可停止下一疗程治疗。

有研究表明,抗氧化剂谷胱甘肽和 α-脂酸可有效对抗汞的肾脏毒性,并可直接与之结合排出。

四、铀

铀(U)在研究中显示可引起实验动物急性肾衰竭,人类急性中毒多因含铀药物(如硝酸铀酰)治疗引起,职业接触(如二氧化铀)引起已不多见;患者可出现蛋白尿、血尿、管型尿等,并可因 ATN 而迅速导致急性肾衰竭。

工业生产或使用时多为低水平接触,尿中铀含量＞4.17 mmol/L 可提示有过量铀吸收。美国在 20 世纪 40 年代实施"曼哈顿计划"时,曾有原子弹生产工人发生 ATN、CIN 的报道,但尚未见慢性肾衰竭的报告。近年对铀作业工人及对海湾战争中使用"贫铀弹"地区的人群调查亦未见明显肾损害报告,可能主要与肾内铀含量尚未达毒性阈有关。

目前急性中毒仍以对症支持疗法为主。其特殊驱排药物为喹胺酸,该药为我国首创,其分子结构中有氨基和羧基,易与金属离子结合,并能阻碍放射性元素与水中羟基结合,增加络合物的稳定性,故能减轻其毒性。急性中毒时,可肌内注射 0.5 g,一日 2 次,3 天为一疗程,必要时 4 天后可重复注射一疗程。其余络合剂对铀的驱排作用均不强。

血中的可溶性铀约 30% 与血浆蛋白结合,另 20% 与红细胞结合,分子量较大,无法通过肾小球排出,约有半数与碳酸氢根形成低分子复合物,可从肾小球滤出;因排入原尿的铀又可为肾小管重吸收,故投用 $NaHCO_3$ 并无助于加速体内铀的排出,但临床实践表明,此药可以降低急性铀中毒的死亡率。近年又有实验研究表明乙烷-1-羟基-1,1-二碳磷酸酯(ethane-1-hydroxy-1,1-bisphosphonate,EHBP)可明显减轻铀的急性肾脏毒性。

五、金

元素金(Au)和不溶性金盐口服几乎无毒,但佩戴金首饰常可引起接触性皮炎。20世纪中叶,曾广泛使用金制剂如硫代苹果酸金钠、硫代硫酸金钠等用于临床治疗类风湿性关节炎,治疗过程中可引起蛋白尿,发生率约为30%,尿蛋白排出量一般<3.5 g/24 h,注射途径比口服用药更易引起蛋白尿。此外,GFR下降者虽不少,但引起ATN、急性肾衰竭的报道则十分罕见。

金引起肾损伤的原因尚不清楚,使用金制剂治疗者,尿中有时可检见肾小管上皮细胞抗原,肾小管内皮可检出金颗粒,并可出现低分子蛋白尿,个别人尚可出现系膜增生性肾小球肾炎,电镜下可见系膜区和内皮下有电子致密物沉积。动物实验显示,金制剂可导致自身免疫性肾小管间质性肾炎和免疫复合物性肾小球肾炎,提示金制剂引起的肾脏病变可能与免疫反应有关。

青霉胺(penicillamine,PCA)为目前已知排金效果最好的药物,可0.25 g口服,一日4次,5天为一疗程;但金制剂引起的肾损伤临床过程良好,停止金接触后6~12个月,蛋白尿可逐渐消失,故一般情况下多不行驱金治疗,而以对症支持疗法为主。

六、银

元素银(Ag)仅能微量为人体吸收,但银的无机化合物可经由消化道、呼吸道吸收。银在体内可引起银质沉着症,对健康的影响不大,无需治疗;但误服具有强氧化性的硝酸银能引起腐蚀性胃肠炎、外周循环衰竭,此外还能导致肾小管变性、坏死,临床可见蛋白尿、血尿、氮质血症。

误服者胃肠道损伤较易恢复,给予口服NaCl溶液有助于在胃肠道中生成不溶性氯化银,减少吸收;肾脏损伤以补液利尿、对症支持治疗为主;目前尚无特异解毒药物。

七、钡

钡(Ba)的急性中毒多由生产事故或误服引起,除全身症状如严重肌无力、低血钾等之外,还可引起肾小管变性、坏死,临床可见蛋白尿、血尿、颗粒管型尿,重者可发生急性肾衰竭。

钡中毒尚无理想解毒药物,硫酸钠或硫代硫酸钠可减低血中钡离子浓度,故有一定解毒作用,临床上亦显示出可靠的治疗效果,一般为硫酸钠5 g或硫代硫酸钠10 g加入生理盐水500 mL中静脉滴注。补钾为另一重要治疗措施,因钡可明显提高细胞膜对钾的通透性,使钾大量进入细胞,血清钾迅速降低,可导致严重心律失常甚至死亡;血钾低于2.5 mmol/L时应尽速静脉补钾,500 mL葡萄糖液可加1~2 g氯化钾,输液速度以15 mmol/L为宜,补钾量根据血钾监测结果而定,首日剂量须足,有报告首日最高补钾量可达 38.5 g;但一旦血钾升至 3.5 mmol/L,则可改为口服氯化钾片,每次 1~2 g,一日 3 次,一般需 3~5 日方能使缺钾现象得到纠正。严重心律失常可口服美西律(0.1~0.2 g,一日 3 次)或静脉滴注利多卡因(0.05~0.1 g),并给予能量合剂、肌苷、维生素 C 等,以保护心肌。急性肾损伤以补液利尿、对症支持治疗为主,无需特殊处理,随全身情况改善,肾脏损伤多可迅速获得康复。

八、铋

铋(Bi)不溶于水,毒性很小,但可溶性铋化合物,如酒石酸铋、枸橼酸铋等则具有很强的肾脏毒性,可引起近曲小管坏死,个别过敏者尚可发生 AIN,最终导致急性肾衰竭,死亡率较高。临床所见急性铋中毒主要因使用铋剂治疗引起,慢性接触铋化合物可导致 Fanconi 综合征,并可引起 CIN 及 CRF。

排铋的主要药物以往多用二巯丙醇(BAL),但毒性较大,目前多改用 DMPS,用法与急性汞中毒相同。急性肾损伤有条件宜尽早使用血液净化疗法,此外还需注意防治肝功能损害。

九、铬

金属铬(Cr)较难为机体吸收,发生急性铬中毒多因误服或皮肤直接沾染高浓度六价铬化合物(铬酸盐、重铬酸盐等)所致,可很快引起急性肝、肾损伤,导致肝大、黄疸、肝功损害、ATN、蛋白尿、血尿、急性肾衰竭;口服 3 g 重铬酸盐即可致死。大量研究证实,所有铬化合物包括铬矿尘都是潜在的人类致癌原,主要引起肺癌,潜伏期 10~20 年;慢性接触还可引起肾小管功能障碍,但未见引起 CIN 或 CRF 的报告。

误服铬化合物应尽快洗胃,硫酸镁或硫酸钠 30 g 导泻,灌服牛奶或蛋清保护胃肠黏膜。由于严重呕吐、腹泻,故应及时补液,并注意保护肝脏功能及对症支持治疗。ATN 及急性肾衰竭的治疗尤其注意早期使用血液净化疗法。硫代硫酸钠、DMPS、Na-DMS 对铬有一定驱排作用,可作为急性铬中毒的解毒剂使用。硫代硫酸钠可用其 10% 溶液 100 mL 静脉滴注,每日 2 次,5 天为一疗程。慢性中毒可口服 DMS 胶囊,0.25 g,每日 2 次,3 天为一疗程,疗程间隔不少于一周,尿铬接近正常(1 μg/24 h)即可停药。

十、铜

铜(Cu)是人类必需微量元素之一,元素铜不易吸收,毒性也低,急性中毒多因误服过量铜盐或食用已生铜绿器皿储放的食物、使用含铜器械做透析治疗,或用硫酸铜溶液处理皮肤黏膜创面引起。大量铜化合物进入机体,可很快引起急性血管内溶血,导致黄疸、血红蛋白尿、ATO、ATN、急性肾衰竭;工业生产过程中吸入氧化铜尘粒常可引起"金属烟热",高浓度时可导致肾损伤,但较罕见。慢性接触铜化合物可引起肾小管功能障碍、CIN 及 CRF;最常见的慢性铜中毒乃先天性铜代谢障碍引起,此时因大量铜沉积于肝、大脑皮层和豆状核、肾脏,故也称"肝豆状核变性",其特征性表现为:血铜降低,明显肢体震颤、肌强直、精神障碍、肝硬化、角膜色素环及慢性间质性肾炎。

铜中毒导致急性血管内溶血时,可参阅有关中毒性肾病的治疗原则,但透析疗法对排铜帮助不大,仅在发生急性肾衰竭时有助于保护肾脏功能,维持生命。

十一、锂

锂(Li)及其化合物可经胃肠道、呼吸道迅速吸收,但不能透过完整皮肤;在血液不与血浆蛋白结合,易由肾脏排出。摄入机体后可自由进出细胞,但速率慢于钠和钾,由于进入细胞时有水分伴随,故急性中毒时常表现有血容量减少;其进入细胞后还会取代钾,造成机体缺钾,对中枢神经、胃肠道、心肌、肾脏均有毒性作用。早在 19 世纪,锂盐(碳酸锂、枸橼酸锂)即被用于治疗痛风、躁狂型精神病,急性中毒多见于使用大量锂剂(如碳酸锂)治疗时,主要表现为全身无力、口干、恶心、呕吐、腹泻、心律失常、头痛、头晕、嗜睡、视力障碍、震颤、精神错乱、木僵状态伴肌肉阵挛抽搐、昏迷等,尚可引起 ATN 而出现蛋白尿、血尿、颗粒管型尿及急性肾衰竭;血锂>2 mmol/L 时即有急性毒性作用,>4 mmol/L 时已达致死浓度;尚未见因职业性接触引起急性锂中毒的报告。长期接触锂化合物可引起远端肾小管功能障碍,并可进展为 CIN 乃至 CRF。

锂尚无特殊解毒药物,中毒以对症支持治疗为主,尤应注意维持血容量及血钾水平。急性中毒可鼓励患者口服生理盐水,重者可静脉滴注 NaCl20～40 g(2 000 mL生理盐水)以拮抗锂的毒性;血液透析有利于锂的排出,宜早期应用。

十二、镍

镍(Ni)也是人类必需微量元素之一,但直接接触可引起接触性或过敏性皮炎;镍盐可引起实验动物肾脏损伤,长期接触后可引起近曲小管功能障碍及可逆性蛋白尿;尚无引起急性肾损伤的临床报告;镍还被国际癌症研究中心列为第1类致癌物质,可引起鼻腔癌、肺癌。

研究表明,二乙基二硫代氨基甲酸酯(dithiocarb,DTC)可进入肾小管细胞内,促使细胞内的镍进入血浆,该药如能与对镍结合能力较强的络合剂如 DTPA(CaNa$_3$-DTPA,喷替酸钙钠)合用,则可有效进行镍的驱排治疗。但 DTC 尚无商品供应,目前仅能单独使用 DTPA,剂量为 0.25 g 肌肉注射,每日一次,5 天为一疗程。

十三、铂

金属铂(Pt)可经胃肠道和呼吸道吸收,但量甚微,基本无毒;金属铂或其盐类(如氯铂酸、氯铂酸铵、氯铂酸钠)可引起呼吸道刺激症状及接触性皮炎,铂盐尚能引起过敏性哮喘,亦有铂盐引起 ATN 的报告,但十分罕见,未见长期接触铂或铂盐而导致肾脏损伤的报告。

金属铂络合物顺铂则具明显肾脏毒性,轻者引起肾小管功能障碍,导致酸中毒、低钾血症、低镁血症等,重者可引起 ATN、急性肾衰竭等。无特殊治疗,以对症支持措施为主,但有报告指出硫代硫酸钠可缓解其引起的急性肾衰竭。

十四、铊

铊(Ti)属高毒物质,铊及其可溶性化合物可经由消化道、呼吸道和皮肤吸收,其在血中不与血浆蛋白结合,而以离子状态转运,故可迅速分布于全身组织,并能透过血脑和胎盘屏障,乳汁中也可发现铊的存在。它具有强烈神经毒性,也可引起肝、肾损伤。急性中毒多因误服或使用过量含铊药物引起,胃肠刺激、周围神经病(初期为痛觉过敏)、精神障碍、严重脱发等为其突出症状,严重者可引起 ATN、急性肾衰竭。慢性接触可引起肾小管功能障碍、肾病综合征、CIN及 CRF。

国外文献无特殊解毒药物记载,国内临床实践表明,Na-DMSA 与普鲁士蓝联用,具有较明显临床效果,可较快排出体内蓄积的铊。出现明显肾脏损害者,宜可在血液透析配合下,给予半量上述络合剂进行驱排,同时口服普鲁士蓝。利尿及血液净化疗法有助于加强铊的排出,宜早期使用。

十五、砷

砷(As)不溶于水,几乎无毒,但水溶性较强的三氧化二砷、五氧化二砷、砷酸铅、五砷酸钠等毒性则大,有机砷如甲基胂酸锌(或钙)也有较强毒性。急性砷中毒除类似急性铊中毒的全身症状外,尚可引起 ATN,并可进展为急性肾衰竭,因易为急性胃肠炎症状所掩盖,故应提高警惕。慢性砷中毒也可出现肾小管功能障碍,严重者可引起 CIN 甚至 CRF。

常用驱砷药物为 BAL、DMPS 及 DMSA,BAL 因不良反应较大,我国近年已很少使用,但若出现急性肾功能不全,则慎用驱排剂,仅可在血液透析配合下给予驱砷治疗,以防加重肾脏损伤;急性砷中毒所致急性胃肠炎的呕吐、腹泻十分剧烈,应注意迅速补足血容量。慢性砷中毒一旦确诊应及时脱离砷接触(包括停服含砷药物、停止饮用含砷井水或河水、停止使用含砷燃煤等),投用硒类化合物(如硒宝康、硒维康等,50 μg,每日 1 次,1 个月为 1 个疗程,严重者可连用 3~5 个疗程,每疗程间隔为 3~4 周),适当使用驱砷药物(口服 DMSA 0.25 g,1 日3 次,3 天为一疗程,一般情况下 2~4 疗程,每疗程间隔 3~4 周)。

砷化氢(AsH_3)为一特殊砷化合物,呈气态,刺激性不强,是工业生产的副产物,中毒极不易引起注意。主要毒性是导致急性血管内溶血,大量游离血红蛋白堵塞肾小管,可造成 ATN 及急性肾衰竭;重者在吸入后数小时即出现发热、畏寒、腰痛、乏力、酱油色尿、少尿或无尿。

由于进入体内的 AsH_3 多已与 Hb 结合,游离的 AsH_3 很少,故驱砷治疗对于急性 AsH_3 中毒并非必需措施。换血、血浆置换、透析疗法等有助于改善病情,可早期使用;此外早期使用糖皮质激素、碱性药物(静脉缓慢滴注 5% 碳酸氢钠溶液 200 mL,2 次/日,或口服苏打片 3 g,1 天 4 次),鼓励饮水,亦有助于防止或减轻血红蛋白堵塞肾小管。

第三节　有机溶剂引起的中毒性肾病

有机溶剂是工业生产和日常生活最常接触的化学物质,由于具有明显的脂溶性,故中枢神经毒性常为其突出表现,但不少有机溶剂亦具有明显肾脏毒性,如卤代烃类、醇和二醇类、芳烃类等,急性过量接触时常可引起 ATN 甚至急性肾衰竭,甲苯通过引起横纹肌溶解尚可导致 ATO,ATN 甚至急性肾衰竭。慢性接触有机溶剂,尤其是混合烃类,可引起 AGN、CIN,其机制尚不完全清楚,但多认为与有机溶剂损伤肾小管使其释出抗原引起肾脏免疫反应所致;此外,有机溶剂损伤机体免疫系统,使抗原物质清除机制受损,亦使免疫损伤更容易发生。有机溶剂中毒尚无特殊解毒药物,早期使用乙酰半胱氨酸、还原型谷胱甘肽、ATP、葡醛内酯等,有助于减轻毒性。

有机溶剂中毒性较为突出的主要有：四氯化碳、氯仿、氯甲烷、1,2-二氯乙烷、三氯乙烯、四氯乙烯等卤代烃,过量摄入常引起神经系统、肝脏、心脏、肾脏等多个器官、系统严重损伤。一般而论,消化道摄入多以肝脏损伤为突出表现,吸入中毒则以肾脏为主要靶器官,可导致 ATN 及急性肾衰竭。

抗冻剂乙二醇的肾脏毒性亦较强,中毒多因误服引起,100 mL 即可致死;大量进入体内后主要代谢为草酸,但其肾脏毒性主要由生成的草酸钙单水化物引起,其结晶对肾小管细胞线粒体有明显毒性,可导致细胞死亡,严重者发生 ATN 及急性肾衰竭。中毒早期口服或静脉滴注乙醇与其代谢酶-醇脱氢酶竞争,使乙二醇难以转化为草酸而以原形从尿排出;也可早期使用血液透析疗法加速乙二醇排出。

近 30 年已有不少文献报告长期接触脂肪烃及混合烃(包括涂料溶剂、脱脂溶剂、汽油、三氯乙烷等)可引起肾小球肾炎,如肺出血-肾炎综合征、急进性肾小球肾炎、膜性肾病等。

第四节　其他化学物质引起的中毒性肾病

一、酚类

酚类是化学性急性中毒性肾病的常见病因,具体如下。

(一)苯酚

苯酚简称为"酚"、石炭酸、荒酸等,为白色半透明针状结晶,易潮解,在水中溶解度为 8%(25 ℃),具特殊芳香气息;溶于多种有机溶剂,易燃、易爆。主要用作塑料、药品原料,并被用作防腐剂。其可经消化道、呼吸道及皮肤吸收,对皮肤、黏膜有强烈的刺激腐蚀作用,成人口服 10～30 g 苯酚即可致死。误服后立即出现口腔、咽喉烧灼痛、上腹痛,呼出气带酚味,面色苍白、冷汗淋漓、发绀,数分钟后出现肌肉无力、意识障碍、脉搏弱慢或心律失常、呼吸由快转慢、血压下降、休克;48 小时后出现肝、肾损伤表现。酚性皮肤灼伤可见局部为苍白色,无疼痛,严重者皮肤腐蚀坏死,较大面积灼伤可很快吸收入体,诱发全身中毒。吸入中毒者很快出现头痛、头晕、无力、视物模糊等全身症状,严重者出现意识障碍、抽搐、肺水肿、呼吸衰竭及肝肾损伤。误服苯酚对肾脏可引起 ATN,并很快导致急性肾衰竭。

呼出气或呕吐物带酚味,尿液呈暗黑色,呕吐物、尿液、血液中直接查出苯酚,对诊断有重要提示作用。口服者应立即灌服蓖麻油或其他植物油 15～30 mL,并催吐;如催吐失败,可用牛奶或温水彻底洗胃,再灌入蓖麻油或其他植物油;注意积极对症支持处理,早期防治肺水肿、脑水肿及保护肝肾功能;静脉滴注碱性药物、补液利尿、血液透析也均有助于改善病情。

(二)甲酚

甲酚也是常见的酚类之一,又称煤酚,为无色液体,具酚样气味,暴露于空气或日光则易变成褐色。甲酚主要用于制造合成树脂、炸药、油漆、磷酸三甲苯酯,也用作防腐剂、消毒剂、杀虫剂及润滑油添加剂,其 50% 皂液即为医用消毒剂"来苏尔"。甲酚的毒性及中毒症状与苯酚相似,治疗亦可参考苯酚进行。

(三)五氯酚

五氯酚为白色或灰棕色单斜晶体,水中溶解度不高,但碱性有助于加大其水溶性。五氯酚可溶于有机溶剂,主要用作木材、皮革、绳索等防腐剂,亦被用作除草剂、杀虫剂(杀真菌、白蚁、钉螺等)。可经皮肤、呼吸道和消化道吸收,前两种方式为引起急性中毒最常见途径,成人口服五氯酚的最小致死量为 29 mg/kg。急性中毒潜伏期一般为数小时,主要症状为无力、烦渴、多汗、发热,伴头痛、头晕、恶心、呕吐、腹痛、四肢酸痛,严重者体温可达 40 ℃ 以上,呼吸心跳加快、意识障碍、肌肉强直痉挛或抽搐,可很快导致心、肝、肾损害,肾脏主要表现为 ATN,并可很快进展为急性肾衰竭;如不及时抢救,可于数小时内死于循环衰竭。

本品无特异解毒剂,以对症支持治疗为主。关键是及时脱离中毒现场停止继续接触,彻底清洗污染皮肤,更换污染衣物,误服者应洗胃、灌服活性炭、导泻;采取一切办法阻止体温骤升,如物理降温、人工低温冬眠等;及时补充液体,维持水、电解质和酸碱平衡;早期使用糖皮质激素、血液灌流或血浆置换有助于缓解病情,并应注意保护心、肝、肾功能。肾脏损伤之处理无特殊。

(四)二硝基酚

二硝基酚为无色或黄色结晶,易燃,微溶于水,可溶于醇、醚、苯、氯仿等有机溶剂,主要用于制造染料、苦味酸、显影剂,亦用作木材防腐剂、除草剂、杀虫剂。吸收途径和毒性均与五氯酚相似。

二、农药

农药也多具有肾脏毒性,较为突出的为有机磷杀虫剂、熏蒸杀虫剂、除草剂

（百草枯、敌草快）等。

（一）有机磷杀虫剂

本品为我国使用最广、用量最大的杀虫剂,有机磷中毒占我国急性农药中毒总数 70% 以上。本类农药多数为油状液体,少数为晶状固体,多有蒜臭味;挥发性强,不溶于水,溶于有机溶剂,对光、热、氧较稳定,遇碱则易分解。该物可经胃肠道、呼吸道和皮肤吸收,在体内主要通过抑制胆碱酯酶活性而发挥毒性作用。口服及吸入中毒潜伏期较短,仅十至数十分钟,皮肤吸收者潜伏期可达数小时。急性中毒主要表现为瞳孔缩小、腺体分泌亢进、多汗等毒蕈碱样症状,肌束震颤、肌肉痉挛、肌肉麻痹等烟碱样症状,以及头晕、烦躁、意识障碍、脑水肿等中枢神经系统症状。严重者肾脏可发生 ATN,但程度不重,可能与呼吸循环障碍导致的肾脏缺血缺氧、毒物或其代谢产物的直接毒性有关。

治疗关键是及时脱离农药喷洒现场以停止继续接触,彻底清洗污染皮肤,更换污染衣物;误服者应彻底洗胃、灌服活性炭;输血、换血、血液灌流均有助于清除血中有机磷,有条件应早期应用;此外,还应积极进行对症支持治疗,保护重要器官功能,以利康复。有机磷中毒有特异解毒剂,包括:①抗胆碱药,如阿托品、山莨菪碱等,原则是用量适当、迅速达"阿托品化"。一般可 1～2 mg 肌内注射,中度中毒可 3～6 mg 静脉注射,重度中毒可 7～14 mg 静脉注射;而后每 20～30 分钟半量重复使用一次,直至达到阿托品化;阿托品化后,可改用 1 mg 剂量,每 4～6 小时肌内注射一次。目前用药量常偏大,值得注意。②胆碱酯酶复活剂,如氯解磷定（氯磷定,PAM-Cl）、碘解磷定（解磷定,2-PAM,PAM-I）、双复磷（toxogonin,LuH$_6$）等,原则是早期、足量、重复、长程（需至肌颤及症状完全消失、病情至少稳定 48 小时后再停药）。首次剂量（氯解磷定或碘解磷定静脉注射）为轻度中毒 0.5～0.75 g,中度中毒 0.75～1.5 g,重度中毒 1.5～2.5 g,每 1～2 小时可重复半量或改用 0.25～0.5 g/h 静脉滴注,至少维持 24 小时（日用药量控制在 10 g 内较安全）;而后剂量逐日减半,3 日后改用小剂量（0.25 g 肌内注射,1～2 次/日）,直至症状消失、全血乙酰胆碱酯酶（AchE）活性稳定 48 小时以上再停药。目前用药量多偏小,忽视持续用药,需要认真纠正。有机磷所致急性肾损伤无特殊处理。

（二）熏蒸杀虫剂

常用化合物为卤代烃（溴甲烷、四氯化碳、二溴乙烷、三氯乙烯等）、磷化氢等。

卤代烃类为全方位毒物,除对中枢神经系统有明显损伤,可引起中毒性脑病、脑水肿外,尚可对心肌、肝脏、肾脏、肺脏等重要器官造成急、慢性损伤。但不同化合物对各器官的损伤程度有所区别,如溴甲烷急性中毒影响较广泛,可引起中毒性脑病、周围神经病、化学性肺炎或肺水肿、心肌损害,严重者尚可引起ATN、急性肾衰竭;四氯化碳的肝脏损伤十分突出,严重者常在3、4天内发生暴发性肝脏功能衰竭,ATN/急性肾衰竭、化学性肺炎或肺水肿、心肌损害、心律失常等相对较轻;而三氯乙烯在中毒性脑病基础上,出现肝、肾、心损伤表现,个别敏感患者尚可出现十分严重的皮肤损伤,表现为全身性剥脱性皮炎,常伴严重肝、肾损伤。本品无特殊治疗药物,但乙酰半胱氨酸、还原型谷胱甘肽等含有巯基的化合物可减轻本品毒性,早期应用自由基清除剂如超氧化物歧化酶、辅酶(Q_{10}、维生素 E、维生素 C)、还原型谷胱甘肽、β 胡萝卜素、硒化合物、糖皮质激素等,也有助于减轻其毒性;其急性肾损伤无特殊处理。

磷化氢为无色之气态物质,带腐鱼样臭味,易自燃,可爆炸,能溶于水,微溶于醇类。磷化锌或磷化铝的制造、包装、运输,使用上述磷化物作熏蒸剂,含磷有色金属或其矿渣遇弱酸或水,均可产生本物质。磷化氢亦为全方位毒物,可引起中毒性脑病、化学性肺水肿、心肌损伤、肝脏、肾脏损伤。肾损伤主要表现为中毒性 ATN,严重者可进展为急性肾衰竭。磷化氢中毒亦无特殊解毒剂,以对症支持治疗为主,尤应注意保护重要器官功能。足量使用糖皮质激素有助于减轻病情,肾脏损伤早期使用血液灌流或血液透析有助于缓解病情。

(三)除草剂

毒性较强的为百草枯、敌草快等,急性过量摄入时可引起肾小管变性、坏死;慢性毒性作用尚未见临床报告。

百草枯中毒还会引起快速进展性肺间质纤维化,患者早期症状不重,重者可在 1~3 天内因急性呼吸窘迫综合征而迅速死亡;轻者可 10~14 天后因进行性肺纤维化,死于呼吸衰竭,应高度警惕。主要措施为尽速清除毒物(洗胃、利尿、血液净化等),硅藻土、活性炭可有效吸附该物,可用于洗胃或灌服,还有报告认为每天进行 8 小时血液灌流(炭柱),持续 2~3 周,对挽救生命至关重要;普萘洛尔可与之竞争肺内结合点,有助于百草枯的排出,可早期使用。此外,早期防治自由基损伤引起的急性肺间质纤维化,亦具重要价值,故在上述处理的基础上,需早期投用自由基清除剂(谷胱甘肽、维生素 C 等)及大剂量糖皮质激素。

敌草快和百草枯一样,也属联吡啶类化合物,但其不会引起肺纤维化,口服时对胃肠道有刺激性,主要毒性为肝、肾损伤作用;2,4-二氯苯氧乙酸为苯氧羧酸类化合物,中毒后主要表现为胃肠道刺激、头痛、瞳孔缩小、肌束震颤或四肢抽搐、意识障碍等。两者均无特殊解毒剂,以对症支持治疗为主。

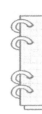

参考文献

[1] 李顺民.现代肾脏病学[M].北京:中国中医药出版社,2019.

[2] 刘伏友,孙林.临床肾脏病学[M].北京:人民卫生出版社,2019.

[3] 张昆.肾内科疾病诊疗学[M].吉林:吉林大学出版社,2019.

[4] 高克彬.实用肾内科常见病与血液净化[M].北京:科学技术文献出版社,2019.

[5] 巩楠.慢性肾衰竭[M].北京:科学技术文献出版社,2018.

[6] 魏明刚.肾脏病的基础与临床研究[M].苏州:苏州大学出版社,2018.

[7] 关怀,谭菲,孙丽萍.肾内科临床诊治要略[M].上海:上海交通大学出版社,2018.

[8] 陈祥赋.肾脏病临床与进展[M].长春:吉林科学技术出版社,2018.

[9] 于凯江,李文雄.急性肾损伤与血液净化[M].北京:人民卫生出版社,2018.

[10] 白彝华,杨敏,何芸.肾脏病临床诊断与治疗[M].北京:科学技术文献出版社,2018.

[11] 曲小菡,李增艳,陈斌,等.现代肾内科疾病临床诊断与治疗[M].兰州:兰州大学出版社,2018.

[12] 刘克青.临床肾脏病诊疗及护理[M].上海:上海交通大学出版社,2019.

[13] 李浩.肾内科疾病临床诊疗[M].北京:科学技术文献出版社,2018.

[14] 张焕峰.实用肾内科疾病诊疗常规[M].北京:科学技术文献出版社,2018.

[15] 汤水福.实用中西医结合肾脏病学[M].福州:福建科学技术出版社,2018.

[16] 王妍春,李英,郭广庆.临床肾内科疾病诊疗策略[M].上海:上海交通大学出版社,2018.

[17] 马继.实用肾内科学[M].北京:科学技术文献出版社,2017.

[18] 渠风琴.肾内科疾病临床诊治与新进展[M].天津:天津科学技术出版

社,2019.

[19] 李莉.肾内科疾病临床诊断与治疗[M].天津:天津科学技术出版社,2018.

[20] 刘维萍,王丽辉,刘海荣.急性肾损伤诊断与治疗[M].北京:科学技术文献出版社,2017.

[21] 樊文星.临床肾内科疾病基础与治疗[M].北京:科学技术文献出版社,2019.

[22] 陈香美,蔡广研,刘述文.肾脏病科临床路径[M].北京:人民军医出版社,2018.

[23] 李莉.肾内科疾病临床诊断与治疗[M].天津:天津科学技术出版社,2018.

[24] 王丰军.实用肾内科学[M].长春:吉林科学技术出版社,2018.

[25] 何燕.肾内科常见病诊疗[M].北京:科学技术文献出版社,2017.

[26] 曹伟波.新编肾内科疾病诊疗精要[M].长春:吉林科学技术出版社,2019.

[27] 付广生.临床肾脏病诊疗学[M].天津:天津科学技术出版社,2018.

[28] 程根阳.临床肾内科疾病诊疗精要[M].北京:科学技术文献出版社,2017.

[29] 王长安.现代肾脏病学[M].天津:天津科学技术出版社,2018.

[30] 马国英.临床肾内科疾病诊疗技术[M].长春:吉林科学技术出版社,2019.

[31] 滕舰.肾脏病与透析临床实践[M].天津:天津科学技术出版社,2018.

[32] 孙芳.临床肾内科诊疗精要[M].天津:天津科学技术出版社,2018.

[33] 杨雪花.肾内科疾病诊疗路径[M].北京:科学技术文献出版社,2018.

[34] 沈艳萍.肾脏病治疗研究及新进展[M].北京:科学技术文献出版社,2018.

[35] 李兆军.肾内科疾病临床诊断与治疗实践[M].长春:吉林科学技术出版社,2019.

[36] 骆琳,刘建华,吴丽娜.特发性膜性肾病预后影响因素的研究进展[J].中华肾脏病杂志,2019,35(1):70-76.

[37] 程金波,赵景宏.足细胞靶向治疗激素抵抗性肾病综合征[J].肾脏病与透析肾移植杂志,2019,28(5):452-459.

[38] 常莉,夏钰晰,孟思妤,等.特发性膜性肾病发病机制研究进展[J].创伤与急危重病医学,2019(2):127-129.

[39] 王芳,张国胜,张攀科.慢性肾衰竭患者透析前后体质特征的临床观察[J].中国中西医结合肾病杂志,2019,20(4):351-352.

[40] 刘旺意,邓跃毅,蔡小凡,等.特发性膜性肾病动物模型的研究进展[J].中国中西医结合肾病杂志,2019,20(5):465-467.